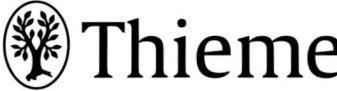

Anatomie und Biomechanik der Hand

Rainer Zumhasch
Michael Wagner
Sven Klausch

130 Abbildungen
5 Tabellen

Georg Thieme Verlag
Stuttgart · New York

Anschrift der Autoren

Rainer Zumhasch
Michael Wagner
Sven Klausch
Akademie für Handrehabilitation
Süntelstraße 70
31848 Bad Münder
www.handakademie.de

*Bibliografische Information
der Deutschen Nationalbibliothek*

Die Deutsche Nationalbibliothek verzeichnet diese Publikation in der Deutschen Nationalbibliografie; detaillierte bibliografische Daten sind im Internet über http://dnb.d-nb.de abrufbar.

© 2012 Georg Thieme Verlag KG
Rüdigerstraße 14
70469 Stuttgart
Deutschland
Telefon: +49/(0)711/8931-0
Unsere Homepage: www.thieme.de

Printed in Germany

Zeichnungen: Neuzeichnungen Markus Voll, München
Übernahmen aus: Schünke M., Schulte E., Schumacher U. Prometheus. LernAtlas der Anatomie. Allgemeine Anatomie und Bewegungssystem. Illustrationen von M. Voll und K. Wesker. 2. Aufl. Stuttgart: Thieme, 2007 Übernahmenbearbeitung WEYOU, Leonberg
Umschlaggestaltung: Thieme Verlagsgruppe
Umschlaggrafiken: Karl Wesker, Berlin und
Martina Berge, Bad König
Redaktion: Julia Waldherr, Billigheim
Satz: Fotosatz Buck, Kumhausen
gesetzt aus InDesign CS5
Druck: L.E.G.O. s.p.A., in Lavis (TN)

ISBN 978-3-13-166511-9   1 2 3 4 5 6

Auch erhältlich als E-Book:
eISBN (PDF) 978-3-13-166521-8

Wichtiger Hinweis: Wie jede Wissenschaft ist die Medizin ständigen Entwicklungen unterworfen. Forschung und klinische Erfahrung erweitern unsere Erkenntnisse, insbesondere was Behandlung und medikamentöse Therapie anbelangt. Soweit in diesem Werk eine Dosierung oder eine Applikation erwähnt wird, darf der Leser zwar darauf vertrauen, dass Autoren, Herausgeber und Verlag große Sorgfalt darauf verwandt haben, dass diese Angabe **dem Wissensstand bei Fertigstellung des Werkes** entspricht.
Für Angaben über Dosierungsanweisungen und Applikationsformen kann vom Verlag jedoch keine Gewähr übernommen werden. **Jeder Benutzer ist angehalten**, durch sorgfältige Prüfung der Beipackzettel der verwendeten Präparate und gegebenenfalls nach Konsultation eines Spezialisten festzustellen, ob die dort gegebene Empfehlung für Dosierungen oder die Beachtung von Kontraindikationen gegenüber der Angabe in diesem Buch abweicht. Eine solche Prüfung ist besonders wichtig bei selten verwendeten Präparaten oder solchen, die neu auf den Markt gebracht worden sind. **Jede Dosierung oder Applikation erfolgt auf eigene Gefahr des Benutzers.** Autoren und Verlag appellieren an jeden Benutzer, ihm etwa auffallende Ungenauigkeiten dem Verlag mitzuteilen.

Geschützte Warennamen (Warenzeichen) werden **nicht** besonders kenntlich gemacht. Aus dem Fehlen eines solchen Hinweises kann also nicht geschlossen werden, dass es sich um einen freien Warennamen handelt.
Das Werk, einschließlich aller seiner Teile, ist urheberrechtlich geschützt. Jede Verwertung außerhalb der engen Grenzen des Urheberrechtsgesetzes ist ohne Zustimmung des Verlages unzulässig und strafbar. Das gilt insbesondere für Vervielfältigungen, Übersetzungen, Mikroverfilmungen und die Einspeicherung und Verarbeitung in elektronischen Systemen.

Vorwort

Die Diagnostik und Therapie von Handerkrankungen beginnt mit einer guten Kenntnis der spezifischen Anatomie, dem Verständnis der differenzierten Funktionen im Sinne der Biomechanik sowie mit dem praktischen Wissen der Lagebestimmung bzw. Palpation der mannigfaltigen Strukturen. Erst mit diesem Handwerkszeug kann jeder Arzt, jeder Ergo- und Physiotherapeut die vielen spezifischen therapeutischen Behandlungsverfahren zielgerichtet umsetzen.

Es gibt viele Bücher zu den Themen „Anatomie", „Anatomie in vivo" sowie zu „Kinematik der Hand"; keines allerdings, welche all diese Disziplinen zu einem Werk vereint. Gerade in der praktischen Arbeit am Patienten treten häufig Fragen hinsichtlich dieser Punkte auf. Somit musste bis dato in unterschiedlichen Büchern nach den passenden Antworten gesucht werden. Auf der einen Seite fehlte entsprechende Literatur und auf der anderen Seite konnte aufgrund des großen Umfangs keine passende Antwort in einem kurzen Zeitrahmen gefunden werden. Daher war es in unserer Planung sehr wichtig, ein handliches Buch zu konzipieren, welches alle wesentlichen Aspekte dieser Themenvielfalt abdeckt und an jedem Ort zur Verfügung stehen kann. Zudem sollte es von der Preisgestaltung her für jeden Interessierten erschwinglich sein.

Wir hoffen, dass es mit unserem Werk „Anatomie und Biomechanik der Hand" gelungen ist, nicht nur thematisch, sondern auch durch ein gutes „Handling" zu überzeugen. Es soll helfen, die Diagnostik bzw. die Therapie der unterschiedlichen Fachdisziplinen am Patienten noch effizienter zu gestalten bzw. die interdisziplinäre Kommunikation aller beteiligten Berufsgruppen auf ein gutes Fundament zu stellen.

„Nur wer gemeinsam eine Sprache spricht, wird auch gemeinsam verstanden."

Lügde, Hannover
und Hameln
im Oktober 2011

Rainer Zumhasch,
Michael Wagner
und Sven Klausch

Danksagung

Ganz herzlich möchten wir uns bei unseren Familienangehörigen bedanken und widmen ihnen das Buch „Anatomie und Biomechanik der Hand". Stets haben sie uns unseren Rücken freigehalten, damit wir neben all den anderen beruflichen Verpflichtungen dieses Werk in einem angebrachten zeitlichen Rahmen fertigstellen konnten. Ein besonderes Dankeschön geht an die Ehefrau von Herrn Zumhasch. Mit viel Geduld und Verständnis führten die unzähligen Körpermalversuche der anatomischen Strukturen auf ihren Unterarmen und Händen letztlich zu einem guten Ergebnis.

Des Weiteren möchten wir uns bei allen Seminarbesuchern der Akademie für Handrehabilitation bedanken, welche uns erst mit ihren inhaltlichen Wünschen ermutigt haben, ein solches Buch zu konzipieren.

Auch geht ein ganz herzliches Dankeschön an alle Mitarbeiter des Thieme Verlags. Die Zusammenarbeit war stets angenehm; in einer schon bald freundschaftlichen Art und Weise. Die zahlreichen anatomischen Abbildungen wurden nach unseren Wünschen, mit viel Liebe zum Detail und passend zu den einzelnen Textpassagen ausgewählt. Somit trägt das Verlagsteam nicht unerheblich zum gesamtinhaltlichen Wert bei.

Als Letztes möchten wir uns auch bei jedem Leser dieses Werks bedanken, da er sich für dieses Buch entschieden hat, und wir hoffen, dass wir seinen inhaltlichen Wünschen gerecht werden konnten.

Das Autorenteam

Inhaltsverzeichnis

Anatomie und funktionelle Anatomie der Hand

1 Aufbau und Funktion des proximalen und distalen Radioulnargelenks ... 2
1.1 Lig. anulare radii ... 3
1.2 Chorda obliqua ... 4
1.3 Membrana interossea antebrachii ... 6
1.4 Aufbau und Funktion des TFCC ... 6
1.5 Muskulatur des Radioulnargelenks – Pronation und Supination ... 9

2 Handgelenk und Bewegungsachsen ... 12
2.1 Aufbau und Funktion des Handgelenks ... 12
2.2 Ligamentäres System und Stabilität des Handgelenks ... 18
2.3 Muskulatur des Handgelenks: Extension – Flexion, Radialduktion – Ulnarduktion und Zirkumduktion ... 27
2.4 Arthrokinematik des Handgelenks ... 29
2.5 Weitere wesentliche anatomische Strukturen des Handgelenks ... 34

3 Daumen ... 49
3.1 Aufbau und Funktion des Daumensattelgelenks ... 50
3.2 Aufbau und Funktion des Daumengrund- und Endgelenks ... 59

4 Aufbau und Funktion der Mittelhand ... 62
4.1 Aufbau und Funktion der Ossa metacarpalia II–V ... 62
4.2 Muskulatur der Mittelhandknochen ... 64
4.3 Palmaraponeurose im Bereich der Mittelhandknochen ... 66

5 Aufbau und Funktion der Fingergelenke ... 70
5.1 Aufbau und Funktion der MCP-Gelenke ... 70
5.2 Aufbau und Funktion der PIP-Gelenke ... 72
5.3 Aufbau und Funktion der DIP-Gelenke ... 77

Anatomie in vivo der Strukturen von Unterarm und Hand

6 Praktische Grundlagen für die Anatomie in vivo ... 86

7 Praktische Vorgehensweise der Anatomie in vivo am Unterarm ... 87
7.1 Anatomie in vivo des distalen Radioulnargelenks und des Handgelenks ... 87
7.2 Anatomie in vivo der sechs dorsalen Sehnenfächer ... 89
7.3 Anatomie in vivo der extrinsischen, dorsalen Unterarmmuskulatur ... 94
7.4 Anatomie in vivo des palmaren Handgelenks, der drei palmaren Sehnenfächer sowie der palmaren Nerven- und Gefäßstrukturen ... 95
7.5 Anatomie in vivo der extrinsischen, palmaren Unterarmmuskulatur ... 98
7.6 Anatomie in vivo der Mittelhand, des Daumens und der Langfinger ... 98
7.7 Intrinsische Muskulatur der Hand von Thenar, Mittelhand und Hypothenar ... 100

8 Literatur ... 103
Sachverzeichnis ... 111

Anatomie und funktionelle Anatomie der Hand

Der Mensch hat seinen Status in der biologischen Systematik als „höheres Säugetier – Homo sapiens" gegenüber dem Primaten dem Wunderwerk „Hand" zu verdanken. Die Hand ist mit ihren 19 Freiheitsgraden und ihrem opponierbaren Daumen ein hochentwickeltes und komplexes Greiforgan. Damit werden vielfältige Bewegungskombinationen bei gleichzeitiger Adaption von Kraft, Schnelligkeit und Leichtigkeit ermöglicht. Zudem verfügt sie über ein hochspezifisches sensibles Tastorgan, mit deren Hilfe der Mensch sich und die Umwelt wahrnehmen und beurteilen kann. In Form von mannigfaltigen Gebärden ist die Hand ein wesentliches Bindeglied in der zwischenmenschlichen Kommunikation. Durch Schrift, Musik und bildliche Kunst wird Sie zum Ausdruck des menschlichen Geistes (Schmidt u. Lanz 2003). Durch diese gleichermaßen grob- und feinmotorischen sowie sensiblen Fähigkeiten ist der Mensch in der Lage für seinen Körper zu sorgen, ihn zu ernähren, zu kommunizieren und seine Umwelt zu gestalten. Mit all diesen Möglichkeiten trägt die Hand aber auch im Wesentlichen zur Entfaltung sowie Weiterentwicklung des menschlichen Geistes und somit zur Modifizierung all seiner motorischen Fähigkeiten bei (Putz u. Tuppek 1999). Diese Funktionalität wird erst durch ein hervorragendes Zusammenspiel der zentralen Steuerung und der anatomischen Strukturen wie Knochen und Gelenke, Muskeln und Sehnen, Nerven und Blutgefäßen ermöglicht; macht die Hand aber auch zu einem äußerst komplizierten Organ.

Der distale Bereich des Unterarms setzt sich aus dem distalen Radioulnargelenk, dem Hand- und Daumensattelgelenk, der Mittelhand und den Fingern zusammen. Daraus resultieren 27 Knochen mit 36 gelenkigen Verbindungen und 39 aktiven Muskeln. Erst im Zusammenspiel all dieser Strukturen kann die Hand ihre mannigfaltigen fein- und grobmotorischen Fähigkeiten in ihre diffizilen Bewegungsmöglichkeiten umsetzen.

1 Aufbau und Funktion des proximalen und distalen Radioulnargelenks

Das Unterarmskelett besteht aus zwei Knochen, der Ulna (Elle) und dem Radius (Speiche). Beide Knochen bilden das Radioulnargelenk über einem proximalen Teil zum Ellenbogen (Articulatio radioulnaris proximalis) und über einen distalen Teil zum Handgelenk (Articulatio radioulnaris distalis) gehörig (Abb. 1.**1**). Unter Einbindung des Schultergelenks (Art. humeroulnaris) werden über diese beiden Gelenke die Umwendbewegungen der Pro- und Supination in einer gleichphasigen Kongruenz ausgeführt (Schmitt u. Prommersberger 2004; Abb. 1.**2**). Der Radius beschreibt bei dieser Bewegung einen Kegelmantel, d. h. die Umwendachse verläuft proximal vom Radiusköpfchen durch das distale Ende der Elle (Appell et al. 2008). Hierbei rotiert das Radiusköpfchen im proximalen Radioulnargelenk innerhalb des Lig. anulare radii (breites Ringband) um sich selbst, während der Radius sich gleichzeitig im distalen Radioulnargelenk um die Ulna, bzw. das Caput ulnare (Ulnaköpfchen) bewegt. Innerhalb der Supination liegen Radius und Elle nebeneinander, während bei der Pronation sich beide überkreuzen; der Radius legt sich dabei über die Ulna. Das Ausmaß der Umwendbewegungen des Unterarms beläuft sich auf etwa 140 bis 150 Grad

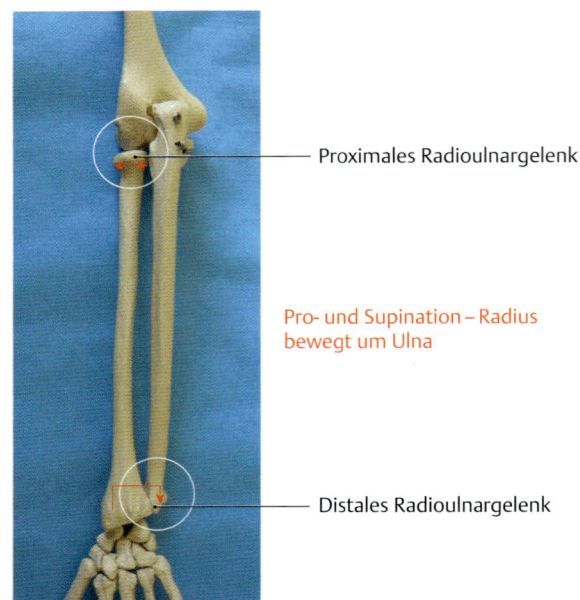

Abb. 1.**1** Distales und proximales Radioulnargelenk.

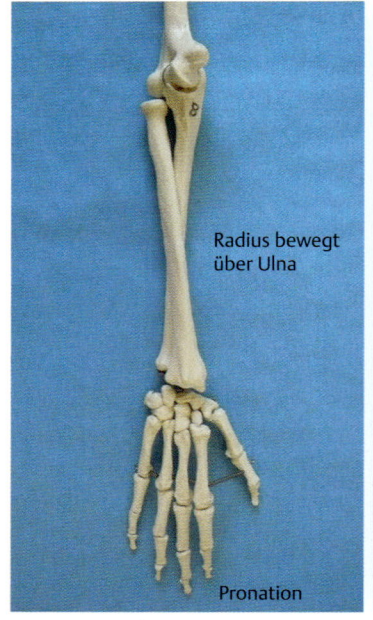
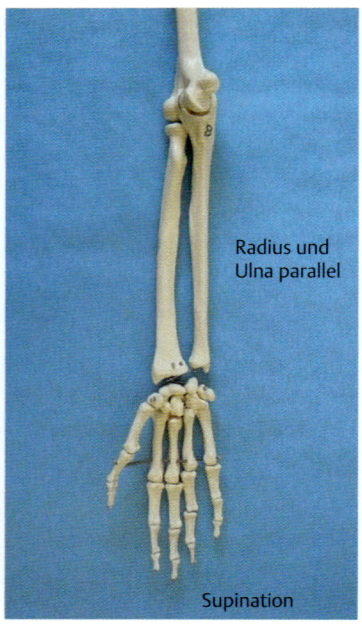

Abb. 1.**2** Pronation und Supination der Hand.

(Palmar u. Werner 1994). Bei der Pronation gleitet die Ulna mehr nach dorsal und bei der Supination mehr nach palmar (van der Heijden u. Hillen 1996), wodurch sich die Bewegung auf 180 Grad erweitert (Schmidt u. Lanz 2003). Der Bewegungsumfang aus der Neutral-0-Stellung für die reine Pro- und Supination beträgt somit ca. 80° bis 90° – 0 – 80° bis 90°, d.h. im Durchschnitt 85° Supination und 90° Pronation (Schmitt u. Prommersberger 2004). Unter Einbezug des Schultergelenks (weiterlaufende Bewegung) kann sich dieser Spielraum auf bis zu 230 Grad erhöhen (Tittel 1994). Diese Zusatz- und Ersatzmöglichkeiten können somit Bewegungen in den Radioulnargelenken mit so genannten Scheinbewegungen vortäuschen (Loeweneck 1994). Die Hand muss diesen Bewegungen folgen, da das proximale Handgelenk als Eigelenk keine ausgleichende Bewegung zulässt (Loeweneck 1994).

Das proximale Radioulnargelenk (Art. radioulnaris proximalis) ist funktionell ein Radgelenk. Es setzt sich zusammen aus der Circumferencia articularis radii mit einer konvexen Gelenkfläche am Radius und der Incisura radialis ulnae mit einer konkaven Gelenkfläche der Ulna. Das distale Radioulnargelenk (Articulatio radioulnaris distalis), ein sogenanntes Zapfengelenk (Art. Trochoidea; Abb. 1.3), wird gebildet aus dem vollständig mit Knorpel überzogenen Caput ulnae (dem distalen Ende der Ulna) mit einer konvexen halbzylindrischen Gelenkfläche der Circumferentia articularis ulnae und der dazugehörigen konkaven Gelenkfläche der Incisura ulnaris radii des distalen Radius. Umschlossen ist das Gelenk von einer dünnen bindegewebigen Kapsel ohne stabilisierende Eigenschaften (Ekenstam 1992). Ihre lockere Struktur mit einigen tiefen Taschen (z.B. den Recessus sacciformis) kleiden die Gelenkshöhle mit einer Synovialmembran aus und geben dem Gelenk genügend Spielraum für eine Pro- und Supinationsbewegung von insgesamt 180° (Matthijs et al. 2003).

Der Rotationsvorgang im distalen Radioulnargelenk erfolgt um die Ulna als statischen Bezugspunkt, um die sich der Radius gemeinsam mit der Hand dreht (Schmitt u. Prommersberger 2004). Funktionell überstreicht der Radius hierbei die Oberfläche eines Kegelsegments (Schmitt u. Prommersberger 2004). Die größtmögliche Kongruenz der Gelenkflächen besteht in Neutralnullstellung, während in Pronation und Supination die Artikulationsflächen des Ulnarkopfes und der Incisura ulnaris radii nur einen geringen Kontakt aufweisen (Schmitt u. Prommersberger 2004).

Klinik

Die Gelenkkapsel des distalen Radioulnargelenks wird sich im Falle einer Immobilisierung kaum soweit zurückentwickeln, dass sie zur Ursache einer Bewegungseinschränkung wird. Sollte sich dennoch eine Kapselschrumpfung einstellen, so wird sich dieser Zustand lediglich in einer endgradigen Bewegungseinschränkung bemerkbar machen. Daher sind Mobilisationen in diesem Gelenk in der Regel nicht notwendig (Matthijs et al. 2003).

Stabilisiert wird das proximale Radioulnargelenk im Bereich des Radiuskopfs durch das Lig. anulare radii, Chorda obliqua sowie im Schaftbereich durch die Membrana interossea antebrachii. Zudem werden der Radius und die Ulna mit der Membrana interossea antebrachii fest verbunden und sie reguliert die relative Verlängerung der Ulna während der Pronation und die relative Verkürzung in Supination (Epner et al. 1982) d.h. der Radius verschiebt sich bei der Supination nach distal und während der Pronation nach proximal (Matthijs et al. 2003). Die Stabilisierung im distalen Radioulnargelenk erfolgt palmarseitig durch den M. pronator quadratus (Johnson u. Shrewsbury 1976), der Sehne und Sehnenscheide des M. extensor carpi ulnaris (Lengsfeld et al. 1988) sowie im wesentlichen durch den TFC-Komplex (Kauer 1979, Lengsfeld et al. 1988).

1.1 Lig. anulare radii

Das Lig. anulare radii umschließt das proximale Radioulnargelenk (ligamentäre Verklammerung zwischen dem Radiusköpfchen und der Ulna – Schmidt u. Lanz 2003) und dient der Führung des Radiusköpfchens sowie der Druckresorption (Abb. 1.4). Dieses ca. 1cm breite annähernd ringförmige Band setzt vor und hinter der Incisura radialis an der Ulnar an. Es verläuft von proximal trichterförmig nach distal und umschließt das Collum radii (Martin 1959). Verwachsen ist das Lig. anulare radii proximal mit dem Lig. collaterale radiale (Prescher u. Schmitt 2003) und mit dem Lig. collaterale laterale ulnae sowie in der Tiefe mit der Gelenkkapsel des Ellenbogengelenks (Matthijs et al. 2003). Zusammen fungieren sie als funktionelle Einheit. Das Lig. anulare besteht aus kräftigem Bindegewebe und wird zudem im Bereich der Incisura radialis mit zusätzlichen Knorpelzellen (Gray et al. 1989) für die Druckresorption (Prescher u. Schmitt 2003) unterstützt.

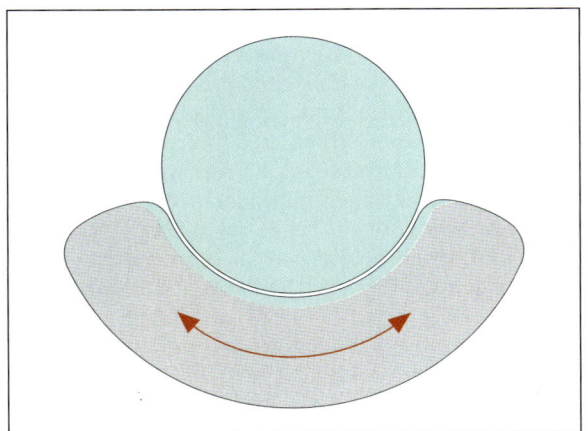

Abb. 1.3 Distales Radioulnargelenk, Zapfengelenk.

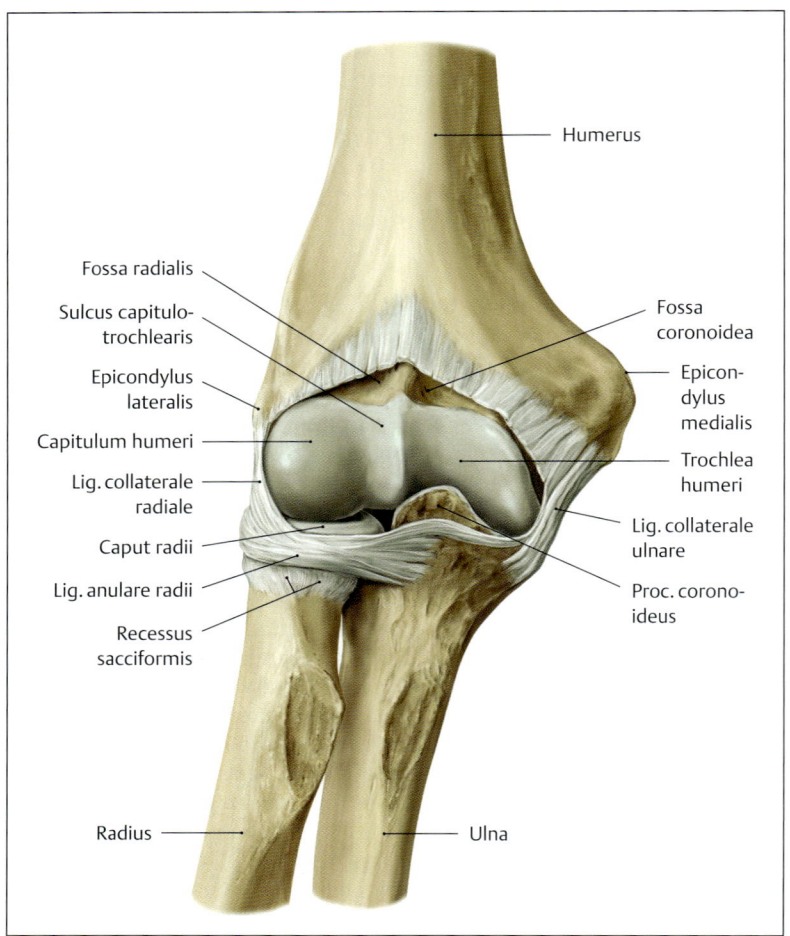

Abb. 1.**4** Lig. anulare, Ansicht von ventral (aus: Prometheus. LernAtlas der Anatomie, 2007).

Während der Supination steht der vordere Anteil und während der Pronation der hintere Anteil des Ligaments unter Spannung (Martin 1959), wobei eine mögliche Bewegungshemmung wahrscheinlich nicht gegeben ist (Matthijs et al. 2003). Nach Morris (1879) zählen eher die Membrana interossea, die Chorda obliqua, die Ligamente der Handwurzel sowie des distalen Radioulnargelenk und diverse Unterarmmuskeln zu den Kontrollstrukturen zwischen der Pro- und Supination.

> **Klinik**
>
> Bleibt z.B. nach einer Radiusköpfchenfraktur eine Achsabweichung bestehen, dann könnte während der Pro- und Supination eine verfrühte Verformung des Lig. anulare radii entstehen, welche nach Matthijs et.al 2003 für eine Bewegungseinschränkung allerdings nicht ausreichend ist. Grund für die bleibende Funktionalität könnte die rotatorische Schlupfbewegung des Radiusköpfchens sein.

1.2 Chorda obliqua

Diese kleine bandartige Struktur entspringt unterhalb der Incisura radii ulnae und setzt direkt unterhalb der Tuberositas radii an (Gray et al. 1989). Hierbei handelt es sich um einen flachen Faserzug am proximalen Ende der Membrana interossea und fungiert als Verstärkungsband (Schmidt u. Lanz 2003) mit gegensinnigem Verlauf (Abb. 1.**5**). Neben dem M. extensor carpi ulnaris und dem Lig. radioulnare palmare (Schmidt u. Lanz 2003) ist es eine weitere wichtige Struktur für die Bremsung der Supination (Prescher u. Schmitt 2003, Bert et al. 1980) und verhindert mit der Membrana interossea eine distale Verschiebung des Radius gegenüber der Ulna (Zalpour 2002). Demgegenüber wirkt die Sehne des M. biceps brachii als Teil der Pronationsbremse, welche sich bei dieser Bewegung um den Radius wickelt (Prescher und Schmitt 2003).

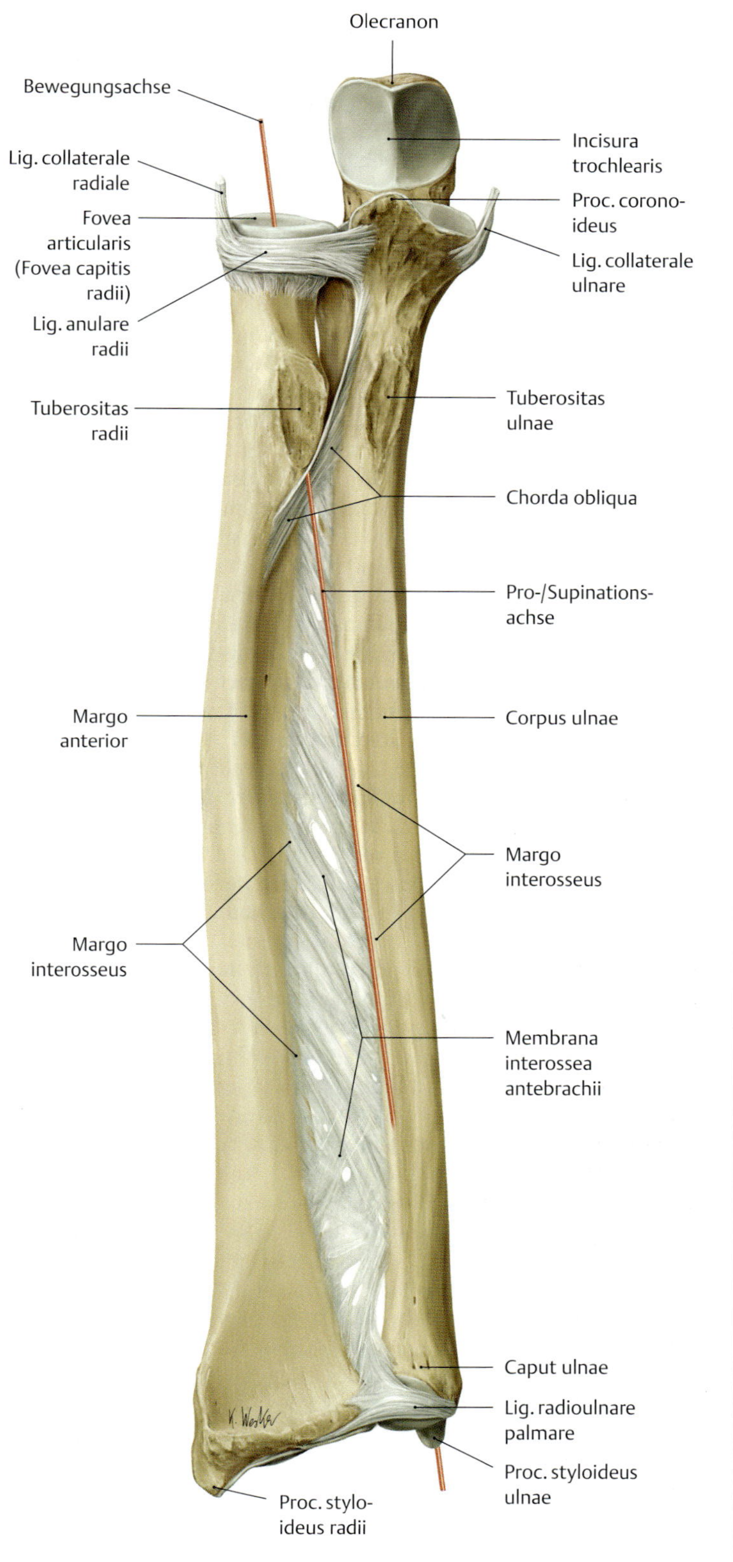

1.2 Chorda obliqua

Abb. 1.5 Chorda Obliqua und Membrana interossea antebrachii (aus: Prometheus. LernAtlas der Anatomie, 2007).

1.3 Membrana interossea antebrachii

Diese Zwischenknochenmembran entspringt ca. 1cm unterhalb der Tuberositas radii und setzt kurz vor dem distalen Radioulnargelenk an (Abb. 1.**6**), wobei einige Fasern bis in die Gelenkkapsel reichen (Hochschild 1998). Im Bereich der Radiusmitte erreicht es seine maximale Dicke von ca. 1mm. Es besteht aus starkem Bindegewebe, dessen Zugfestigkeit 84% der des Ligamentum patella erreicht (Matthijs et al. 2003). Mit dieser Bindegewebsplatte werden Radius und Ulna aneinander befestigt (Prescher u. Schmitt 2003). Es dient funktionell der Sicherung beider Knochen vor Längsverschiebungen und fungiert als Ursprungsfläche diverser Muskeln (Prescher und Schmitt 2003). Zudem enthält die Membrana interossea 2 Typen von schräg verlaufenden Kollagenfasern; nach Zancollis 1992 den Fasertyp obliquus A und den Fasertyp obliquus B. Die OA-Fasern nehmen den gesamten interossalen Raum ein und verlaufen im Allgemeinen vom dorsalen proximalen Radius zur distalen Ulna. Die OB-Fasern bilden zwei separate palmare Bündel (ein proximales sowie ein distales) und ziehen genau entgegengesetzt (Matthijs et al. 2003). Die OA-Fasern geraten in Neutralstellung und in Supination und die OB-Fasern in Pronation unter Spannung; der entgegengesetzte Anteil ist jeweils entspannt. Des Weiteren beschreibt Gabl et.al. (1998) einen ca. 8mm breiten, 30mm langen und ca. 1mm dicken dorsalen Verstärkungszug. Er wirkt als Kapselverstärkung des distalen Radioulnargelenks und hält bei Pronation den Ulnarkopf wie eine Schlinge. Dem gegenüber wirkt ein etwa 2mm dickes palmares Septum falciforme entgegen (Schmidt et al. 1998) und entspringt etwa 3mm breit aus dem am weitesten distal gelegenen Bereich der Membran unter dem tiefen Muskelanteil des M. pronator quadratus (Schidt u. Lanz 2003).

Somit hat die Zwischenknochenmembran eine begrenzende bzw. bremsende Wirkung auf die Pro- und Supination. Auch finden sich in ihrem Gewebe Lücken zum Durchtritt von Gefäßen (Hochschild 1998) und besitzt einen hohen Anteil an Mechanozeptoren (Rauber u. Kopsch 1987).

Klinik
Da der Großteil der Membrana interossea in maximaler Pro- und Supination entspannt ist, wird sie im Allgemeinen nicht als mögliche Ursache von Störungen der Umwendbewegungen angesehen (Matthijs et al. 2003). Bezüglich den OA- und OB-Fasern lässt sich allerdings ableiten, dass die Membrana interossea z. B. bei frakturbedingten Instabilitäten an einer solchen Einschränkung beteiligt sein kann (Kihara et al. 1995). Dies gilt insbesondere bei Instabilitäten des TFCC, aufgrund dessen nur mit angulären Techniken gedehnt werden darf. Translationen könnten den pathologischen Prozess des TFCC verstärken, da diese Strukturen die Pro- und Supination im Wesentlichen stabilisieren (Matthijs et al. 2003). Vor jeden therapeutischen Vorgehensweisen sollte daher stets die genaue Ursache abgeklärt sein.

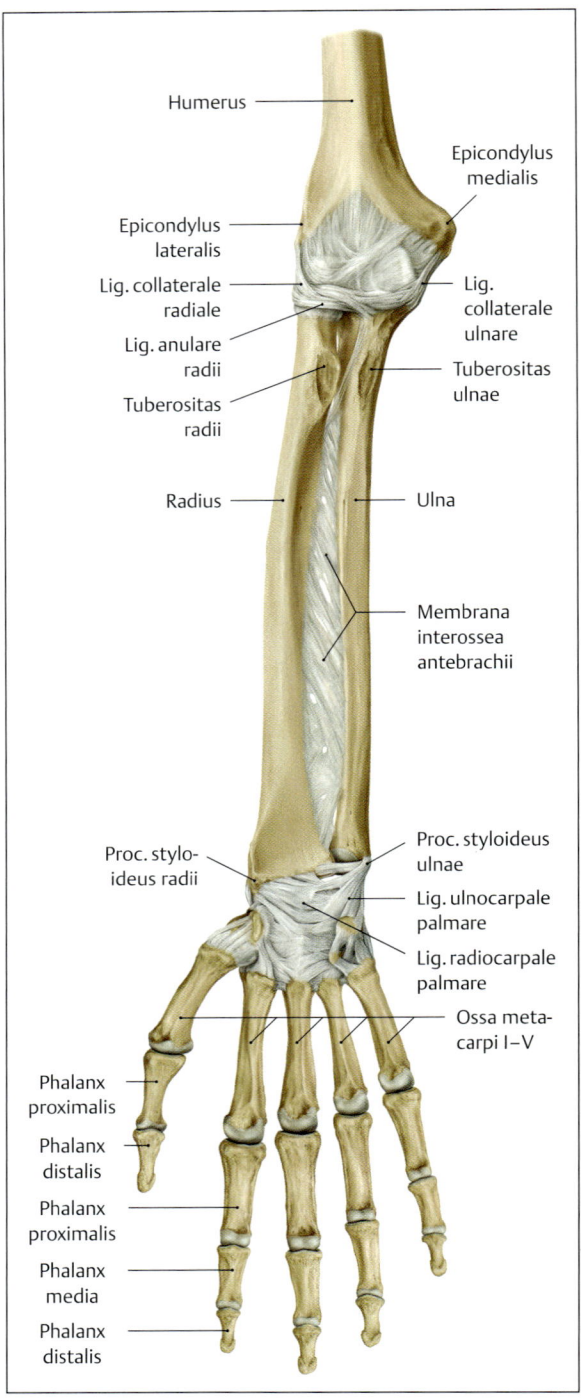

Abb. 1.**6** Membrana interossea antebrachii (aus: Prometheus. LernAtlas der Anatomie, 2007).

1.4 Aufbau und Funktion des TFCC

Der TFCC (trianguärer fibrokartilaginärer Komplex; Abb. 1.**7**) wird gebildet aus dem Discus articularis (Böhringer 2001) bzw. Discus ulnocarpalis (Schmitt 1996) und

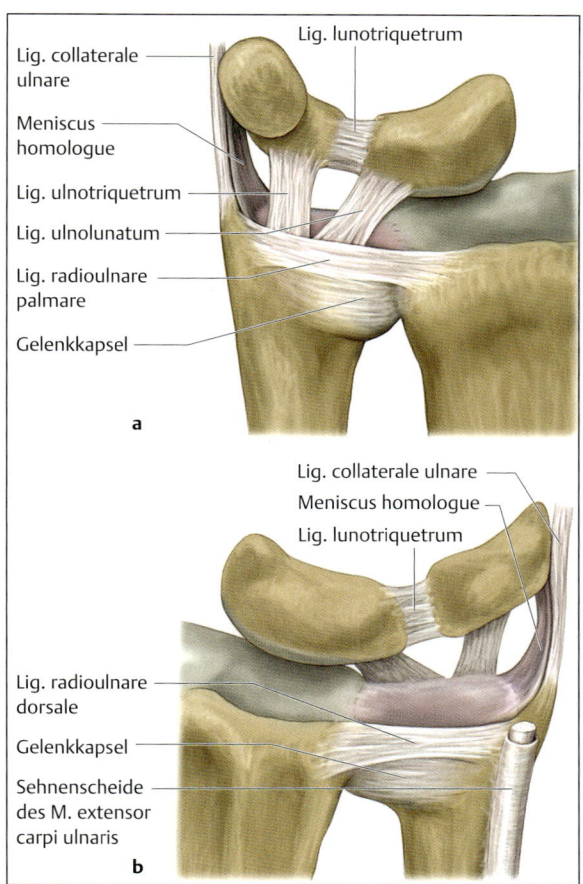

Abb. 1.7 TFCC.

dem Meniscus homologe (ulnocarpal meniscus homologue – Palmer u. Werner 1981), dem Lig. collaterale ulnare, dem 6. Sehnenfach, den ulnokarpalen Bändern (Ligg. radioulnare dorsale et palmare sowie dem Ligg. ulnolunatum et triquetrum). Der TFCC dehnt sich somit vom distalen ulnaren Radiusende bis zur Basis von Os metacarpale V aus (Hogikyan u. Louis 1992). Präparatorisch lassen sich diese Elemente nur schwer voneinander trennen und fließen kontinuierlich ineinander über (Schmidt u. Lanz 2003). Die Aufgaben des TFCC gliedern sich in der Stabilisation des distalen Radioulnargelenks (d.h. während der Umwendbewegungen) und der ulnare Karpusseite (mit seinem ligamentären Halteapparat) für die Bewegungen im proximalen und distalen Handgelenk sowie als Druckregulator im Karpus (Schmitt 1996). Die Sehnenscheide des M. extensor carpi ulnaris sowie der Muskel selbst bremsen die Supination und die Ligg. radioulnare dorsale und palmare des TFCC die Pronation; bei relativ schlaff angelegter Gelenkkapsel (Schmidt u. Lanz 2003). Die Verteilung von Stoßkräften und Druck kommt dem Discus articularis mit seinem Discus ulnocarpalis zu (Böhringer 2001), d.h. im Verhältnis von ca. 84 % auf den Radius und von ca. 19 % auf die Ulna (Hempfling 1995). Gelegentlich

kommt es traumatisch oder angeboren zu einer verkürzten (Ulna-Minus-Variante) oder verlängerten Ulna (Ulna-Plus-Variante) im Verhältnis zum Radius.

Klinik

Bei unphysiologischen Längenverhältnissen der Elle entwickeln sich gestörte Druckverhältnisse im proximalen Radiocarpalgelenk und können somit Auslöser von schwerwiegenden Pathologien sein. So führt z.B. eine Ulna-Minus-Variante, in Kombination mit einer Gelenksverbindung zwischen dem Os lunatum und dem Os hamatum, zu einer Druckzunahme im Bereich der Articulatio des distalen Radius, wodurch z.B. die Ätiologie einer Lunatumnekrose (Morbus Kienböck) mitbegründet sein kann (Kauer 1980, Kim et al. 1996). Eine Ulna-Plus-Variante führt zu einem ulnaren Impingement-Syndrom, d.h. degenerative Einrisse im TFCC in Kombination mit Läsionen des Os lunatum und dem Os triquetrum (Darrow et al., Hulsizer et al. 1997, Matthis et al. 2003). Des Weiteren haben Längenvariationen der Ulna gegenüber dem Radius Einfluss auf die Form und die Orientierung der Gelenkflächen im distalen Radioulnargelenk (Forstner 1987), deren Inkongruenzen (z.B. durch ein Trauma) zu degenerativen Veränderungen des Gelenks führen (Sagermann et al. 1995).

Die Stabilisation des proximalen und distalen Radiocarpalgelenks übernimmt der ligamentäre Halteapparat des TFCC. Die folgende Gliederung und Beschreibung nach Schmitt 2004 zeigt den Aufbau und die Funktion der einzelnen Strukturen des TFCC:

■ **Discus articularis bzw. Discus ulnocarpalis und Meniscus homologe**

Der Discus articularis (Discus ulnocarpalis; Abb. 1.8) entspringt aus dem hyalinen Gelenkknorpel des Radius in Höhe der Incisura ulnaris und setzt in den meisten Fällen breitflächig mit einem 1. Zügel am Processus styloideus ulnae und mit einem 2. Zügel an der Fovea capitis an. Die Basis des Discus articularis liegt in der Fläche der distalen Ulna. An der radialen Insertion beträgt seine Dicke ca. 2 mm und an der ulnaren Insertion ca. 5 mm (Matthijs et al. 2003) im Vergleich zu seinem dünneren Zentrum, woraus seine bikonkave Form resultiert. Bei einer Minusvariante der Ulna ist der Discus articularis im Volumen stärker und bei einer Plusvariante schwächer ausgeprägt. Die Ansatzabschnitte weisen eine gute Durchblutung aus während der deutlich größere zentrale und radiale Teil avaskulär ausgebildet sind. Der Discus articularis ist der wichtigste Bestandteil des TFCC unter Einbindung des palmaren und dorsalen Ligamente radioulnare (Matthijs et al. 2003). Er trägt im Wesentlichen bei der Übertragung von Achsenkompressionen von der Hand auf die Ulna (so genannter Stoßdämpfer), erweitert die Gelenkfläche zwischen dem Radius und der Ulna und stabilisiert die ulnare Handwurzelseite (Schuind et al. 1991).

1 Aufbau und Funktion des proximalen und distalen Radioulnargelenks

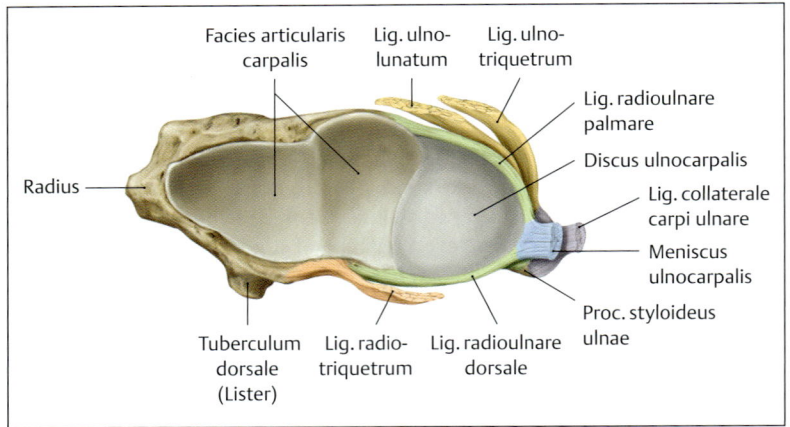

Abb. 1.8 Dirscus ulnocarpalis (aus: Prometheus. LernAtlas der Anatomie, 2007).

Der Meniscus homologe besteht aus einer synovialen Schleimhautfalte und lockerem Bindegewebe. Er entspringt randständig vom Discus articularis bzw. der Incisura ulnaris radii und setzt einerseits über einen schräg nach palmar und ulnaren Verlauf am Processus styloideus ulnae und andererseits an der Palmarseite des Triquetrums, Hamatums und der Basen der Metacarpalknochen IV/V an. Der Meniscus homologue trägt zur Stabilisation des ulnaren Karpus und des distalen Pisotriquetralgelenks bei. Die Ligg. radioulnare palmare et dorsale, das Lig. ulnolunatum und das Lig. ulnotriquetrum sind mit der Außenseite des Discus articularis verwachsen.

Klinik
Da der Meniscus homologe auch Synovialgewebe enthält neigt er insbesondere bei der rheumatoiden Arthritis zu entzündlichen Prozessen (Matthijs et al. 2003), woraus eine weiterlaufende Gewebeschädigung des TFCC resultieren kann.

■ Lig. radioulnare palmare und Lig. radioulnare dorsale

Das Lig. radioulnare palmare entspringt palmarseitig und das Lig. radioulnare dorsalis dorsalseitig vom distalen, ulnaren und sehr kompakten Radiusabschnitt; innerhalb der Gelenkkapsel des distalen Radioulnargelenks. Ihre Fasern gehen ineinander über und bilden eine Art Ring, welcher mit dem Ulnarköpfchen sowie dem Discus articularis fest verwachsen ist. Diese beiden Bänder gelten als Steuerbänder und Stabilisatoren für die Pro- und Supination. Während der Supination spannt sich neben dem M. extensor carpi ulnaris das Lig. radioulnare palmare und während der Pronation das Lig. radioulnare dorsale an (Schmidt u. Lanz 2003). Somit sind diese beiden Ligamente ein wesentlicher Teil des TFCC und sichern alle Umwendbewegungen des distalen Radioulnargelenkes (Abb. 1.9).

■ Palmare Lig. ulnolunatum und Lig. ulnotriquetrum

Diese beiden Bänder gelten als Verstärkungsbänder des TFCC für das proximale Radiocarpalgelenk. Beide entspringen vom Lig. radioulnare palmare isoliert oder gemeinsam. Das 1. Verstärkungsband (Lig. ulnolunatum) setzt am Lunatumvorderhorn an (häufig besteht auch eine Verbindung zum Lig. lunotriquetrum) und das 2. Verstärkungsband (Lig. ulnotriquetrum) an der Palmarseite des Triquetrums. Beide Ligamente tragen zur Stabilität des Radioulnar- und Radiocarpalgelenks bei.

■ Lig. collaterale ulnare

Nach Taleisnik (1985) und De Leeuw (1962) ist dieses Ligament ein Bestandteil des Retinaculum extensorum, der Sehnenscheide des M. extensor carpi ulnaris und der Gelenkkapsel. Es trägt zur Stabilisation der Radialduktion im proximalen Radiocarpalgelenk bei. Bei dieser Bewegung kommt es zur ulnaren Verschiebung der Handwurzelknochen, welche von diesem Ligament mit abgebremst werden (Karpandji 1984).

■ Sehnenscheide des M. extensor carpi ulnaris

Die Sehnenscheide des M. extensor carpi ulnaris mit seinem Retinaculum extensorum ist fest im dorsalen Abschnitt des TFCC integriert. Sie verläuft in einer rinnenförmigen Vertiefung an der Dorsalseite des Ulnarkopfes und setzt mit einigen Sehnenfasern am Os triquetrum (Taleisnik 1985) am Os pisiforme, am Lig. pisometacarpale und an der Basis von Os metacarpale V an (Schmidt u. Lanz 2003). Funktionell bremst sie die Supination im Radioulnargelenk ab (Abb. 1.10) und fungiert synergistisch mit dem Lig. collaterale ulnare als Stabilisator der Radialduktion (Schmidt u. Lanz 2003).

1.5 Muskulatur des Radioulnargelenks – Pronation und Supination

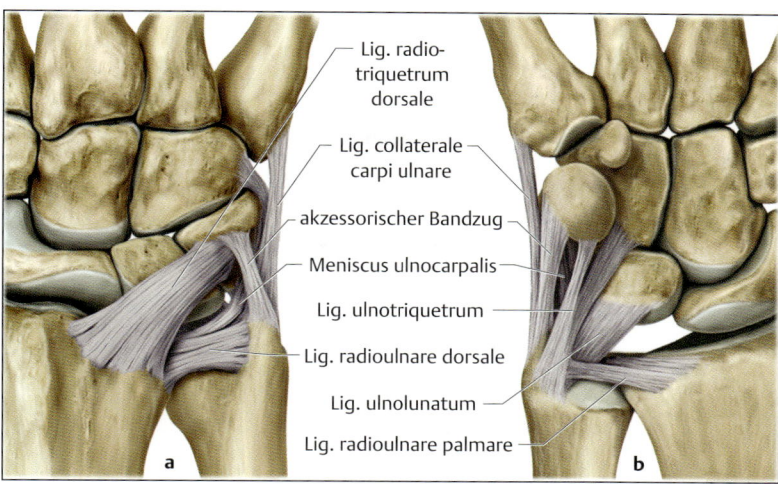

Abb. 1.9 Ligamente des TFCC.

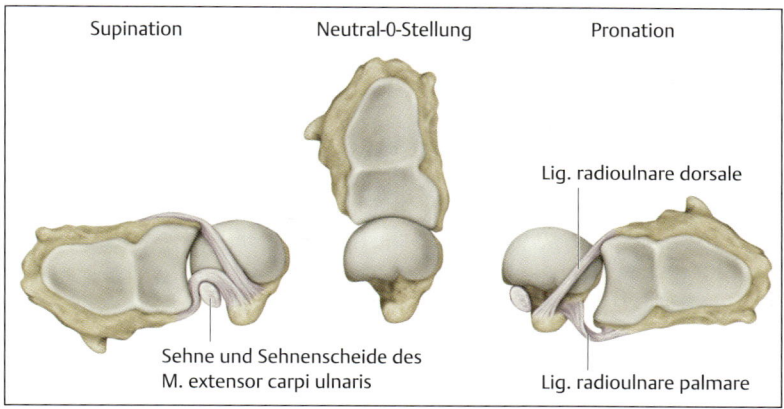

Abb. 1.10 Pro- und Supinationsbremse.

Klinik

Im Bereich des TFCC sind häufig traumatische und degenerative Prozesse anzutreffen. Häufig ist die Basis einer solchen traumatischen Läsion eine TFCC-Degeneration im avaskulären Radiusbereich; beginnend im 3. Lebensjahrzent (Schmitt 2004). Im weiteren Verlauf stellen sich Diskusperforationen am hyalinen Knorpel des Ulnarkopfes und des Lunatums bzw. Triquetrums, bis hin zum ulnotriquetralen Impactions-Syndrom (ggf. unter Mitbeteiligung des Lig. lunotriquetrums) ein (Schmitt 2004). Verletzungen der radioulnaren Ligamente führen immer zu Instabilitäten im distalen Radioulnargelenk. Ist das Lig. radioulnare palmare betroffen subluxiert der Radius nach palmar und ist das Lig. radioulnare dorsale betroffen nach dorsal. Rupturen im Lig. ulnolunatum und des Lig. ulnotriquetrum radiocarpale können Gefügestörungen der Handwurzelknochen mit entsprechenden Degenerationen begünstigen (Schmitt 2004).

1.5 Muskulatur des Radioulnargelenks – Pronation und Supination

Die wesentlichen Muskeln für die Pro- und Supination liegen im Bereich des Ober- und Unterarms.

■ Muskulatur der Pronation

Die Pronation wird vom M. pronator teres und vom M. pronator quadratus ausgeführt.

Pronator teres. Der kräftige zweiköpfige Pronator teres gehört zu der oberflächlichen Schicht der Beugemuskeln (Abb. 1.11). Mit seinem größeren Kopf (Caput humerale) entspringt er vom Epicondylus medialis humeri und vom Septum intermusculare mediale; mit seinem kleineren tiefliegenden Kopf (Caput ulnare) vom Proc. coronoideus (Kronenfortsatz). Der gemeinsame Ansatz liegt seitlich in der Mitte der Tuberositas pronatoria (Radiusschaft). In seinem Insertionsfeld wird er vom M. brachioradialis überlagert (Firbas 1992). Der viereckige sehr flache und ebenfalls in der tiefen Schicht der palmar Beugemuskulatur gelegene M. pronator quadratus verläuft im

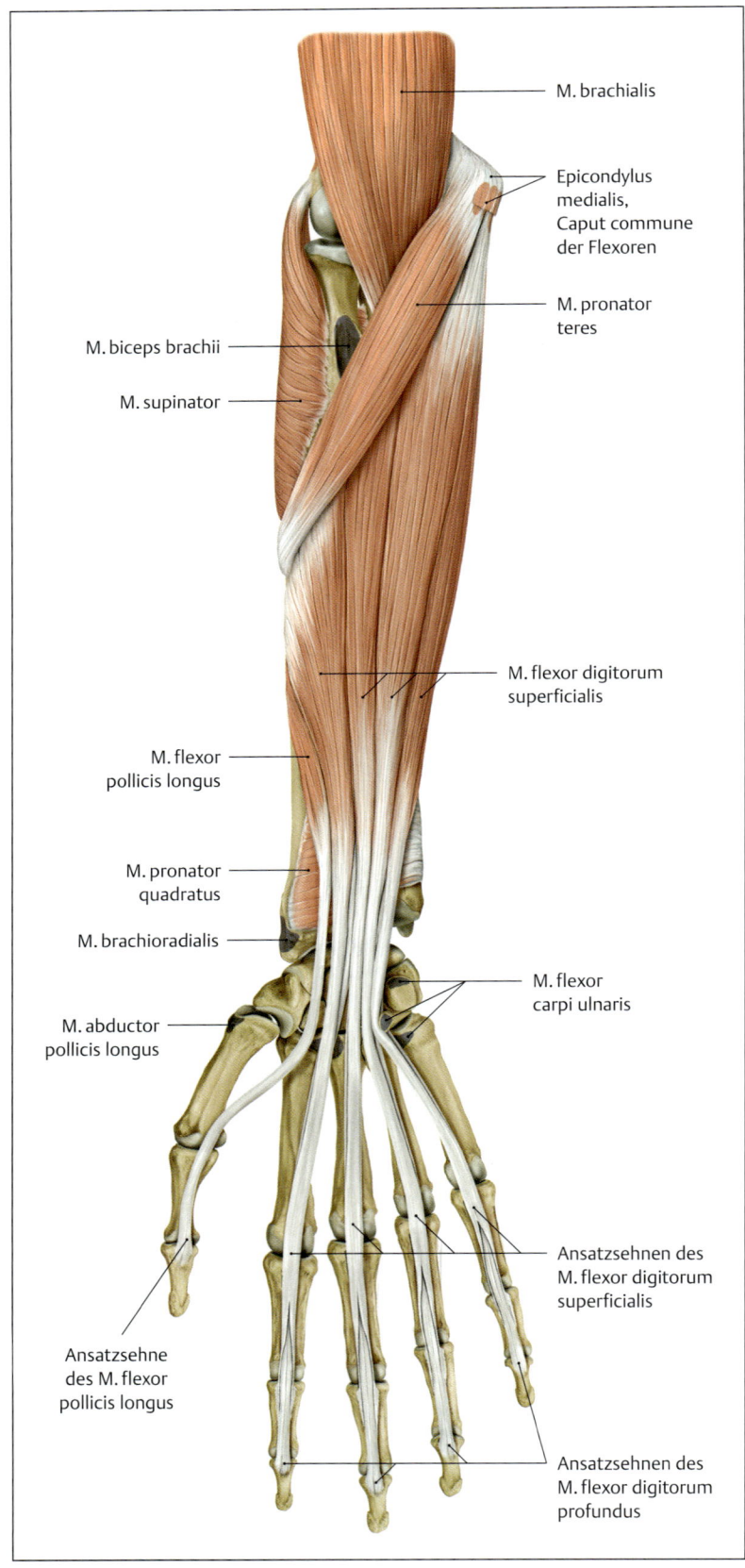

Abb. 1.11 Mm. pronator teres u. supinator (aus: Prometheus. LernAtlas der Anatomie, 2007).

Bereich der distalen Unterarmknochen. Er entspringt vom seitlichen Rand der Elle und setzt an der volaren Fläche der Speiche an. In seiner Funktion zieht er den Radius zur Ulna und trägt zur Stabilisierung der Pronation bei.

M. pronator quadratus. Der M. pronator quadratus ist der wichtigere Pronator da er bei allen Einwärtsdrehungen beteiligt ist, während der Pronator teres nur bei schnellen Bewegungen und gegen Widerstand aktiv wird (Basmajian u. Travill 1971, Tittel 1994). Im geringen Maße ist z. B. der M. flexor carpi radialis an der Pronation beteiligt.

■ Muskulatur der Supination

Die Supination wird vom M. biceps brachii und vom M. supinator ausgeführt.

M. biceps brachii. Der 2-köpfige M. biceps brachii entspringt mit seinem Caput longum vom Tuberculum supraglenoidale und mit seinem Caput breve vom Processus coracoideus. Die beiden Köpfe vereinen sich in der Regel in Höhe der Tuberositas deltoidea. Mit einer kräftigen Sehne (unter Einschluss der Bursa bicipitoradialis) setzt er an der Tuberositas radii an. Eine zweite flächenhafte Sehne formiert sich zur Aponeurosis m. bicipitis brachii (lacertus fibrosus) und strahlt in die Fascia antebrachii ein. Seine Supinationswirkung nimmt mit zunehmender Beugung im Ellenbogengelenk zu.

M. supinator. Der M. supinator gehört zur tiefliegenden Schicht der Streckmuskeln (Abb. 1.11). Er hat die Form einer trapezähnlichen 1 cm dicken Muskelplatte. Er entspringt aus der Crista m. supinatoris ulnae, dem laterale Epicondylus, am Lig. collaterale radiale und aus dem Lig. anulare radii. Seinen Ansatz findet er am Radius zwischen der Tuberositas radii und dem Ansatz des Pronator teres. Der M. supinator ist als Auswärtsdreher wesentlich stärker und wichtiger als der M. biceps brachii, da er in allen Stellungen des Armes mit gleicher Kraft arbeiten kann (Tittel 1994). Fällt verletzungsbedingt der M. biceps brachii aus, so ist eine Supinationsbewegung weiterhin möglich. Im Umkehrfall kann der M. biceps brachii diese Aufgabe nicht übernehmen.

Bei rechtwinklig gebeugten Ellenbogen sind die Supinatoren wesentlich stärker ausgeprägt als die Pronatoren; daher ist es auch funktionell leichter z. B. den Schraubendreher kraftvoll bei gebeugten Ellenbogen zu benutzen. Der M. brachioradialis ist nicht an der Pro- und Supination beteiligt, er bringt lediglich den Unterarm zurück in die Mittelstellung. In dieser Position fungiert er auch als Beuger. Als 1-köpfiger oberflächlich gelegener Muskel entspringt er aus der Crista supracondylaris lateralis humeri und dem Septum intermusculare laterale. Seinen Ansatz findet er an der radialen Fläche des Processus styloideus radii.

2 Handgelenk und Bewegungsachsen

Das Lig. collaterale ulnae unter Einbindung des Meniscus ulnocapalis gelten als eine der Bremsen für die Radialduktion des Handgelenks (Kapandji 1980). Somit ist der TFCC auch ein wesentlicher Faktor für die Einbindung des distalen Radioulnargelenkes in die Funktion des Handgelenks. Daraus resultiert, dass sich das Handgelenk aus dem Radiocarpalgelenk, dem Mediocarpalgelenk sowie dem Carpometacarpalgelenk (als Brücke zu den Handwurzelknochen; Böhringer 2001), unter Berücksichtigung des DRUGs, zusammensetzt. Die Bewegungen der Hand werden in folgenden Formen vollzogen (Tittel 1994):

Drehbewegungen. Die Drehbewegungen Pro- und Supination werden unter Berücksichtigung des Schultergelenks im proximalen und distalen Radioulnargelenk ausgeführt (Abb. 2.1). Das Handgelenk (Articulatio manus) ist an diesen Bewegungen nicht beteiligt und wird mehr oder weniger mitgeführt, wobei die selektive Flächen- und Randbewegungen allein der Articulatio manus unterliegen.

Flächenbewegungen. Hierbei handelt es sich um die Dorsalflexion (dem Abwinkeln des Handrückens zum Unterarm) und der Palmarflexion (Abwinkeln der Hohlhand zum Unterarm).

Randbewegungen. Als Randbewegungen werden die seitliche Radialduktion (Abwinkeln der Hand Richtung daumenwärts) und die seitliche Ulnarduktion (Abwinkeln der Hand Richtung kleinfingerwärts) ausgeführt.

Handkreisen. Diese Zirkumduktion (Abb. 2.2) ist eine Kombination aus den 2 Freiheitsgraden Dorsal- und Palmarflexion sowie der Radial- und Ulnarduktion. Diese Kreiselbewegung des Handgelenks kann durch die Pro- und Supination bedingt unterstützt werden. Reine Drehbewegungen sind nur passiv möglich (Loeweneck 1994).

2.1 Aufbau und Funktion des Handgelenks

Das Handgelenk wird funktionell als ein einheitliches Gelenk verstanden, wobei es morphologisch aus zwei getrennten Gelenken besteht, d. h. dem proximalen- (Articulatio radiocarpalis) und distalen Handgelenk (Articulatio mediocarpalis). Diese beiden Gelenke besitzen 2 Freiheitsgrade und setzen sich aus 8 Handwurzelkno-

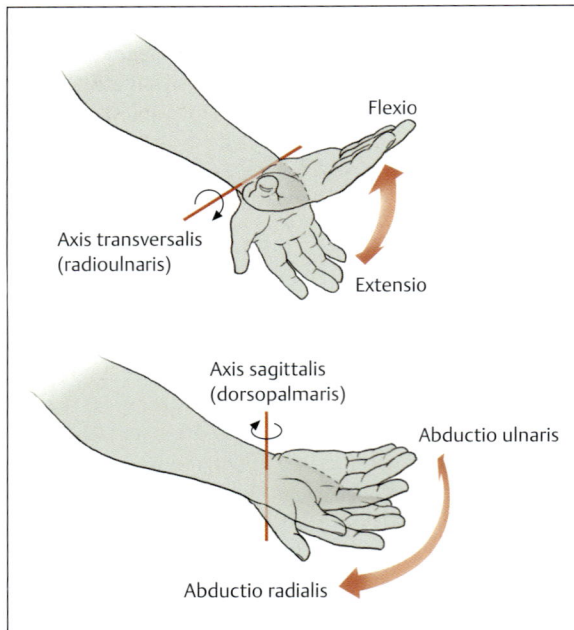

Abb. 2.1 Bewegungsachsen des Handgelenks.

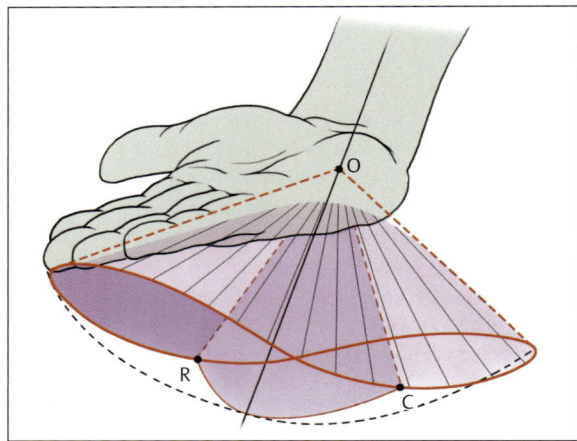

Abb. 2.2 Zirkumduktion der Hand (Handkreisen).

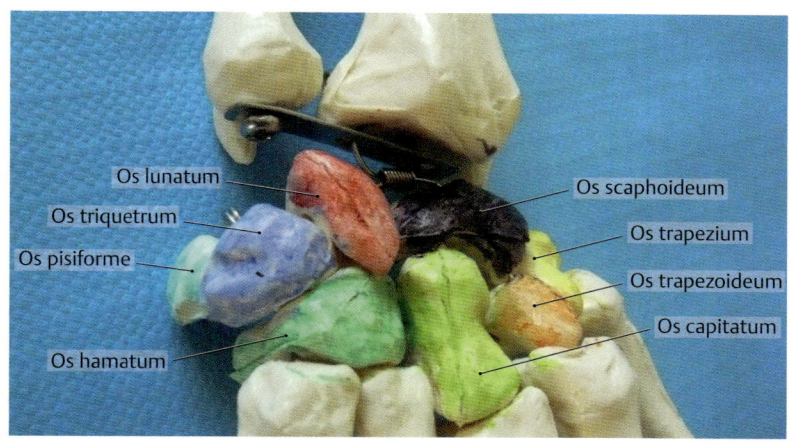

Abb. 2.3 Handwurzelknochen.

chen (7 Knochen und 1 Sesambein; Abb. 2.3) zusammen. In der proximalen Reihe finden sich das Os scaphoideum (Kahnbein), das Os lunatum (Mondbein), das Os triquetrum (Dreiecksbein) mit dem Os pisiforme (Erbsenbein) und in der distalen Reihe das Os trapezium (großes Vieleck), das Os trapezoideum (kleines Vieleck), das Os capitatum (Kopfbein) sowie das Os hamatum (Hakenbein). Im Folgenden werden die Charakteristika der einzelnen Handwurzelknochen aufgeführt:

■ Os scaphoideum

Das Os scaphoideum ist der Größte der 4 proximalen Handwurzelknochen mit einer Länge von ca. 16 mm sowie Breite von ca. 28 mm (Sarasin 1932) und ist nach distal und ulnar etwas eingebogen. Ein Viertel der Gesamtfläche ist knorpelfrei und dient diversen Gefäßen als Eintrittspforte (Schmidt u. Lanz 2003); d. h. der Bereich der Insertio Lig. collaterale radiale und des Tuberculum ossis scaphoidei (Matthijs et al. 2003). An diesem palmar, distal etwas radial orientiertem Tuberculum inserieren das Retinaculum flexorum, die palmaren Radiocarpalbänder sowie der M. abductor pollicis brevis. Es liegt unter der Sehne des M. flexor carpi radialis und dient ihr als Hypomochlion

Klinik

Neben einer karpalen Gefügestörung (DISI) ist die Pseudarthrose eine häufig posttraumatisch anzutreffende Pathologie des Scaphoids. Hierbei handelt es sich um eine ausbleibende knöcherne Heilung einer Scaphoidfraktur (Berger et al. 2001). Als Ursache werden, neben einer ungenügenden Diagnose und Therapie, Durchblutungsstörungen des proximalen Kahnbeinpols mit bis zu 48 % angegeben (Böhler u. Ender 1986). Um Fehldiagnosen zu vermeiden kann eine 64 Hz Stimmgabel (nach Rydel Seiffer) helfen eine solche Pathologie zu erkennen. Die Vibrationen direkt auf dem Scaphoid können bei Frakturen eine starke Schmerzsymptomatik auslösen und somit ein wichtiger Hinweis für die Indikation einer bildgebenden Diagnostik sein.

(Schmidt u. Lanz 2003). Mit seinen konvexen Gelenkflächen hat das Scaphoid Kontakt zum Radius und zum Os trapezium und Os trapezoideum, mit seiner konkaven Facette zum Os capitatum und mit einer flachen Fläche zum Os lunatum. Linscheid (1986) ist der Auffassung, dass dieser radiale Knochen weniger ein Bestandteil der proximalen Handwurzelreihe ist, sondern eher die Verbindung zwischen der proximalen und distalen Knochenreihe herstellt.

■ Os lunatum

Dieser Handwurzelknochen hat annähernd die Form eines Keils, wobei die dorsale Fläche kleiner ist gegenüber der Palmaren. Die Länge beträgt ca. 19 mm, die Breite ca. 18 mm und die Dicke ca. 13 mm (Sarasin 1932). Das Os lunatum liegt in der Mitte des proximalen Handgelenks und artikuliert gleichermaßen in der Articulario radiocarpalis mit einer konvexen Gelenkfläche gegenüber dem Radius und in der Articulatio mediocarpalis mit einer konkaven Gelenkfläche gegenüber dem Capitatum. Mit 2 weiteren flachen Facetten steht es mit dem Os triquetrum und dem Os scaphoideum in Kontakt. Des Weiteren tritt in 65 % eine weitere 5. mediale Facette mit der Articulatio zum Os hamatum auf (Malik et al. 1999). Bei den weni-

Klinik

Bei 44 % mit einer Articulatio zwischen Lunatum und Hamatum wurden in dieser 5. medialen Facette Erosionen des Knorpels gefunden (Malik et al. 1999). Neben einer Ulna-Minus-Variante unter Einbindung einer Gelenksverbindung zwischen Lunatum und Hamatum (Kauer 1908, Kim et al. 1996) kann möglicherweise auch ein venöser Rückstau im Os lunatum die Ursache für eine Mondbeinnekrose sein. Auslöser der Durchblutungsstörung ist eine Handgelenküberstreckung bei gleichzeitiger Druckerhöhung durch die Beugesehnen, eine erhöhte Kapselspannung und eine Kompression des Lunatum durch die Radiuskante sowie dem Hamatum.

gen Ernährungsgefäßen des Lunatums ist der proximale Gelenkflächenanteil am schwächsten durchblutet. Für das Handgelenk ist es von besonderer Bedeutung, da es sowohl longitudinal als auch transversal an allen Bewegungen beteiligt ist (Schmidt u. Lanz 2003). Hierbei steuert es die Flexion mit dem Radius und zusammen mit dem Radius und dem Os scaphoideum alle übrigen Funktionen (Seradge et al. 1995).

■ Os triquetrum

Das Os triquetrum ist das ulnare Glied der Radiocarpalknochen mit einer Länge von ca. 14mm und einer Breite von ca. 19mm (Sarasin 1932). Es artikuliert mit einer proximalen konvexen Gelenkfläche zum ulnokarpalen Komplex, mit einer proximal radial glatten Facette zum Lunatum, einer knorpelfreien ulnaren dorsalen Facette für die Insertion des Lig. collaterale und mit einer schraubenförmigen ulnaren distalen Facette zum Hakenbein. Letztere besitzt ohne Status eines Sattelgelenks einen konvexen und konkaven Anteil, wodurch bei der Ulnarduktion eine Spiralbewegung ermöglicht wird (Matthijs et al. 2003). Des Weiteren findet sich palmar eine leicht konkav geformte Gelenkfläche, dem das Os pisiforme aufliegt (Schmidt u. Lanz 2003). Die radiale Seitenfläche von diesem Knochen bildet den ulnaren Teil der Loge de Guyon; ein Führungskanal des N. ulnaris durch das Handgelenk.

■ Os pisiforme

Das Os pisiforme inseriert mit einer flachen Facette als Sesambein im Os triquetrum. Unter einem Sesambein wird eine druck- oder reibungsbedingte, örtlich begrenzte Verknöcherung einer Sehne verstanden (Matthijs et al. 2003). Dieses Sesambein ist fest in die Sehne des M. flexor carpi ulnaris und deren karpalen Bandfortsetzungen der Ligg. pisohamatum et pisometacarpale eingelassen (Schmidt u. Lanz 2003). Zudem inserieren das Retinaculum extensorum et flexorum, die Ursprungssehne des M. abductor digiti minimi und distale Ausläufer des Meniscus homologe am Pisiforme. Gemeinsam üben diese Strukturen einen stabilisierenden Einfluss nach distal auf den Karpus aus. Somit gleicht das Os pisiforme einer Radnabe, von der die fibrösen Befestigungen wie Speichen in alle Richtungen ziehen und somit den Knochen verschieblich auf dem Triquetrum fixieren (Paley et al. 1987). Navarro (1935) beschreibt diese beiden Handwurzelknochen als funktionellen Gegenpol zum Os scaphoideum.

■ Os trapezium

Das Os trapezium mit einer Länge von ca. 17mm und einer Breite von ca. 24mm (Sarasin 1932) liegt als 1. Handwurzelknochen des distalen Handgelenks hinter dem Os scaphoideum. Palmar, radial und dorsal ist der Knochen rau und knorpelfrei (Schmidt u. Lanz 2003). In Höhe des Tuberculum ossis scaphoidei besitzt dieser Knochen auf der palmaren Seite einen Höcker und eine Rinne, durch welche der M. flexor carpi radialis verläuft; die radiale Seite dient der Insertion des Lig. collaterale radiale. Es ist deutlich an der nach radial-distal gewendeten konkaven sowie konvexen sattelförmigen Gelenkfläche zu erkennen und artikuliert mit einer gegensinnig gekrümmten Fläche des Os metacarpale I. Das Daumensattelgelenk ist fest im Karpus integriert und zählt mit zu den wichtigsten Gelenken, da mit der Opposition des Daumens die mannigfaltigen Bewegungsmöglichkeiten der Hand erst möglich werden. Ulnar-distal daneben ist das Trapezium mit einer flachen viereckigen Facette am Os metacarpale II fest verbunden. Proximal befindet sich die konkave Articulatio zum Scaphoid. Medial steht dieser Handwurzelknochen mit seiner zweitgrößten leicht konkaven (Matthijs et al. 2003) und schraubenförmigen Fläche zum Os trapezoideum (Schmidt und Lanz 2003).

■ Os trapezoideum

Neben dem Os pisiforme als Sesambein ist das Os trapezoideum, mit einer Länge von ca. 12mm und einer Breite von ca. 17mm, der kleinste Handwurzelknochen. Dieser Knochen artikuliert distal mit einer konvexen und konkaven Facette mit dem Os metacarpale II sowie in 34% auch mit dem Os metacarpale III (El-Bacha 1981). Die ulnare Facette zum Os capitatum ist leicht konkav bis unregelmäßig verlaufend, die radialseitige zum Os trapezium ist flach bis leicht konvex und die proximale mit dem Os scaphoideum ist leicht konkav geformt. Aufgrund seiner Keilform ist er der unbeweglichste Handwurzelknochen.

■ Os capitatum

Das Capitatum ist mit einer Länge von ca. 24mm und einer Breite von ca. 16mm (Sarasin 1932) der größte Handwurzelknochen. Mit seinen konvexen Kopf passt er sich proximal in die konkave Fläche des Os scaphoideum und Os lunatum ein und artikuliert distal mit einer fast ebenen Fläche mit dem Os metacarpale III. Auf der distalen radialen Seite findet sich eine leicht konkave Facette zum Os metacarpale II und eine konvexe Fläche zum Os trapezoideum sowie auf der distalen ulnaren Seite zwei flache Facetten zum Os metacarpale IV und seitlich zum Os hamatum. Alle Gelenkflächen sind regelrecht mit Knorpel überzogen.

■ Os hamatum

Dieser Handwurzelknochen erinnert bei einer Länge von ca. 21mm und einer Breite von ca. 16mm (Sarasin 1932) an die Form einer Pyramide. Seine Basis ist zur Ossa metacarpalia und seine Spitze zum Os lunatum gerichtet. Auf der palmaren Seite im distalen Bereich lokalisiert sich der nach radial konkav eingebogenen Hamulus ossis hamati. Proximal findet sich ggf. radial eine konvexe Facette zum

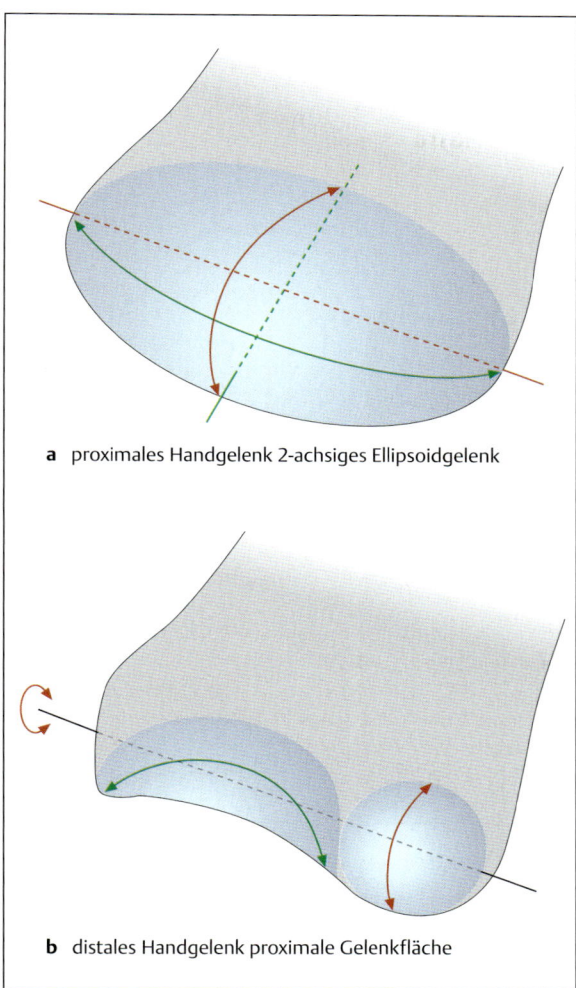

a proximales Handgelenk 2-achsiges Ellipsoidgelenk

b distales Handgelenk proximale Gelenkfläche

Abb. 2.**4** Handgelenk, Ellipsoidgelenk.

Lunatum (bei 65%; Malik et al. 1999) und ulnarseitig eine Schraubenförmige zum Os triquetrum. Distal liegen 2 weitere Gelenkflächen; jeweils eine zum Os metacarpale IV und V.

Diese Handwurzelknochen prägen im proximalen Radiocarpalgelenk ein Ei- bzw. Ellipsoidgelenk (Abb. 2.**4**) und im distalen Radiocarpalgelenk ein mehr oder weniger fungierendes Kugelgelenk (Lanz u. Wachsmuth 1959). Des Weiteren bilden auch alle Handwurzelknochen untereinander gelenkige, amphiarthrotische Verbindungen; die Articulationes intercarpale (Schmidt u. Lanz 2003).

Articulatio radiocarpalis

Das proximale Handgelenk verbindet die Hand mit dem Unterarm, d. h. mit den beiden Unterarmknochen Radius und der Ulna unter Einbindung des Discus articularis (Abb. 2.**5**). Diese beiden Knochen bilden gemeinsam die proximale bikonkave Gelenkpfanne; einerseits aus der doppelfacettierten Radiusfläche (Fossa scaphoidea radii et Fossa lunata radii) und andererseits aus der wiederum konkaven Fläche des Discus articularis (Incisura ulnaris radii – Schmitt u. Prommersberger 2004). 3/4 dieser Fläche entsprechen dem Radius und 1/4 der Ulna (Schmitt u. Prommersberger 2004). Der sagitale Neigungswinkel des Radius kann bis zu 20° (Fick 1904) und der palmare bis zu 15° betragen (Schmidt u. Lanz 2003; Abb. 2.**6**). Diese Neigungen tragen zu einer knöchernen Bremse der Palmarflexion und Ulnarduktion bei; können aber auch Subluxationen in beide Richtungen begünstigen. Der distale eiförmige konvexe Gelenkskopf wird aus dem Os scaphoideum, dem Os lunatum und dem Os triquetrum gebildet und ist mit hyalinem Knorpel überzogen. Diese Knochen werden von kurzen Ligamenten (Lig. scapholunatum und Lig. lunotriquetrum) zusammengehalten, welche mit diesen Handwurzelknochen vollständig verschlossen sind und somit einen einheitlichen Knorpelüberzug vortäuschen (Wildenauer 1952). Das Os pisiforme ist an der eigentlichen Arthrokinematik nicht beteiligt, sondern dient als Art Sesambein der ligamentären und muskulären Stabilisation des Gelenks. Zwischen den beiden artikulierenden Gelenkflächen besteht insofern ein Missverhältnis, als der konvexe Gelenkkopf (in Form eines Krümmungsbogens) die Pfanne an Größe bei weitem überragt (in radio-ulnare Richtung ca. 1:1,5; Schmidt u. Geissler 1983 und in dorso-palmare Richtung ca. 1:2; Hochschild 1998); so liegt das Os scaphoideum dem unteren Ende der Speiche, das Os lunatum zum Teil diesem, zum Teil auch bereits dem Discus articularis, während das Os triquetrum über diesem hinaus mit dem auf der Ellenseite verlaufenden Lig. collaterale ulnae in Kontakt steht (Tittel 1994). Die Druckübertragung in Neutral-0-Stellung des Handgelenks erfolgt zu 48–50% durch die Fossa scaphoidea, zu 35–40% durch die Fossa lunata und zu 12–15% durch den Discus ulnocarpalis (Hara et al. 1992, Genda u. Horii 2000, Schmidt u. Lanz 2003). Daraus wird verständlich, dass bei einem Trauma mit ausgestrecktem Arm weniger die filigrane Ulna als vielmehr der wesentlich robustere Radius zu Schaden kommt (Tittel 1994). Den Abschluss des proximalen Radiokarpalgelenks bildet eine relativ weite und dünne Kapsel, welche durch ein starkes Bandsystem gesichert wird. Der Bewegungsumfang von diesem Gelenk wird immer unter Berücksichtigung der Articulatio mediocarpalis bemessen, da beide Gelenke in einer direkten Wechselbeziehung zu einander stehen (Schmidt u. Lanz 2003). Daraus resultiert eine Dorsalflexion von ca. 80°, eine Palmarflexion von ca. 80°, eine Radialduktion von ca. 15°–25° und eine Ulnarduktion von ca. 40°–50° (Schmidt u. Lanz 2003).

Die Articulatio mediocarpalis

Im Laufe der Evolution hat die Handwurzel den Kontakt zum Processus styloideus ulnae verloren, wodurch der Hand eine stabile Torsionsbewegung ermöglicht wurde (Möricke 1964). Das distale Handgelenk wird aus der proximalen und distalen Reihe der Handwurzelknochen ge-

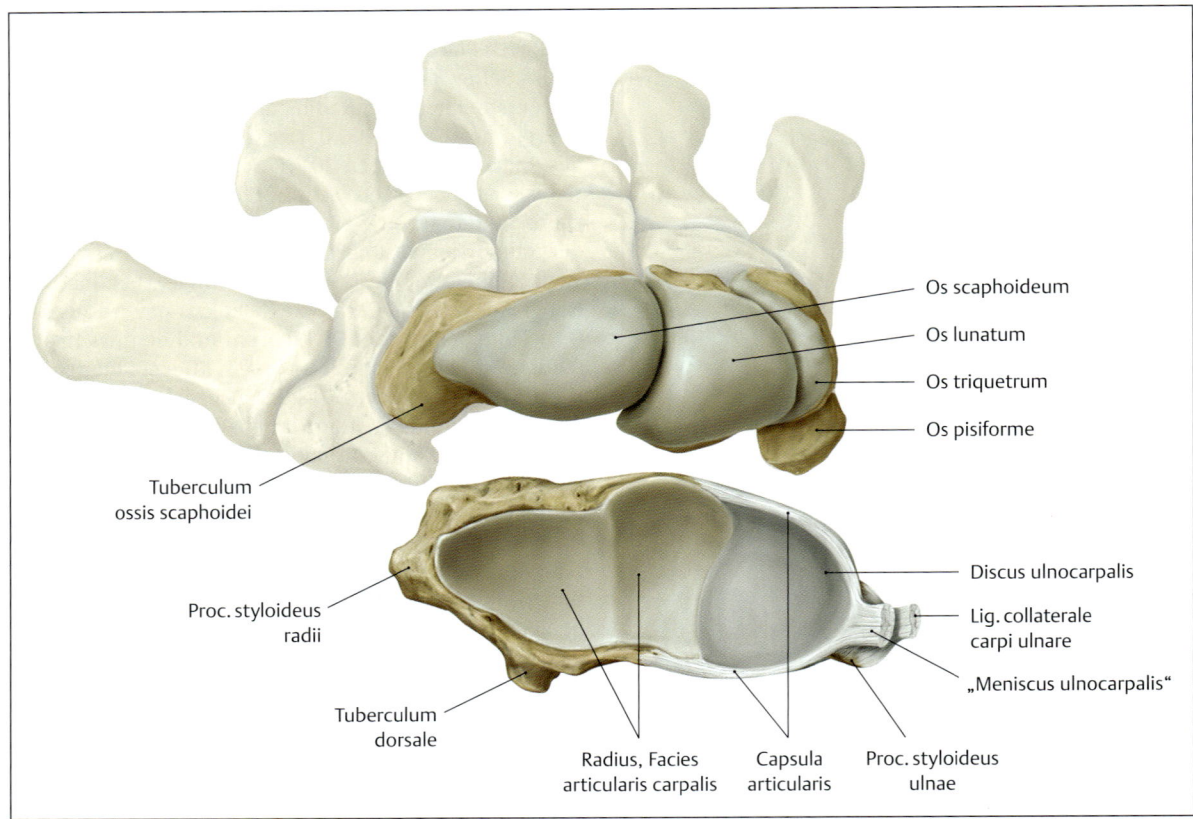

Abb. 2.5 Proximales Handgelenk (aus: Prometheus. LernAtlas der Anatomie, 2007).

bildet (Abb. 2.7). Im Gegensatz zum bogenförmigen proximalen Handgelenks verläuft die distale Handwurzelreihe (d. h. gegenüber der Proximalen) in querer wellenförmiger Richtung (in sog. S-Form) aus. Das Scaphoid beginnt radial mit einer konvexen Krümmung dem gegenüber eine Pfanne steht, die aus dem Os trapezium und Os trapezoideum gebildet wird. Richtung ulnar wölben sich dagegen Os capitatum und Os hamatum gelenkkopfähnlich vor. Beide Knochen sind in die Gelenkpfanne von Os scaphoideum, Os lunatum und Os triquetrum eingelassen (Schmidt u. Lanz 2003). 46% der Menschen weisen im proximalen Teil des Os hamatum und im distalen Teil des Os lunatum zusätzliche Gelenksfacetten auf, welche Auslöser von degenerativen Prozessen sein können (Viegas et al. 2001). Dieser Bogen führt zu einer gewissen Verzahnung beider Handwurzelreihen ineinander (Tittel 1994) mit einem engen Gelenkspalt (Böhringer 2001). Unter Einbindung stabiler Bandverbindungen resultiert daraus eine geringere Beweglichkeit gegenüber dem proximalen Radiocarpalgelenk (mit Ausnahme der Dorsalflexion von 50° aufgrund des sehr mobilen Os lunatum; Kapandji 1980). Diese Festigkeit der distalen Handwurzelreihe wirkt sich weiterlaufend auch auf die Mittelhand aus (in Form einer funktionellen starren Einheit) und trägt zur Stabilisierung des Hohlhandbogens bei.

Articulatio intercarpalis

Untereinander sind die einzelnen Handwurzelknochen gelenkig (Amphiarthrosen) miteinander verbunden. Aufgrund der unterschiedlichen knöchernen Ausbildungen und der starren interossären ligamenären Verbindungen sind die funktionellen Bewegungsausschläge begrenzt. Die jeweiligen Gelenkkapseln werden durch die kleinen, interossären Ligamente verstärkt. Die größte Beweglichkeit findet in der proximalen Reihe zwischen dem Lunatum und dem Scaphoid in Form von Rotationsbewegungen statt. Zwischen dem Os triquetrum und dem Os pisiforme findet sich zudem ein eigenständiges Interkarpalgelenk mit einer dünnen festen Kapsel. Funktionell wird das Os triquetrum durch das Os pisiforme zentriert, stabilisiert als auch geführt (Schmidt u. Lanz 2003) und wirkt der Zugwirkung des M. carpi ulnaris entgegen (Firbas 1992). Daraus resultiert (unter Einbindung von nach palmar laufenden Fasern des M. extensor carpi ulnaris und dem Retinaculum extensorum – Schmidt u. Lanz 2003) eine annähernde extraartikuläre Schleuder (Kuhlmann 1982) die zur Rotationsstabilität des Karpus beiträgt (Schmidt u. Lanz 2003). Zudem wirkt sie einer palmaren Subluxation des Handgelenks entgegen (Tubiana u. Fahrer 1981) und ist an der Bildung der Loge de

2.1 Aufbau und Funktion des Handgelenks

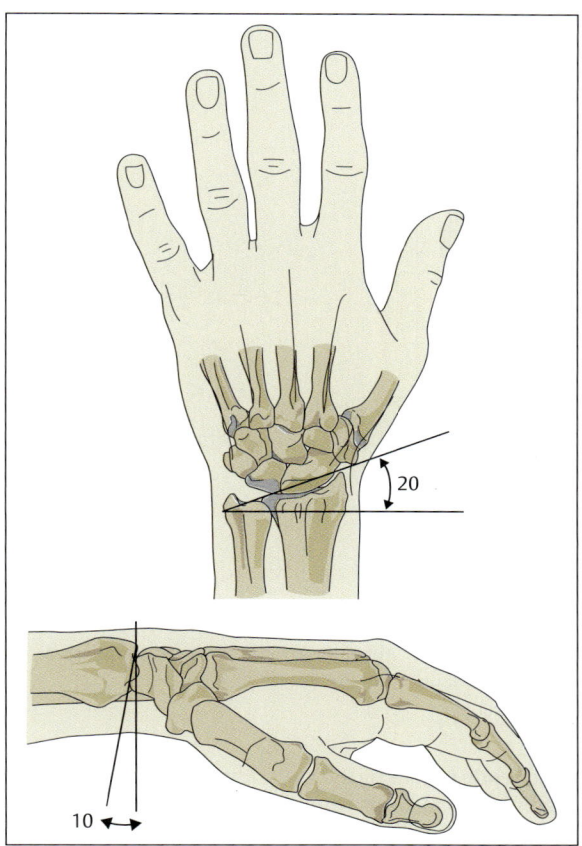

Abb. 2.6 Neigungswinkel vom Radius (Hochschild 1998).

Guyon (Führungsrinne des N. ulnaris) beteiligt (Denman 1978).

Articulatio carpometacarpale II–V und intermetacarpale

Die Articulatio carpometacarpale stellt die Verbindung zwischen der distalen Handwurzel und den Basen der Mittelhandknochen her, d.h. sie verbindet die Handwurzel mit der Mittelhand (Abb. 2.**8**). Die Gelenkflächen der Carpalia sind leicht konvex und die Basen der Metacarpalia konkav gewölbt (Kummer 2005). Diese Basen der Metakarpalknochen II–V sind den distalen Handwurzelknochen zum Teil zapfenartig aufgesetzt (Schmidt u. Lanz 2003). Das Os metacarpale II verzahnt sich mit dem Os trapezoideum unter Einbindung vom Os trapezium und Os capitatum. Parallel greift der Os metacarpale III mit seinem Processus styloideus zapfenartig in den Raum zwischen Os trapezoideum und Os capitatum ein. Somit bilden die beiden Metakarpalknochen II und III eine feste knöcherne Verbindung mit den gegenüber liegenden Handwurzelknochen. Die IV. und V. Metakarpalknochen liegen gemeinsam dem Os hamatum an. Ein Y-förmiger Bandzug des Os metacarpale III (zum Os capitatum und hamatum), sowie die palmaren und dorsalen karpometakarpalen Ligamente, manifestieren die innige Verbindung zwischen der Handwurzel und den Mittelhandknochen; die so genannten Amphiarthrosen mit geringer Beweglichkeit (Schmidt u. Lanz 2003). Die größten Bewegungen lassen sich im karpometakarpalen Gelenk IV insbe-

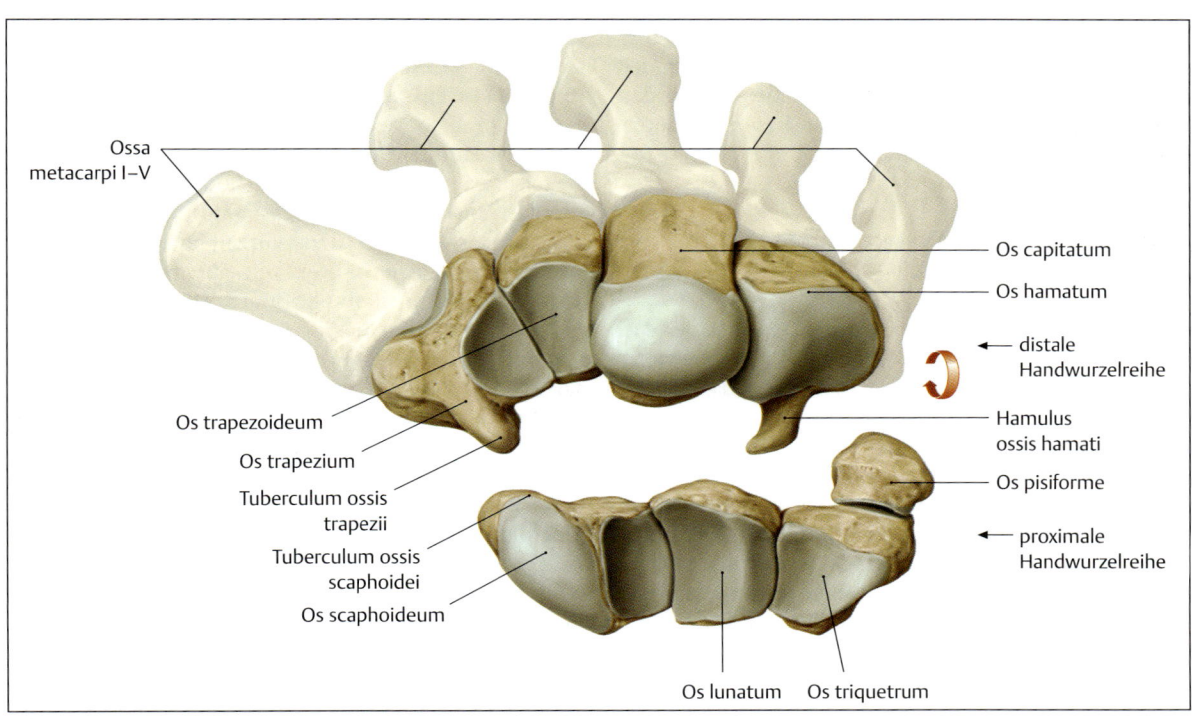

Abb. 2.7 Distales Handgelenk (aus: Prometheus. LernAtlas der Anatomie, 2007).

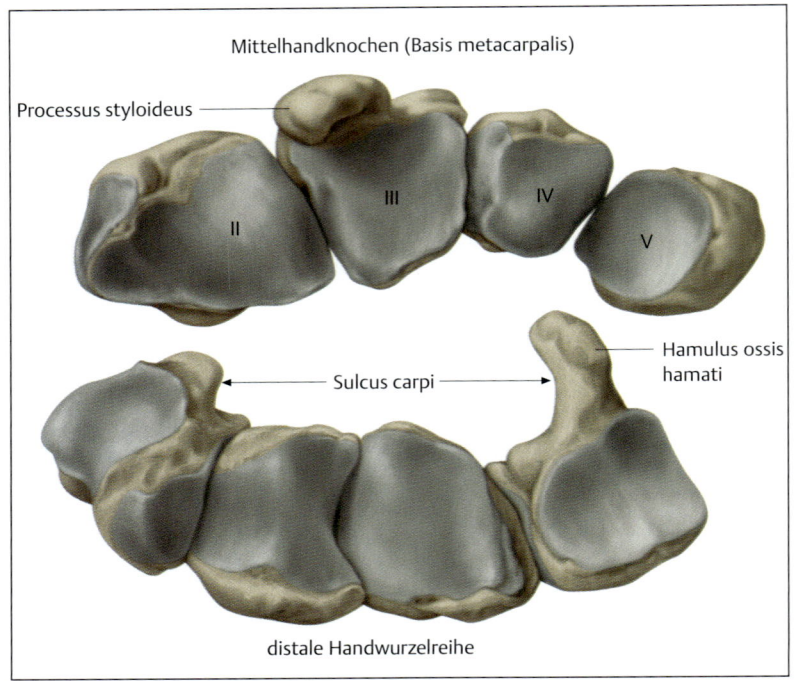

Abb. 2.8 Articulatio carpometacarpale II–V und intermetacarpale.

sondere im V. finden; dessen Gelenkfläche bei 60 % der Menschen auf eine Art Sattelgelenk hindeutet (Schmidt u. Lanz 2003). Funktionell ist hier lediglich eine aktive Palmarflexion möglich und unterstützen die Opposition vom Kleinfinger zum Daumen.

Insgesamt ist das Handgelenk in ein konkaves Gefüge ausgeformt und bildet die Form eines Hohlhandbogens; den so genannten Canalis Carpi (Raum für Sehnen der Hand und des N. medianus). Die Stabilität gewinnt das Handgelenk neben wenigen Muskeln insbesondere durch seinen komplexen Bandapparat.

2.2 Ligamentäres System und Stabilität des Handgelenks

Es gibt im Bereich der Handwurzel 33 verschiedene Bandstrukturen (Bonnel u. Allieu 1984), die meistens mit der Gelenkkapsel fest verwachsen sind. (so genannte Kapselverstärkungen). Die den Gelenken zugewandten Seiten sind mit einer Synovialmembran bekleidet; die Außenseiten mit einer Lamina fibrosa (Matthijs et al. 2003). Alle Ligamente in Präparationen isoliert darzustellen ist schwer möglich (Schmidt u. Lanz 2003). Der distale Anteil des Bandapparates ist wesentlich stärker ausgeprägt als der Radiale; was sich reziprok zur Beweglichkeit verhält. Das Gleiche trifft auf die stärkeren palmaren Ligamente gegenüber den schwächeren dorsalen Ligamenten zu, die dichter gepackte Kollagenfasern aufweisen (Matthijs et al. 2003). Bedingt durch die Achsenkompression auf das Handgelenk und die schräg verlaufende Gelenkfläche zwischen dem Radius und der proximalen Handwurzelreihe (d. h. von dorsal-distal nach palmar-proximal) entsteht eine Translationstendenz der Handwurzel nach palmar. Dadurch geraten die palmaren Ligamente unter eine höhere Beanspruchung und müssen somit eine höhere Stabilität aufweisen (Matthijs et al. 2003). Gleichermaßen führen der schräge Verlauf der Gelenkfläche (d. h. von radial-distal nach ulnar-proximal) und die Achsenkompression zu einer Verschiebung der Handwurzelknochen in die ulnare Richtung. Aus diesem Grund verläuft eine weitere ligamentäre Anordnung von radial-proximal nach unlar-distal und kompensiert somit diesen translatorischen Prozess (Matthijs et al. 2003). Insgesamt steht jeder Handwurzelknochen mehr oder weniger direkt oder indirekt mit einem anderen Handwurzelknochen in Kontakt (Matthijs et al. 2003). Das karpale Bandsystem hat die Aufgabe das Handgelenk zu stabilisieren und selbst extreme Bewegungsausschläge zu hemmen bzw. zu begrenzen (Tittel 1994). Lichtmann et al. (1981) und Fisk (1984) beschreiben diese komplexe Regio carpalis als ein kontinuierlich unter Spannung stehendes, dynamisches Ringsystem von Handwurzelknochen, deren Zusammenhalt durch Bänder lückenlos sein muss (Schmidt u. Lanz 2003). Zudem sind diese Bänder ein wichtiger Bestandteil der Tiefensensibilität des Handgelenks (Matthijs et al. 2003). Die Ligamente der Hand sind in jeweils 3 dorsale- und palmare Schichten angeordnet (Kapandji 1986). Schmidt und Lanz (2003) klassifizieren diesen Bandapparat in eine oberflächliche, mittlere und tiefe Schicht (3-Schicht-Gliederung – Prescher u. Schmidt 2003):

2.2 Ligamentäres System und Stabilität

■ **Oberflächliche Schicht des Handgelenks**

Die oberflächliche Schicht besteht aus dem Retinaculum flexorum und dem Retinaculum extensorum. Die Aufgabe der Retinacula besteht darin die Sehnen zu positionieren und zu führen (Schmidt u. Lanz 2003). Zudem zentriert das Retinaculum flexorum das Os pisiforme auf dem Os triquetrum und verhindert somit dessen Abgleiten nach ulnar (Schmidt u. Lanz 2003). Das Retinaculum extensorum trägt (siehe Punkt 2.2.1 c) zur Stabilität des Karpus bei.

Retinaculum flexorum

Die Unterarmfaszie (Fascia antebrachii) geht proximal der palmaren Handwurzelregion kontinuierlich in oberflächliche (Lig. carpi palmare) und tiefe Verstärkungszüge des Retinaculums flexorum über (Schmidt u. Lanz 2003). Das Lig. carpi palmare spannt sich zwischen der Sehne des M. flexor carpi ulnaris und der Sehne des M. palmaris longus; letztere ist von radial fest mit dem Retinaculum flexorum verwachsen (Abb. 2.9). Das Retinaculum flexorum spannt sich zwischen der Eminentia carpi radialis (Os pisiforme und Hamulus ossis hamati) sowie der Eminentia carpi ulnaris (Tuberculum ossis trapezii und Tuberculum ossis scaphoidei) und bildet das Dach des Canalis carpi (Prescher u. Schmidt 2003). Die Fasern des Retinaculums gleichen einem Geflecht und sind fest miteinander verwachsen (Henle 1872). Lanz u. Schmidt (2003) beschreiben diese festgefügte Bandstruktur, als wichtigen Bestandteil des Zügelsystems der Fingerbeugesehnen (sog. pulley system). Das Band verhindert außerdem bei der Handgelenksbeugung den Bogensehneneffekt (Netscher et al. 1997 u. 1998). Auf die Stabilität des Handgelenks scheint es allerdings keinen großen Einfluss zu haben, da nach einer Durchtrennung des Retinaculum flexorum die Stabilität des Karpus kaum beeinflusst wird (Schmidt u. Lanz 2003). Einige Abschnitte des distalen Anteils des Retinakulums bildet eine Aponeurose, die sich zwischen den Muskeln des Thenars und Hypothenars einfügt (Matthijs et al. 2003). Die Spannungsveränderungen des Retinaculums flexorums als auch seine Einbindung in die Thenarmuskulatur kann möglicherweise mitverantwortlich für die Verminderung des Bewegungsausmaßes des Daumens während der Dorsalflexion des Handgelenks sein.

Eine wichtige Aufgabe von diesen Fasern besteht allerdings in der Weiterleitung von propriozeptiven Informationen des Handgelenks (Mashoof et al. 2001).

Retinaculum extensorum

Das Retinaculum extensorum entspringt zusammen mit dem Lig. carpi palmare aus den tiefen Faserschichten der Unterarmfaszie und strahlt ohne scharfe Abgrenzung in die Fascia dorsalis manus ein (Abb. 2.10). Die mittlere Länge beträgt ca. proximal ca. 51 mm und distal ca. 54 mm, bei einer Breite von radial ca. 15 mm, mittig ca. 26 mm und ulnar ca. 20 mm (Schmidt u. Lahl 1988). Es wird in eine oberflächliche supratendinöse und eine tiefe infratendinöse Schicht unterteilt (Taleisnik et al. 1984). Die supratendinöse Schicht entspringt aus der palmaren Unterarmfaszie unter Einbezug des Lig. carpi palmare, der Sehne des M. flexor carpi radialis, dem Processus styloideus radii und der Fascie des Thenars. Die Fasern ziehen ulnarseitig über die Sehne des M. extensor carpi ulnaris hinweg und strahlen schließlich wieder in die Fascia antebrachii palmaris ein; mit weiteren Ansätzen am Os triquetrum und

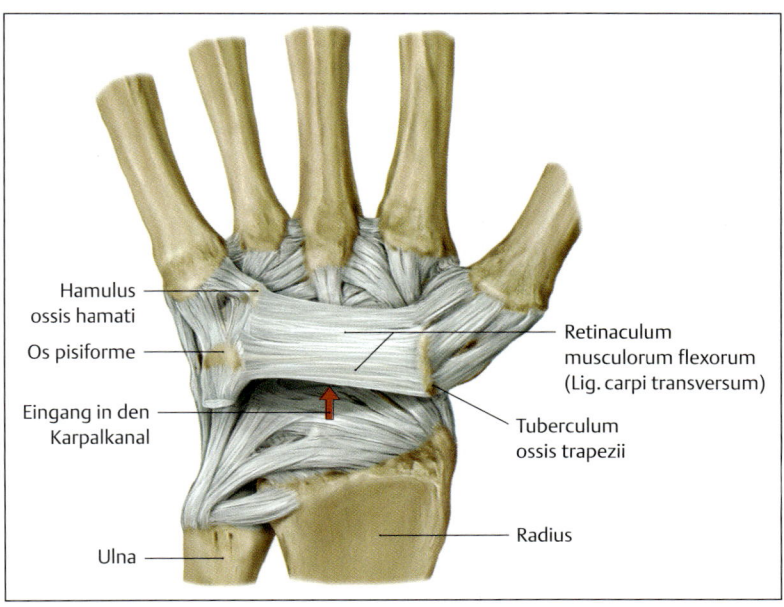

Abb. 2.9 Retinaculum flexorum (aus: Prometheus. LernAtlas der Anatomie, 2007).

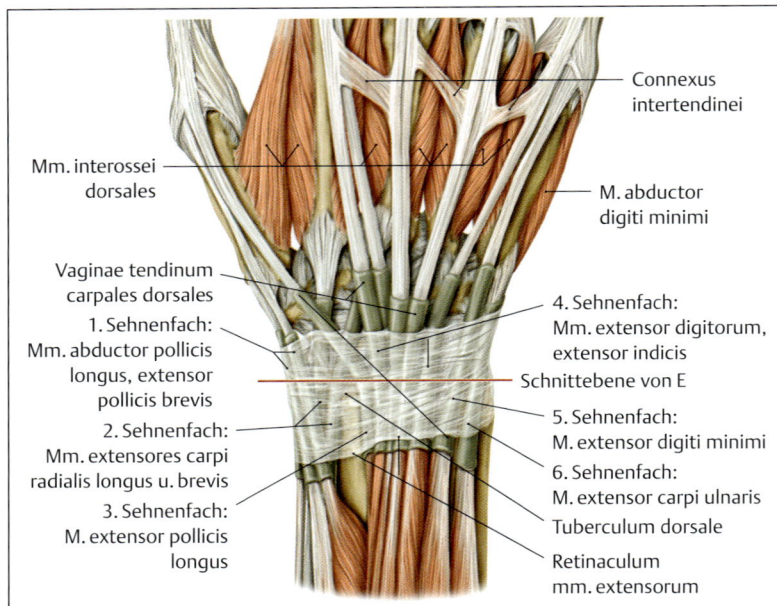

Abb. 2.10 Retinaculum extensorum (aus: Prometheus. LernAtlas der Anatomie, 2007).

Os pisiforme sowie distal in die Fascie des Hypothenars (Schmidt u. Lanz 2003). Die infratendinöse Schicht ist schmal sowie kurz und verläuft lediglich im Bereich des 4. Und 5. Strecksehnenfachs. Diese Schicht ist mit der Gelenkkapsel des distalen Radioulnargelenks verwachsen, verläuft unterhalb des 6. Strecksehnenfachs und inseriert gemeinsam mit der Gelenkkapsel des Handgelenks sowie der oberflächlichen Schicht an der palmaren Fläche des Os triquetrum (Schmidt u. Lanz 2003). Somit gewährleistet das Retinaculum extensorum die Stabilität des M. extensor carpi ulnaris, ohne das ein direkter Kontakt mit der Ulna besteht. Folgedessen wird die Mobilität des Knochens während der Pro- und Supination nicht beeinträchtigt (Matthijs et al. 2003).

Die Aufgabe des Retinaculum extensorum besteht in der Bildung von 6 vertikal gestellte Bindegewebesepten, welche mit dem Periost am Radius, der Kapsel des Hand- und Radioulnargelenks sowie dem TFCC verwachsen sind (Schmidt u. Lanz 2003). Die daraus resultierenden 6 osteofibrösen Sehnenfächer dienen den Strecksehnen des Daumens, des Handgelenks und der Finger als Führungskanäle. Es verhindert den Bogensehneneffekt (bow stringing) und ausgiebige radiale als auch ulnare Seitenverlagerungen der Strecksehnen (Palmer et al. 1985) und es unterstützt den TFCC (Schmidt u. Lanz 2003).

■ Mittlere Schicht der Bänder des Handgelenks

Diese Schicht umfasst das Lig. collaterale carpi radiale, diverse palmare und dorsale radiokarpale Bänder, den TFCC und das Lig. intercarpale dorsale. Die palmaren Bänder sind stärker ausgeprägt als dorsal (Schmitt 2004). Diese Ligamente begrenzen und stabilisieren die Radial- und Ulnarduktion sowie die Dorsalflexion und insbesondere die Palmarflexion. Auch tragen Sie wesentlich zur physiologischen Druckverteilung im Karpus bei. Die mittlere Schicht ist zusammengesetzt aus 3 Bandgruppen:

Lig. collaterale carpi radiale

Dieses Ligament gehört eher zum palmaren als zum radialen Bandapparat (Taleisnik 1985). Es entspringt von der palmaren Kante des radialen Griffelfortsatzes und zieht schräg über den Handgelenksspalt zum Tuberculum ossis scaphoidei sowie zur Sehnenscheidenwand des M. flexor carpi radialis (Schmidt u. Lanz 2003) bis hin zum Os trapezium (Gray et al. 1989). Eine wichtige Funktion des Bandes liegt in der Übertragung von propriozeptiven Reizen aus dem Usprungs- und Insertionsgebiet des Ligaments (Petrie et al. 1997).

Ligg. radiocarpalia

Diese Bänder verlaufen in einer dünnen oberflächlichen und kräftigen tiefen intrakapsulären Faserschicht (Schmidt u. Lanz 2003). Die oberflächlichen Bandanteile entspringen von der palmaren Fläche des Processus styloideus radii und setzen am Os capitatum und Os lunatum an. Die tiefen Anteile entspringen gemeinsam vom radialen Griffelfortsatz bzw. breitbasig von der palmaren Radiuslippe und gliedern sich in 3 Faserzüge auf; das Lig. radioscaphocapitatum und die Ligg. radiolunatum longum et breve. Das Lig. radioscaphocapitatum verläuft über die Taille des Kahnbeins, überspannt das distale Handgelenk (Matthijs et al. 2003) mit Ansatz am Os capitatum, während ulnarseitig von diesem Ligament die Ligg. radiolunatum longum et breve in einer flachen etwas schrägen Verlaufsrichtung zum Os lunatum ziehen

(Schmidt u. Lanz 2003). Gemeinsam mit den Lig. scaphotrapezoideums und dem Lig. arcuatum (Lig. triquetrocapitoscaphoideum) bildet das Lig. radioscaphocapitatum das distale palmare V-Band und mit dem Lig. ulnolunatum sowie dem Lig. ulnotriquetrum bildet das Lig. radiolunatum longum et breve das proximale palmare V-Band (Schmitt 2004).

Ligamentum radioscaphocapitatum. Dieses Ligament dient im wesentlichen der Stabilisierung des Gelenks zwischen Os lunatum und Os capitatum (Lichtmann et al. 1993) bei einer Dehnbarkeit von ca. 30% (Logan et al. 1986). Das Ligament spannt sich während der Ulnarduktion und bei der Extension mit radialer Abduktion der distalen Handwurzelreihe, wodurch eine Streckung über 2 Gelenke erst möglich wird (Mayfield 1984). Zudem kontrolliert das Ligament während der Radialduktion die auftretende Palmarflexion des Os scaphoideums, die mit einer Dorsalextension des Os capitatums einher geht (Matthijs et al. 2003). Zudem wirkt es gemeinsam mit dem Lig. radiolunatum longum stabilisierend auf den proximalen Pol des Scaphoids (Berger u. Landsmeer 1990).

Klinik
Bei Frakturen in der proximalen Scaphoidhälfte kann dieses Band in den Frakturspalt gleiten und Ursache für eine Kahnbeinpseudarthrose sein (Schmitt 2004).

Lig. arcuatum (TCS – triquetrocapitoscaphoideum, oder Lig. radiatum, Lig. deltoideum – Matthijs et al. 2003). Die ulnare Seite des distalen V-Bandes wird von einem bogenförmig verlaufenden Ligament gebildet (sog. Delta-Band – Schmitt 2004). Das Ligament entspringt an der Palmarseite des Triquetrums, zieht schlingenartig über die Spitze des Hamatums und endet palmarseitig am distalen Scaphoiddrittel (Schmitt u. Lanz 2004). Die lockere Bandverbindung lässt ein Gleiten des Triquetrums auf der spiralförmigen Gelenkfläche des Hamatums zu und führt zu der hohen bzw. tiefen Position des Os triquetrum während der Abduktionsbewegungen (Schmitt 2004). Zudem verhindern straffe Bandabschnitte die Palmarflexion der proximalen Handwurzelreihe. Häufig fehlen die zentralen Fasern zum Lunatum, wodurch eine Schwachstelle in diesem Bereich entsteht; dem so genannten space of Poirier nach Mayfield et al. 1976 (Schmidt u. Lanz 2003).

Lig. scaphotrapeziotrapezoideum. Im weitesten Sinne zählt auch dieses Ligament zum distalen V-Band (Schmidt u. Lanz 2004) und zur tiefen Schicht des Bändersystems (Matthijs et al. 2003). Dieses V-förmige Ligament verbindet das Scaphoid mit dem Trapezium und dem Trapezoideum (Matthijs et al. 2003).

Funktion des distalen palmaren V-Bandes. Die wesentliche Funktion von diesem palmaren Bandkomplex liegt in der hypomochlionartigen Zügelung des Os scaphoideums und der Fixierung sowie Stabilisierung des Os capitatums (Schmitt Lanz 2004).

Weitere Ligamente der Ligg. radiocarpalia sind die Ligg. radiolunatum longum et breve. Sie bilden mit dem Lig. ulnolunatum sowie dem Lig. ulnotriquetrum gemeinsam das proximale palmare V-Band.

Ligg. radiolunatum longum et breve (Lig. radiolunotriquetrum). Der lange Bandanteil spannt sich bei der Radial- und Ulnarduktion an (Matthijs et al. 2003), bei einer Dehnfähigkeit von ca. 30% (Logan et al. 1986). Da es über den distalen Pol des Os scaphoideums hinweg zieht, kontrolliert es möglicherweise die Palmarflexion des Scaphoids während der radialen Abduktion (Matthijs et al. 2003). Das Lig. radioulnare breve hingegen entwickelt bei der Radial- und Ulnarduktion eine Ausdehnung von ca. 47% und bei der Palmarflexion von ca. 55% (Scaramuzza 1969). Mit einem weiteren Zügel zieht das Lig. radiolunatum longum vom Lunatum zum Triquetrum und entspricht somit dem Lig. radiolunotriquetrum (Schmitt 2004). Gemeinsam bilden sie den radialen palmaren Schenkel des proximalen V-Bandes. Es gilt als das stärkste Radiokarpalband des Handgelenks (Matthijs et al. 2003). Diesem Ligament kommt die wichtige Aufgabe zu, ein Abgleiten des Karpus auf der ca. 25° nach ulnar abfallenden Gelenkfläche des Radius zu verhindern (Schmitt 2004). Aufgrund ihrer Ausrichtung zur ulnaren Inklination der Radiusfläche und der Funktion, die Handwurzel in stabiler Position zu halten, werden die Lig. radiolunotriquetrum und Lig. radiotriquetrum dorsale auch als stabilisierende „Schleuderbänder" bezeichnet (Schmitt 2004).

Lig. ulnolunatum und Lig. ulnotriquetrum. Der ulnare palmare Schenkel setzt sich aus diesen 2 Bändern zusammen und ist somit ein Teil des TFCC. Vom gemeinsam Ursprung des Lig. radioulnare palmare ziehen sie zum Lunatumvorderhorn bzw. zu einer Vertiefung des Os triquetrums (Schmitt 2004). Beide sind ein wichtiger Bestandteil des TFCC und tragen zur Stabilität des distalen Handwurzelabschnitts sowie zum Erhalt der integrativen Funktion der Handwurzelknochen bei.

Funktion des proximalen palmaren V-Bandes. Die Funktion des proximalen distalen V-Bandes liegt einerseits in der longitudinalen Kraftübertragung zwischen der Ulna und der Handwurzel sowie andererseits in der Fixierung der proximalen Handwurzelreihe; unter besonderer Berücksichtigung des Os lunatums als dem wichtigsten zwischengeschalteten Bewegungssegment im Zentrum der Handwurzelknochen (Intercalated Segment, Schmitt 2004).

Zu den Ligg. radiocarpalia dorsale gehört das auf der dorsalen Seite gelegene Lig. radiotriquetrum. Es bildet mit dem Lig. intercarpale dorsale das dorsale V-Band (Abb. 2.11). Beide Ligamente werden durch die Gelenkkapsel verstärkt; sind aber insgesamt schwächer ausgeprägt als die palmaren Bänder (Schmitt 2004).

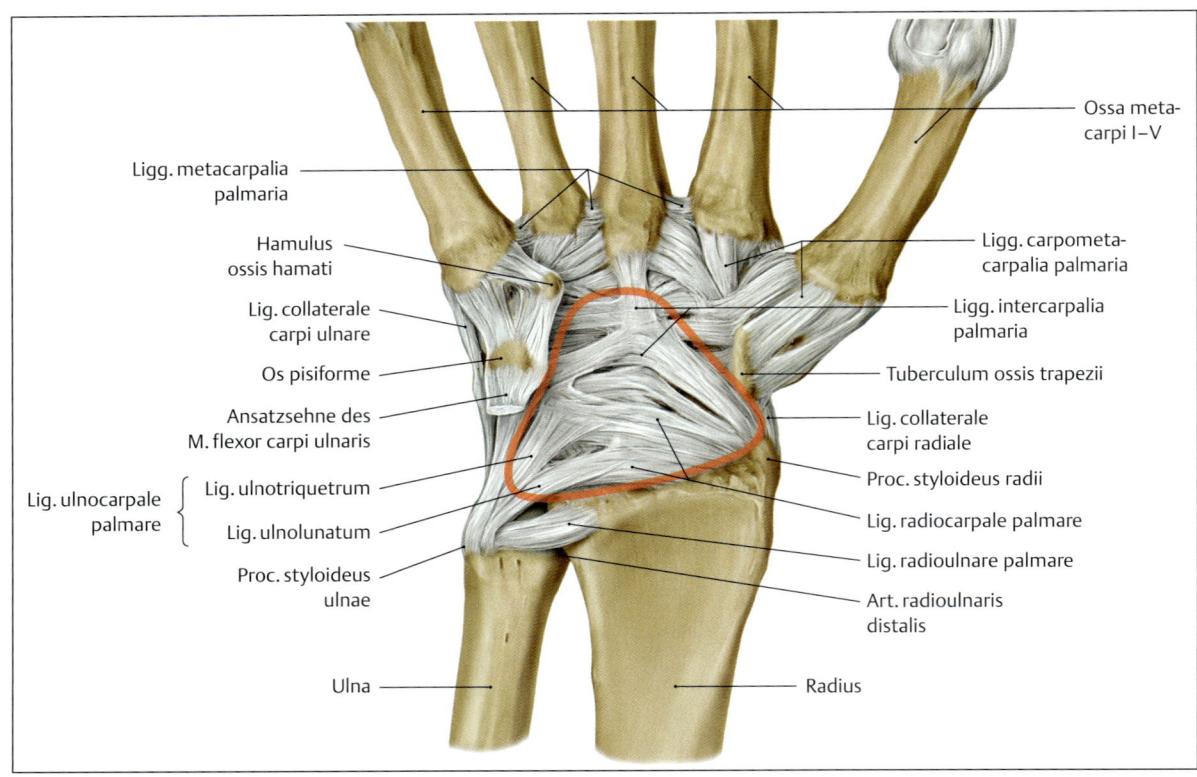

Abb. 2.11 Karpale Bandstrukturen von palmar; rot = palmare V-Bänder (aus: Prometheus. LernAtlas der Anatomie, 2007).

Lig. radiotriquetrum dorsale. Das Ligamentum radiotriquetrum dorsale entspringt von der dorsalen Radiuskante, unmittelbar distal vom Tuberculum von Listeri (Tuberculum dorsale radii – Matthijs et al. 2003). Es verläuft diagonal über den proximalen Scaphoidpol sowie das Lunatumhinterhorn und setzt schließlich auf der Dorsalseite des Triquetrums an (Schmitt 2004). Das Band hat eine Länge von ca. 20 mm bei einer proximalen Breite von 9 mm und einer distalen Breite von ca. 5 mm (Viegas et al. 1999).

Lig. intercarpale dorsale. Dieses Ligament entspringt von der dorsalen Seite des Os triquetrums und inseriert nach horizontalen Verlauf mit einem Zügel an der Rückseite des Scaphoids, mit einem zweiten Zügel an der Rückseite des Trapeziums sowie am Lig. collaterale radiale (Schmitt 2004). Es hat eine Länge von ca. 36 mm und eine Breite von ca. 6 mm (Viegas et al. 1999).

Funktion des dorsalen V-Bandes. Dadurch, dass beide Bänder die mittlere bzw. zentrale Säule des Handgelenks überspannen, wird das Lunatum vom Lig. radiotriquetrum dorsale und das Capitatum vom Lig. intercarpale stabilisiert und so werden beide Knochen in ihrer kolinearen Ausrichtung gehalten (Schmitt 2004). Dabei werden weder die Palmarflexion noch die Dorsalflexion behindert (Matthijs et al. 2003). In Synergie mit dem palmaren Lig. radiolunotriquetrum verhindert das dorsale V-Band ein Abgleiten des Karpus auf der nach ulnar abfallenden Gelenkfläch des Radius (Schmitt 2004). Funktionell ähnelt es einer Ziehharmonika; bei der Dorsalflexion verschmälert sich das V-Band und bei der Palmarflexion verbreitert sich das V-Band (Matthijs et al. 2003). Diese Form erlaubt eine umfangreiche Bewegung und garantiert gleichzeitig Stabilität, da die Ligamente sich kaum verlängern brauchen (Matthijs et al. 2003). Als Bestandteil der ligamentären Gelenkschleuder zählt es somit zu den wesentlich an der Stabilität beteiligten Strukturen des Handgelenks (Schmitt 2004).

Die palmaren V-Bänder sowie das dorsale V-Band stabilisieren synergistisch die Radial- und Ulnarduktion, wobei einzelne Ligamente im Wechsel als Agonist bzw. Antagonist fungieren (Schmitt u. Prommersberger 2004; Abb. 2.12). Während der Ulnarduktion spannen sich die Ligg. radioscaphocapitatum, radiolunotriquetrum und radiotriquetrum dorsale an, während sich die Ligg. ulnolunatum, ulnotriquetrum, arcuatum und intercarpale dorsale entspannen. Das gleiche gilt in umgekehrter Weise für die Radialduktion (Schmitt u. Prommersberger 2004). Bei der Dorsalflexion geraten die palmaren Bandzüge zwischen Radius und Os triquetrum, Os pisiforme sowie dem Os hamatum und die dorsalen Ligamente zwi-

2.2 Ligamentäres System und Stabilität

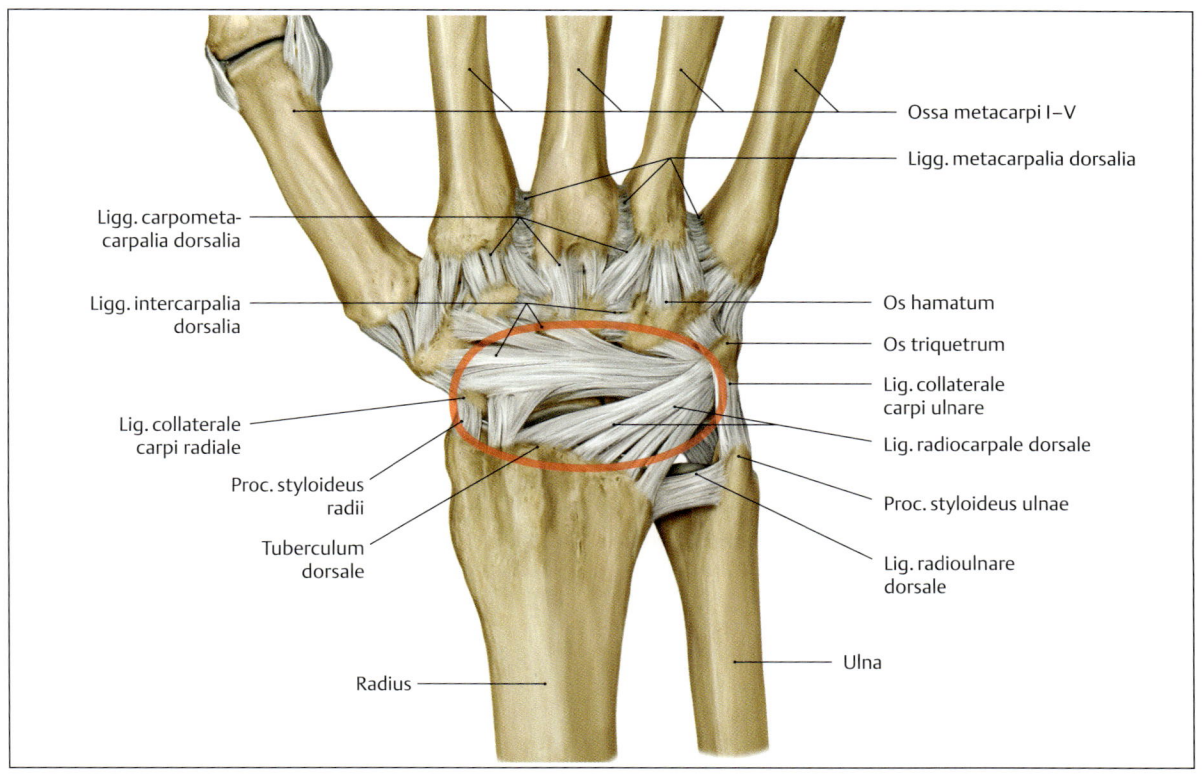

Abb. 2.12 Karpale Bandstrukturen von dorsal; rot = dorsales V-Band (aus: Prometheus. LernAtlas der Anatomie, 2007).

Zusammenfassung

Insgesamt stellen die V-Bänder die funktionelle Verbindung zwischen allen Säulen der kinematischen Funktion des Handgelenks her. Das distale V-Band stabilisiert das Capitatum und bremst das Scaphoid, während das proximale V-Band einerseits die proximale Kraftübertragung zwischen Ulna und Karpus mit reguliert und andererseits die proximale Handwurzelreihe stabilisiert; mit Schwerpunkt des Lunatums als zwischengeschaltetes Bewegungselement (Schmitt 2004). Das dorsale V-Band und das palmare Lig. ulnotriquetrum (Teil des TFCC) verhindert ein Abgleiten des Karpus auf der nach ulnar abfallenden Gelenkfläche des Radius (ligamentäre Gelenkschleuder – Schmitt 2004). Zudem stabilisiert das dorsale V-Band das Lunatum sowie das Capitatum und hält beide in ihrer kolinearen Ausrichtung, da ihre Zügel die mittlere Karpalsäule überspannen (Schmitt 2004). Somit fungieren diese V-Bänder als wichtige Bremse für die Bewegungen des Handgelenks; insbesondere der Radial- und Ulnarduktion sowie unter Einbindung zwischengeschalteter Ligamente für die Dorsal- und Palmarflexion. Des Weiteren koordinieren bzw. zentrieren sie einzelne Handwurzelknochen zueinander und tragen zu einer physiologischen Kraftübertragung bei.

schen Os hamatum und Os triquetrum unter Spannung, während die dorsalen Bandzüge während die dorsalen Verbindungen zwischen Radius und Ulna mit dem Os triquetrum entspannen. Das Gleiche gilt in umgekehrter Weise für die Palmarflexion (Hochschild 1998).

Klinik

Rupturen im proximalen palmaren V-Band können somit eine DISI-Instabilität begünstigen und im distalen V-Band eine Rotationsfehlstellung im Scaphoid. Schäden im dorsalen V-Band fördern die ulnare Translokation (Schmitt 2004).

TFC-Komplex

Der TFC-Komplex gliedert sich in den Discus articularis, der Ligg. radioulnare palmare et dorsale, dem Lig. ulnolunatum, dem Lig. ulnotriquetrum, dem Ligg. ulnocarpale palmare et dorsale, dem Lig. collaterale carpi ulnare und die Sehnenscheide des M. extensor carpi ulnaris. Wie bereits oben beschrieben stellt dieser Komplex die wesentliche Säule für die Stabilität des distalen Radioulnargelenks und des Handgelenks her, dient somit der Druckregulation im Karpus und fungiert als wichtige Bremse der Radialduktion.

Lig. intercarpale dorsale

Es verläuft vom Os triquetrum zum Os scaphoideum und ist an der Bildung des dorsalen V-Bandes beteiligt (siehe dorsales V-Band).

Lig. carpi radiatum

Das Lig. carpi radiatum entspricht einer variablen Ausbildung bei verschiedenen Individuen (Schmidt u. Lanz 2003). In der Regel zieht es fächerförmig vom Capitatum zum Triquetrum, Lunatum und Scaphoideum. Häufig fehlen die Bandstreifen zum Os lunatum, wodurch eine Schwachstelle für diesen Handwurzelknochen (dem so genannten „space of Poirier", Mayerfield et al. 1976) entsteht (Abb. 2.**13**).

■ **Tiefe Schicht der Handgelenksbänder**

Die Ligg. intercarpalia palmaria, dorsalia und interossea verbinden die Handwurzelknochen auf kürzestem Wege zu einer funktionellen Einheit (Abb. 2.**14**). Einige dieser Bänder sind auf beiden Seiten zueinander sowie zwischen den Skelettelementen angeordnet (z. B. Lig. trapezotrapezoideum palmare, dorsale und interosseum). Diese kleinen Ligamente sind membranartig im Gelenkknorpel verankert bzw. durchlaufen diesen um direkt am Knochen als so genannte Sharpey-Fasern zu inserieren (Schmitt 2004). Die Fasern verlaufen in longitudinaler Anordnung vom Radius zum Scaphoid und zum Lunatum sowie querverlaufend zwischen den Elementen der beiden Handwurzelreihen (Schmitt 2004). Folgende Ligamente sind von besonderer Bedeutung:

Ligg. trapezotrapezoideum und Lig. trapezoideocapitatum palmare, dorsale und interossei

Diese Ligamente verbinden das Trapezium mit dem Trapezoideum und das Trapezoideum mit dem Capitatum. Die oberflächlichen und mittleren Bandanteile sind miteinander verbunden und gewähren lediglich ein minimales Spiel zwischen diesen Handwurzelknochen (Matthijs et al. 2003).

Lig. hamatocapitatum palmare, dorsale und interossäre

Zwischen dem Os hamatum und dem Os capitatum besteht die größte Beweglichkeit der distalen Handwurzelknochen. Sie liegt bei maximal 9° (Ritt et al. 1996). Das Ligament bremst die geringe Mitbewegung zwischen Os capitatum und Os hamatum bei den Handgelenksfunktionen ab, wodurch ein homogenes Zusammenspiel zwischen dem proximalen und distalen Handgelenk ermöglicht wird (Ritt et al. 1996).

> *Fazit*
>
> Die kräftigen kurzen Ligg. trapezotrapezoidea, Ligg. trapezoideocapitata sowie Ligg. hamatocapita fügen die distale Handwurzelreihe zu einem mehr oder weniger ganzen Gebilde zusammen (Matthijs et al. 2003) und tragen zur Mobilität der proximalen Handwurzelknochen bei.

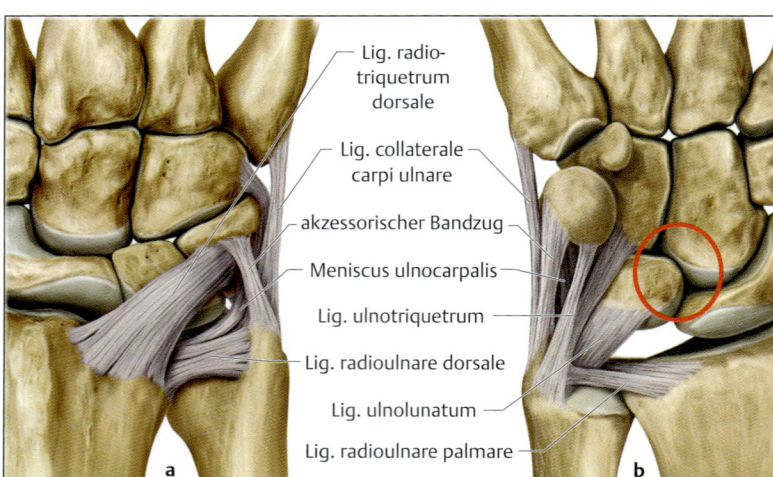

Abb. 2.**13** TFCC von dorsal und palmar; rot = „space of Poirier".

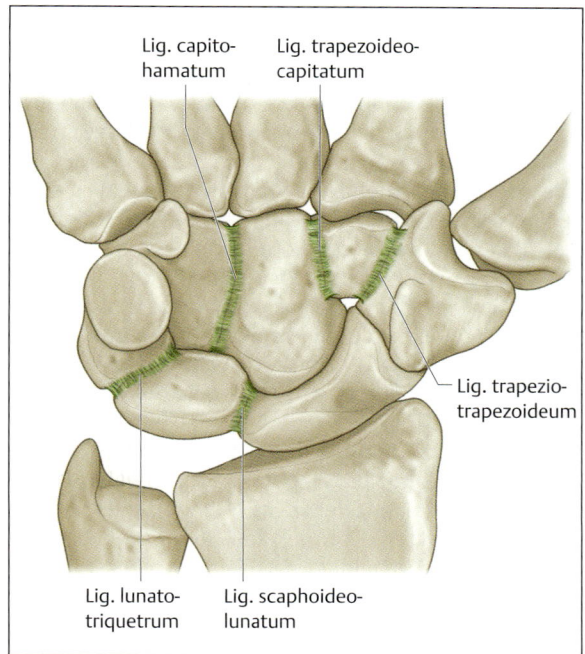

Abb. 2.14 Tiefe ligamäntere Handgelenksbänder.

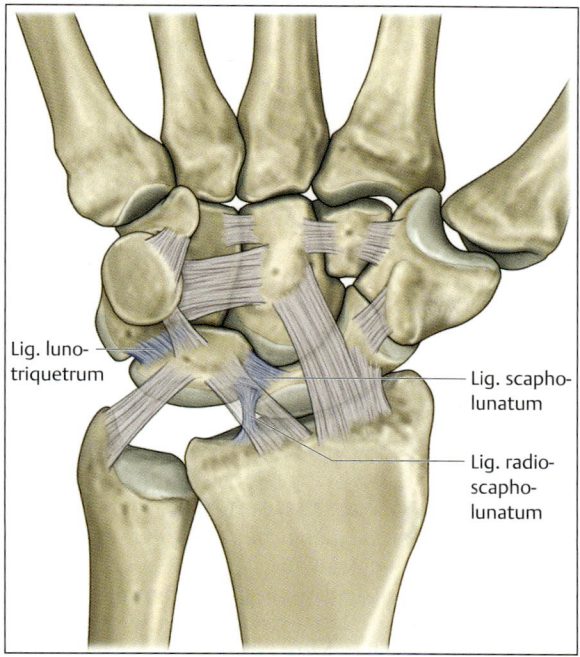

Abb. 2.15 Ligg. scapholunatum et lunotriquetrum.
SL = Lig. scapholunatum
LT = Lig. lunotriquetrum

Lig. lunotriquetrum

Es stellt die Verbindung zwischen dem Os lunatum und dem Os triquetrum her und ermöglicht die Verschiebung des Os triquetrum von proximal nach distal während der Ulnarduktion (Virchow 1902). Die Stabilität des Bandes wird durch Faserknorpel zwischen den Knochen verstärkt (Schmidt u. Lanz 2003).

Lig. scapholunatum

Das Lig. scapholunatum stellt die funktionelle Einheit zwischen dem Os scaphoideum mit dem Os lunatum her und ist eine der wichtigsten mechanischen Komponenten im Karpus. Es ermöglicht einerseits Gleit- und Torsionsbewegungen der beiden Knochen gegeneinander und andererseits erlauben die Gelenkflächen das funktionelle Zusammenspiel zwischen dem proximalen und distalen Handgelenk (Abb. 2.15). Somit werden die wichtigen homogenen Bewegungen zwischen der Dorsal- sowie Palmarflexion und insbesondere der Radial- bzw. Ulnarduktion erst möglich. Dieses sehr kräftige Band ist im Verhältnis 3:1mm dorsal stärker ausgeprägt wie palmar (Berger et al. 1982).

> **Klinik**
>
> Darin liegt möglicherweise begründet, dass es häufiger zu palmaren gegenüber den dorsalen (Scaphoidluxation) bzw. kompletten Bandläsionen (DISI-Position – dorsi flexed intercalated segment instability – Dobyns u. Linscheid 1975) kommt (Towfigh 2001). Neben Traumen können z. B. Handgelenksganglien auch Auslöser einer solchen Schädigung sein (Towfigh 2001). Diese Pathologie führt immer zu einer Arthrose bis hin zum karpalen Colaps zum so genannten SLAC-Wrist (scapholunate advanced collapse – Watson u. Ballet 1984). Eine solche Verletzung tritt häufiger auf als allgemein angenommen (Böhringer 2001). Mittels arthroskopischer Untersuchung zeigten sich bei 183 Radiusfrakturen eine gesicherte SL-Dissoziation von 10,4 % (Seibert et al. (1998). Daher ist es wichtig solche oft übersehenden Pathologien frühzeitig zu diagnostizieren und entsprechend zu versorgen.

Lig. scaphotrapezium

Das kräftige Lig scaphotrapezium ermöglicht einerseits dem Os trapezium (bedingt auch dem Os trapezoideum) auf der distalen Fläche des Os scaphoideum zu gleiten und andererseits dem Scaphoid während der Radialduktion eine nach palmar flektierte Stellung einzunehmen (Drewniany et al. 1985).

Lig. radioscapholunatum palmare (Testut-Band)

Dieses Band verläuft vom Radius und inseriert am Scaphoideum, Os lunatum und Lig. scapholunatum interosseum und stabilisiert diese beiden Knochen bei der Dorsalflexion und Radialduktion. Das Ligament ist sehr gefäßreich und enthält terminale Äste des N. interosseus anterior (Berger 2001) und ist möglicherweise an der Propriozeption der Hand beteiligt (Schmidt u. Lanz 2003).

Insgesamt koordinieren die 33 Ligamente der Hand alle komplexen Verschiebungen der einzelnen Handwurzelknochen und sorgen für die notwendige Stabilität bei den mannigfaltigen Bewegungsmöglichkeiten (Abb. 2.**16**). Die Stabilität und die komplexen Bewegungsabläufe an der Handwurzel sind nur bei Unversehrtheit der karpalen Ligamente gewährleistet (Schmitt 2004). Bei einem angeborenen lockeren Bandapparat, bzw. traumatisch bedingten ligamentären Schäden kann es zu Gefügestörungen zwischen den karpalen Knochen kommen (so genannte Schnappphänomene nach Schmidt u. Lanz 2003). Folge ist eine mangelnde Kongruenz und vorzeitige degenerative Prozesse im Karpus (Legrand 1983). Viele posttraumatische Beschwerdebilder im Bereich der Ligamente werden hinsichtlich der Symptomatik und herkömmlicher Röntgendiagnostik meistens übersehen. Folgedessen stellt sich eine statische Instabilität der Handwurzel ein, die regelhaft in einem Arthrosestadium endet (Schmitt 2004). Aus diesem Grunde haben Läsionen der Lig. scapholunatum, Lig. lunotriquetrum, Lig. radioscaphocapitatum und des TFCC in der Diagnostik eine hohe Bedeutung. Sie erfordern vom Untersucher eine gute Kenntnis der anatomischen Gegebenheiten, das Verständnis für biomechanische Prozesse, viel Feingefühl für die konservativen Teste im Bezug zur spezifischen Symptomatik und ein Handling für die Wahl der mannigfaltigen bildgebenden diagnostischen Möglichkeiten.

Im Gegensatz zur Radial- und Ulnarduktion der Hand wird die Extension und Flexion im Wesentlichen durch die ligamentären Strukturen stabilisiert. Für diese Streck- und Beugebewegung sind stets das proximale und distale Handgelenk in unterschiedlichen Ausschlägen beteiligt. Dies ist dadurch bedingt, dass der Knorpel des Gelenkkopfes sich in der Normalstellung der Hand im Radiokarpalgelenk über die Pfanne hinaus vor allem nach palmar, im Mediokarpalgelenk dagegen mehr nach dorsal ausdehnt. Daher findet die Palmarflexion zum größten Teil im Radiokarpalgelenk statt, während das Mediokarpalgelenk vor allem an der Dorsalflexion beteiligt ist (Kummer 2005).

Bei der Radial- und Ulnarduktion der Hand sind nach Kummer (2005) für die Stabilität, Druckregulation und Kinematik des Handgelenks auch die Muskeln von besonderer Bedeutung. Bei der Radialduktion haben alle abduzierten radialen Muskeln eine palmar- oder dorsalflektierende Komponente. Bei einer reinen Radialduktion müssen sich die Flexionskomponenten daher gegenseitig aufheben. Die typische Kombination wäre deshalb das Zusammenwirken des M. flexor carpi radialis mit den Mm. extensores carpi radiales longus und brevis. Außer-

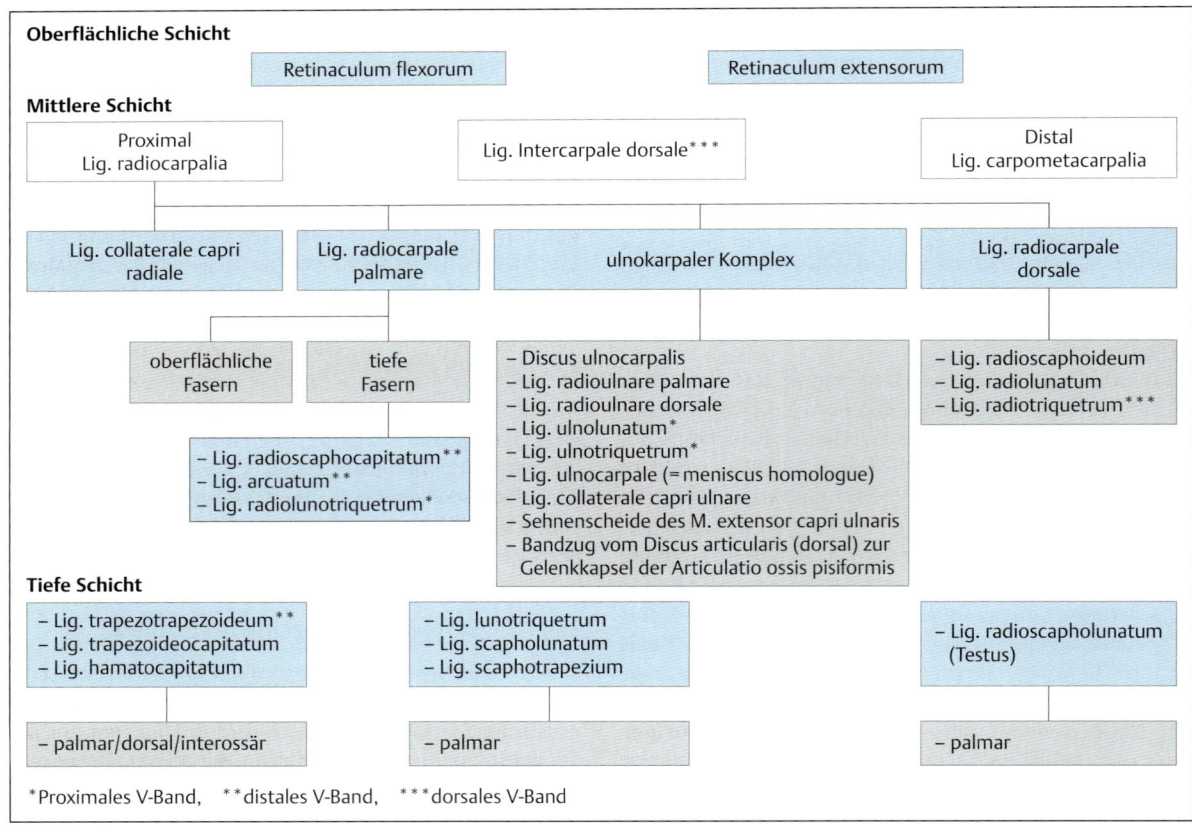

Abb. 2.**16** Gliederung der karpalen Bandsysteme (nach Schmidt u. Lanz 2003, Schmitt u. Lanz 2004).

dem können alle jene Muskeln bei der Radialduktion mitwirken, deren lange Sehnen radial der Abduktionsachse liegen (z. B. die langen Muskeln des Daumens). Auch bei der Ulnarduktion kommen für die reine Bewegung nur Muskelkombinationen infrage, bei denen sich die Flexionskomponenten gegenseitig neutralisieren. In erster Linie ist diese Bedingung durch die gleichzeitige Kontraktion der Mm. extensor und flexor carpi ulnaris erfüllt. Daneben sind die langen Flexoren und Extensoren der Finger auch in eine bedingte ulnare Abduktionskomponente involviert.

2.3 Muskulatur des Handgelenks: Extension – Flexion, Radialduktion – Ulnarduktion und Zirkumduktion

Die Unterarmmuskeln verlaufen in Supination in einer annähernden Kegelform von proximal nach distal und in Pronation in einer kreisrunden Form bedingt durch die Überkreuzung von Radius und Ulna. Die Muskelbäuche liegen mehr im proximalen Bereich des Unterarms bei stärker ausgeprägten Flexoren gegenüber den Extensoren. Durch diese Lage entstehen lange Sehnen bis zum Handgelenk bzw. bis hin zu den Fingerendgelenken, welche wie Transmissionsriemen wirken. Aufgrund der räumlichen Enge des Unterarms entspringen die Muskeln von knöchernen Anteilen, der Membrana interossea sowie aus einem Teil der Unterarm-Fascie. Erst durch diese Anordnung wird die filigrane Gestaltung, mit all den feinmotorischen Möglichkeiten des Handgelenks und der Fingergelenke, ermöglicht (Tittel 1994). Die Muskeln des Handgelenks werden in 2 Gruppen unterteilt, d.h. in die Palmarflexion und Ulnarduktion sowie in die Dorsalflexion und Radialduktion unter Berücksichtigung einer gemeinsamen Zirkumduktion:

■ Muskeln der Palmarflexion und Ulnarduktion des Handgelenks

Die wesentlichen Muskeln für die Beugung des Handgelenks sind der M. flexor carpi ulnaris und der M. flexor carpi radialis unter Berücksichtigung des M. palmaris longus und für die Ulnarduktion der M. extensor carpi ulnaris unter Einbindung des M. flexor carpi ulnaris und des M. extensor digitorum communis. Einige Muskeln der Fingerflexoren sind in geringem Maße ebenfalls an diesen Bewegungen beteiligt (Abb. 2.**17**).

M. flexor carpi ulnaris. Der M. flexor carpi ulnaris entspringt mit 2 Köpfen d. h. mit dem Caput humerale vom Epicondylus medialis humeri sowie der Facia antebrachii und mit dem Caput ulnare von der dorsalen Fläche des Olekranons und den proximalen 2/3 des Margo posterior ulnae. Sein Muskelbauch ist ca. 25 cm lang, 4 cm breit und 1 cm dick (Tittel 1994). Er liegt von allen Unterarmmuskeln am weitesten ulnar im oberflächlichen Bereich der Muskelschichten. Seinen Ansatz findet der Muskel am Os pisiforme (gut tast- und sichtbar), weiterlaufend mit einem Teil (unter Einbindung des Lig. pisohamatum) zum Hamulus ossis hamati und mit dem anderen Teil (unter Einbindung des Lig. pisometacarpale) zur palmaren Basis von Os metacarpale V. Er ist der stärkste Palmarflexor des Handgelenks und ist an der ulnaren Abduktion mitbeteiligt (unter Einbindung des M. ext. carpi ulnaris und Ext. digitorum communis). Des Weiteren bilden die Ansatzfasern des M. flexor carpi ulnaris die Loge de Guyon mit aus und dient als Durchlaufkanal des N. ulnaris und der A. ulnaris (Schmidt u. Lanz 2003). In diesem Bereich kommt es häufig zum Kompressionssyndrom des N. ulnaris dem so genannten Loge de Guyon-Syndrom bzw. Canalis cubitalis-Syndrom (Prescher u. Schmidt 2003). Funktionell unterstützt das Lig. pisohamatum während der Ulnarduktion die Annäherung vom Os hamatum zum Processus styloideus ulnae, wodurch sich das Os triquetrum und Os lunatum in eine für diese Bewegung stabile Position stellen. Somit hat der M. flexor carpi ulnaris mittels des Lig. pisohamatum die Möglichkeit diese Handwurzelknochen direkt oder indirekt in Bewegung zu versetzen. Daraus resultiert während der Palmarflexion die Einbindung der Ulnarduktion und während der Ulnarduktion die Verknüpfung der Palmarflexion (Matthijs et al. 2003). Zudem kommt es während der Ulnarduktion zur Rotation der distalen Handwurzelreihe nach ulnar und der Proximalen nach radial bei leichter Drehung in die Extension (Schmitt u. Lanz 2004).

M. flexor carpi radialis. Der M. flexor carpi radialis hat auch seinen Ursprung vom Epicondylus medialis humeri, dem Septa intermuscularia und der oberflächlichen Fascia antebrachii. Sein ca. 15 cm langer, 1 bis 2 cm dicker und etwas gefiederter Muskelbauch geht etwa in der Mitte des Unterarms in seine ca. 14 cm lange Sehne über (bei Palmarflexion gut sichtbar – Tittel 1994). Lateral der Sehne verläuft die A. radialis deren Puls in diesem Bereich sehr gut palpierbar ist. Auch er gehört zur oberflächlichen Muskelschicht und hat seine Lage radial vom M. palmaris longus. Im Bereich der Articulatio radiocarpalis zieht der M. flexor carpi radialis in eine Sehnenscheide bis zum Tuberculum ossis scaphoidei und tritt unterhalb des Tuberculum ossis trapezii in eine schmale Knochenrinne in Form eines osteofibrösen Kanals (Schmidt u. Lanz 2003). Diese Röhre ist mit den Kapselbandstrukturen fest verwachsen (Schmidt 1987) und wird in diesem Bereich durch das Retinaculum flexorum zu einem Gleitkanal ergänzt (Schmidt u. Lanz 2003). Zwischen dem Scaphoid und Trapezium überkreuzt der M. flexor pollicis longus diese Sehne. Seinen Ansatz findet der Muskel palmar an der Basis von Os metacarpale II; in seltenen Fällen auch mit einigen Fasern am Os metacarpale III (Firbas 1992). Gemeinsam führt er synergistisch mit dem M. flexor carpi ulnaris und dem M. palmaris longus die Palmarflexion im Handgelenk aus und hat zugleich eine stabilisierende Wirkung auf den Karpus. Während der Radialduktion der

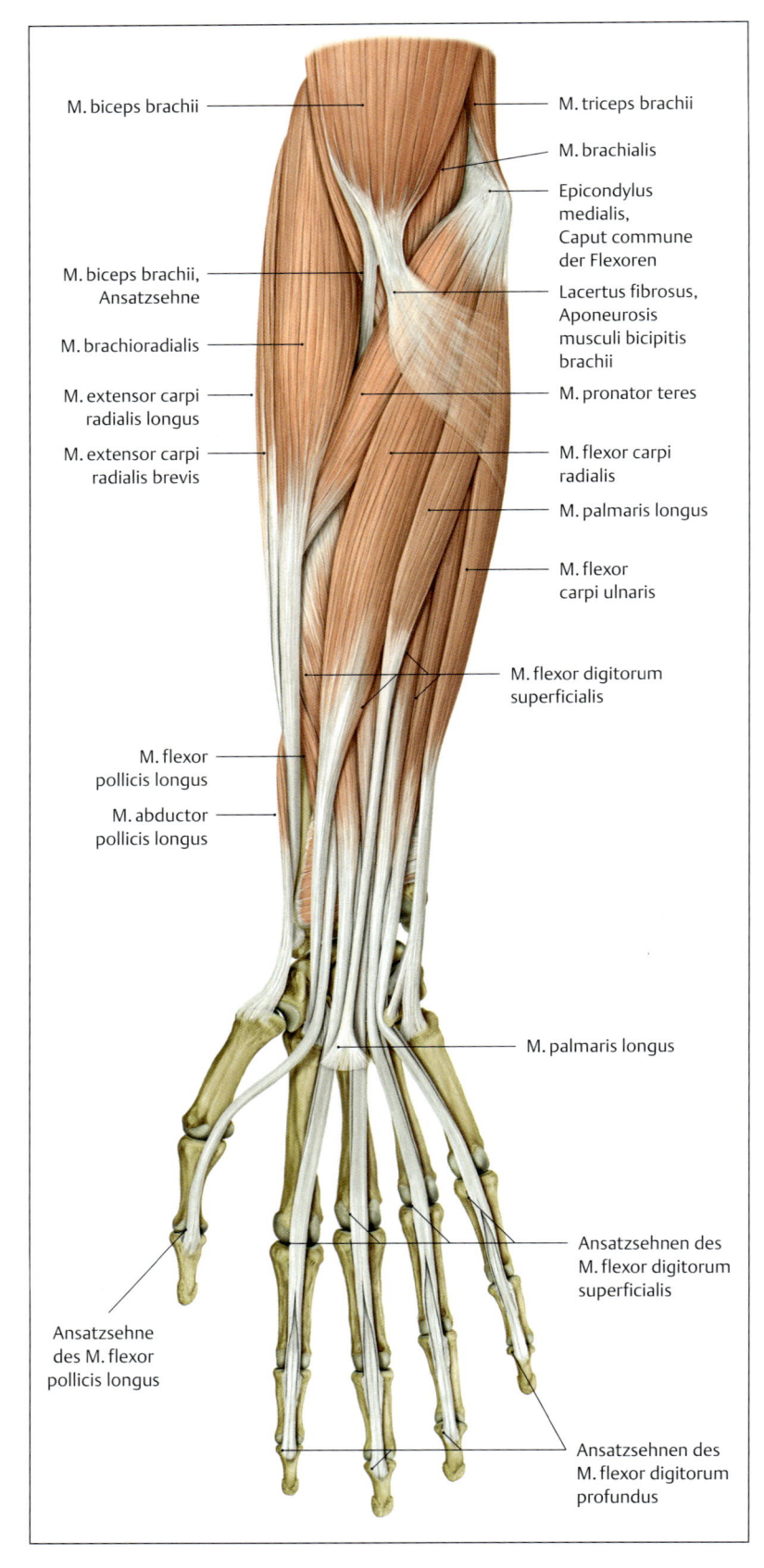

Abb. 2.17 Palmare Unterarmmuskulatur (aus: Prometheus. LernAtlas der Anatomie, 2007).

Hand durch den M. extensor carpi radialis longus hält der M. flexor carpi radialis über das Os metacarpale II dagegen und zentriert somit die Handwurzelknochen im Gelenk (Duchenne De Boulogne 1867). Während der Radialduktion kommt es zur Drehung der distalen Handwurzelreihe nach radial und der Proximalen nach distal bei palmar ausgerichteter Rotation (Lanz u. Schmitt 2004).

M. palmaris longus. Der M. palmaris longus ist bei 12,8 % der Bevölkerung nicht mehr vorhanden (Reimann et al. 1944), wobei der überwiegende Anteil bei den Frauen liegt (Goscicka et al. 1981). Er entspringt ebenfalls vom medialen Epicondylus und verläuft zwischen dem M. flexor carpi ulnaris und dem M. flexor carpi radialis in der oberflächlichen Muskelschicht. Er ist einer der am häufigsten variierenden Gebilde in seiner Form, Befestigung und seitengleichen Auftretens (Schmidt u. Lanz 2003). Seine durchschnittlich 11,7cm lange und 0,4cm breite flache Sehne strahlt in das Retinaculum flexorum und mit Fasern in die Palmaraponeurose ein (Schmidt u. Lanz 2003). Neben einer schwachen Flexion trägt er zur Stabilität des Karpus bei und kann die Spannung in der Hohlhandfascie erhöhen (Tittel 1994).

Der M. extensor carpi ulnaris. Er entspringt mit 2 Köpfen einerseits mit dem Caput humerale vom lateralen Epicondylus, dem Lig. collaterale radiale sowie dem Lig. anulare radii und andererseits vom Caput ulnare vom Olecranon, der Facies dorsalis ulnae, der Margo posterior ulnae und der Fascia antebrachii. Er verläuft oberflächlich und ellenwärts vom M. extensor digitorum communis und strahlt lateral vom Caput ulnae (d.h. in der Führung zwischen dem Ulnaköpfchen und dem Processus styloideus) über das 6. Sehnenfach in seine ca. 5cm lange Sehnenscheide ein (Klein 1996). Einige Sehnenfasern ziehen nach palmar und setzen am Os pisiforme, Lig. pisometacarpale und an der Basis von Os metacarpale V an. Das Sehnenfach, die Sehnenscheide und die Sehne selbst sind fest mit dem TFC-Komplex verwachsen und somit ein Teil des Ganzen. Funktionell ist er (abgesehen von einer schwachen Handgelenksstreckung – Prescher u. Schmidt 2003) der stärkste Randbeweger für die Ulnarduktion. Neben seinen dynamischen Eigenschaften hat er eine wichtige Wirkung auf den Ulnakopf (Schmidt u. Lanz 2003). Bei den Umwendbewegungen der Hand ist der Muskel mitverantwortlich für die Führung der Gelenkkörper in der Articulatio radioulnaris distalis (Taleisnik et al. 1984) und bremst über das Lig. radioulnare palmare die Supination ab (Schmidt u. Lanz 2003). Zudem begrenzt und stabilisiert er die Bewegung der Radialduktion und ist über dem TFCC an der Druckregulation im Karpus beteiligt.

Weitere an der Palmarflexion etwas beteiligte Muskeln sind der M. flexor digitorum superficialis et. profundus (siehe Flexion der Finger).

■ **Muskeln der Dorsalflexion und Radialduktion des Handgelenks**

Der M. extensor carpi radialis brevis und M. extensor carpi radialis longus sind die wichtigsten Handgelenksstrecker. Die Radialduktion wird hingegen nur vom M. extensor carpi radialis longus ausgeführt (Tittel 1994). Eine geringe Unterstützung finden diese beiden Muskeln durch den M. extensor digitorum communis (siehe Extension der Finger) und dem M. extensor carpi ulnaris (Abb. 2.**18**).

M. extensor carpi radialis longus. Der M. extensor carpi radialis longus entspringt distal vom M. brachioradialis von der Crista supracondylaris lateralis humeri, vom Septum intermusculare laterale und vom lateralen Epicondylus. Er verläuft in der oberflächlichen Muskelschicht und ist bei Kontraktion gut sichtbar bzw. palpierbar. Im oberen Bereich des Unterarms geht der fleischige Teil des Muskels bereits in seinen sehnigen Anteil über. Im Bereich der distalen Radiusepiphyse (dorsalseitig) gleitet er dann gemeinsam mit dem M. extensor carpi radialis brevis durch das ca. 2,3cm lange 2. Sehnenfach mit der dazugehörigen Sehnenscheide (Schmidt u. Lanz 2003). Beide Strukturen sind lateral am Tuberculum dorsale radii (Lister's tubercle) befestigt (Schmidt u. Lanz 2003), wodurch die Führung der Sehnen gewährleistet wird. Zudem bildet die Sehne die laterale Begrenzung der Tabatière. Im weiteren Verlauf setzt der M. extensor carpi radialis schließlich an der Basis des Os metacarpale II an.

M. extensor carpi radialis brevis. Der Muskel hat seinen Ursprung vom lateralen Epicondylus (bedeckt von den Fasern des M. extensor carpi radialis longus – Firbas 1992), dem Lig. collaterale radiale und vom Lig. anulare radii. Im Ansatzgebiet überlagert der Muskelbauch des langen Handstreckers den des kurzen Handstrecker (Tittel 1994). Auch er verläuft in der oberflächlichen Muskelschicht (etwas lateraler wie der M. extensor carpi radialis longus) und geht ebenfalls im oberen Bereich des Unterarms in seinen sehnigen Anteil über. Über das 2. Sehnenfach findet er anschließend am Os metacarpale III und am Processus ossis metacarpi III seinen Ansatz. Alle Strukturen des M. extensor carpi radialis brevis et. longus sind gut palpierbar und darstellbar.

2.4 Arthrokinematik des Handgelenks

Unter der Arthrokinematik wird im Allgemeinen die Umsetzung der räumlichen, osteokinematischen Bewegungen in einem Gelenk verstanden, d.h. zwischen zwei artikulierende Gelenkspartner mit mehr oder weniger ähnlich gekrümmten Gelenkoberflächen. Typische arthrokinematische Begriffe sind Rollen, Gleiten, Zug und Druck (Schomacher 1998). Hingegen beschreibt die Osteokinematik die aktiven und passiven Bewegungen

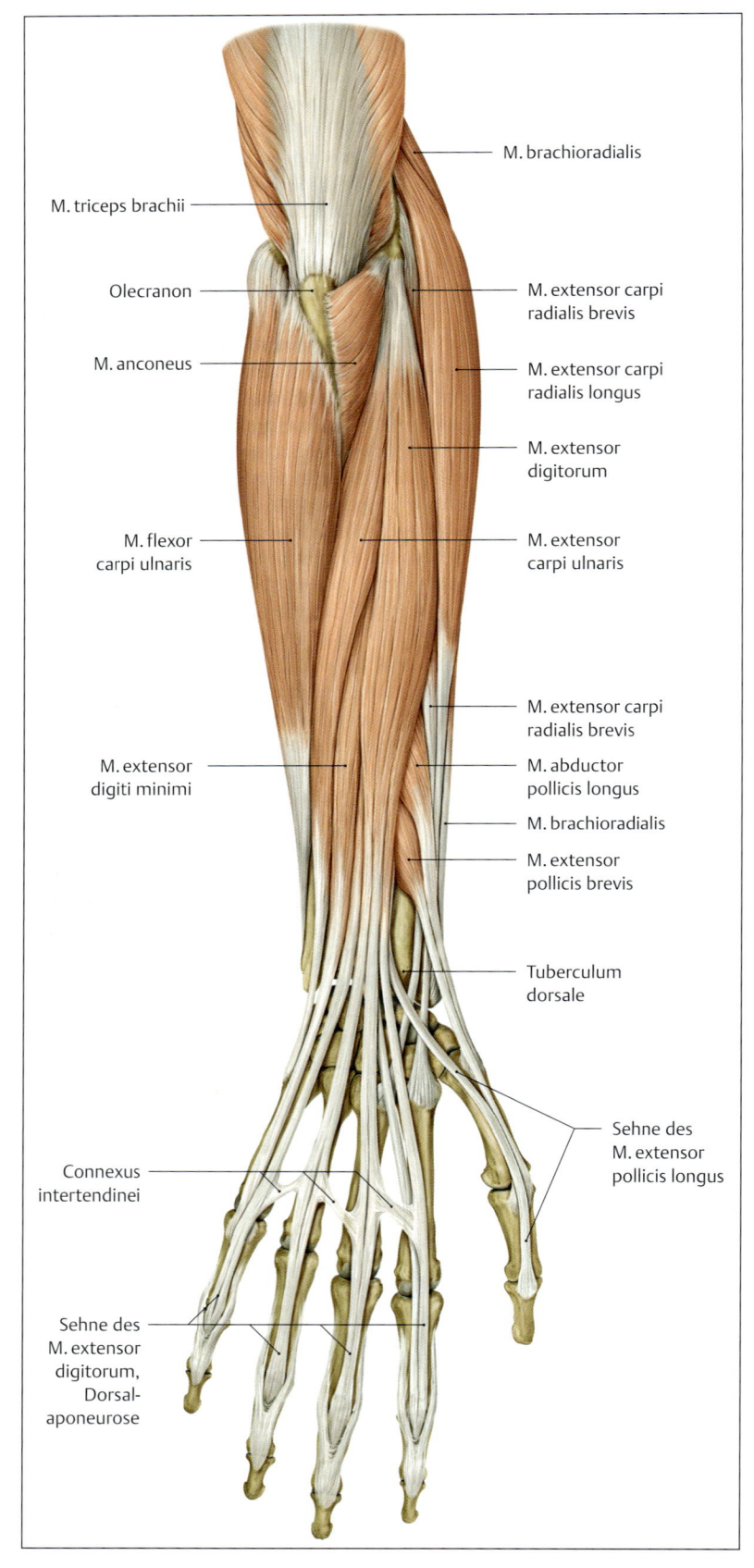

Abb. 2.18 Dorsale Unterarmmuskulatur (aus: Prometheus. LernAtlas der Anatomie, 2007).

der zugehörigen Extremität im Raum als anguläre Bewegung (Rotation) oder geradlinige Verschiebe-Bewegung (Translation – Schomacher 1998). Nach der Konkav-Konvex-Regel nach Kaltenborn vollzieht sich während der Arthrokinematik das Gleiten eines konkaven Gelenkskörpers in die gleiche Richtung und eines konvexen Gelenkkörpers in die entgegengesetzte Richtung gegenüber der angulären Bewegung der anhängenden Extremität (Schomacher 1998).

Die karpale Kinematik der Hand gilt als ein echtes Meisterwerk der Natur, deren biomechanischen Funktionen bis heute immer noch nicht vollständig geklärt sind. Basis dieser manigfaltigen Bewegungsfunktionen ist die Form der einzelnen Handwurzelknochen, das Radioulnargelenk sowie das proximale und distale Handgelenk und die vielen unterschiedlichen Ligamente. In ihrer Gesamtheit haben sie die Aufgabe, den durch Muskelzüge aufgetretenen Lageveränderungen der an den Handgelenken beteiligten Knochen entgegenzuwirken. Damit tragen sie wesentlich zur karpalen Stabilität bei. Nach heutigem Kenntnisstand lassen sich nach Schmidt und Lanz (2003) die Bandsysteme, unter folgenden gelenkmechanischen Gesichtspunkten, in drei ligamentäre Ketten unterteilen:

1. Die karpalen Retinakula kann man als eine Art extra-artikuläre Schleuder verstehen, d. h. mit ihren schräg orientierten Faserstrukturen verklammern sie nicht nur das distale Radioulnargelenk, sonder wirken auch einer Translokation des Karpus entgegen (Schmidt u. Lanz 2003).
2. Die Gelenksschleuder wird von den sehr zugfesten Bändern gebildet. Diese Ligamente haben ihren Ursprung am Radius und setzen palmar- und dorsal am Triquetrum an. Der dorsale Zügel entspricht dem mehr quer verlaufenden Lig. radiolunatum und Lig. lunotriquetrum. Das Lig. radiotriquetrum dorsale zieht vom dorsalen ulnaren Rand des Radius schrägt zu seiner Ansatzstelle am Triquetrum. Mit dem Dreiecksbein als Art bildlichen Stein in der Schleuder werden die durch die Neigung des Radius nach ulnar gerichteten Kräfte gezügelt (Kuhlmann u. Tubiana 1988). Diese Schleuder führt während der radialen und ulnaren Abduktion die Auslenkungen der Handwurzelknochen im proximalen und distalen Handgelenk (Schmidt u. Lanz 2003). Zudem fungiert sie als ulnare Stützsäule bei den Beuge- und Streckbewegungen der Hand (Pechlaner u Putz 1987). Im weitesten Sinne gehört auch das Lig. radioscaphocapitatum zu dieser Gelenksschleuder (Schmitt u. Prommersberger 2004). Es entspringt von der palmaren Radiuslippe, zieht über das Os scaphoideum und setzt am Os capitatum an. Dieses Ligament dient im Wesentlichen der Kopplung der Bewegungen von Scaphoid und Lunatum (Schmidt u. Lanz 2003) sowie der damit verbundenen Stabilisierung des Gelenks zwischen Os lunatum und Os capitatum (Lichtmann et al. 1993). Die Gelenkschleuder bildet sich somit im Wesentlichen über das Triquetrum der ulnaren Säule und synergistisch über das Scaphoid der radialen Säule um der mittleren T-förmigen Säule (nach Taleisnik 1985) genügend Stabilität für die Bewegungen zwischen dem Lunatum und Capitatum zu ermöglichen.
3. Das palmare Tragband (V-Bänder) umfasst sämtliche mittleren und tiefen palmaren Faserstrukturen mit dem Ziel das Os capitatum bei der Extension zu stabilisieren um den Bestreben der Karpalknochen nach palmar auszubrechen entgegenzuwirken (Schmidt u. Lanz 2003).

■ **Kinematik des Handgelenks im Allgemeinen**

Das Handgelenk kann als modifiziertes Kondylengelenk betrachtet werden, dessen „Kondylus" sich aus 8 Handwurzelknochen zusammensetzt (Schmitt u. Prommersberger 2004). Durch definierte Bewegungen der Handwurzelknochen untereinander liegt kein starrer Kondylus vor, sondern ein mobiles Gelenksystem, das nach dem Prinzip der „variablen Geometrie" seine Form entsprechend den aktuellen Raum- und Krafterfordernissen anpassen kann (Schmitt u. Prommersberger 2004). Die Gefügeanordnung der bewegten Handwurzel wird einerseits durch die Ausrichtung der Gelenkflächen, andererseits durch die Führung der karpalen Bänder koordiniert. In ihrer räumlichen Anordnung werden die 8 Handwurzelknochen in 2 horizontale Reihen und 3 vertikale Säulen unterteilt (Abb. 2.19). Die horizontalen Reihen bilden die proximalen Karpalknochen (von radial nach ulnar = Scaphoid, Lunatum, Triquetrum mit Pisiforme) und die di-

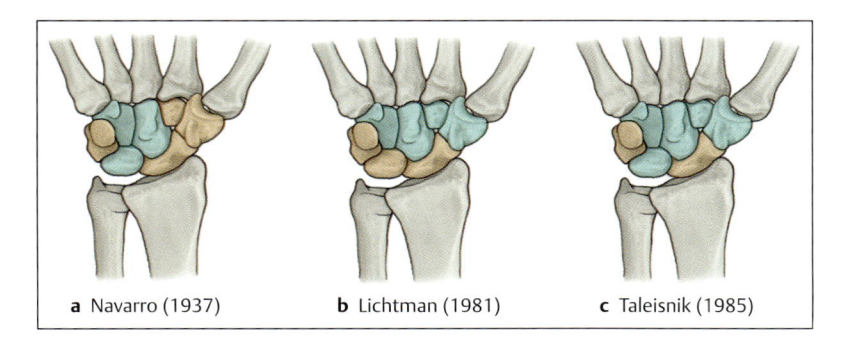

Abb. 2.19 Säulenmodelle der Hand. a Navarro (1937) b Lichtman (1981) c Taleisnik (1985)

stalen Karpalknochen (von ulnar nach radial = Hamatum, Capitatum, Trapezoideum und Trapezium); wobei der Bewegungsumfang zwischen den proximalen Elementen vergleichsweise groß, in der stark ligamentär fixierten distalen Reihe (Schmitt u. Prommersberger 2004) mit den Metakarpalknochen II-V (als solider Knochenblock) gering ist (Schmidt u. Lanz 2003). Nach Taleisnik (1985) unterteilen sich die 3 vertikalen Säulen in eine radiale Säule, die aus dem Os scaphoideum gebildet wird und einer ulnaren Säule mit dem Os triquetrum unter Einbindung des Os pisiforme (Schmidt u. Lanz 2003). Die mittlere, zentrale Säule gestaltet sich T-förmig, wobei die distale Handwurzelreihe mit Os trapezium, Os trapezoideum, Os capitatum und Os hamatum über das Os lunatum mit dem Radius in Verbindung steht. Daraus resultieren zwei Freiheitsgrade mit der Extension-Flexion sowie der Radial-Ulnarduktion; berücksichtigt man das proximale und distale Radioulnargelenk kommt hier als dritter Freiheitsgrad noch die Pro- und Supination hinzu.

Mittlerweile gibt es verschiedene funktionelle Theorien hinsichtlich der Arthrokinematik des Handgelenks bzw. zwischen dem Wechselspiel von Reihen und Säulen der einzelnen Handwurzelknochen. Navarro stellte 1937 die erste These als sogenannte Säulentheorie auf (Abb. 2.**19**). Dem folgten u.A. 1978 Kuhlmann et al., 1981 Lichtmann et al. mit der Theorie des unter Spannung stehenden Ringes von proximalen und distalen Handwurzelknochen (Abb. 2.**20**) und Taleisnik 1985 mit einer modifizierten Säulentheorie nach Navarro, d. h. der zentralen T-förmigen Säulen- und Drehachsentheorie.

Die derzeitigen arthrokinematischen Erklärungen über die Funktion und Fehlfunktion, d. h. von Gefügestörungen des Handgelenks beruhen auf der Ringtheorie nach Lichtmann (1981) und der T-förmigen Säulen- und Drehachsentheorie nach Taleisnik (1985).

Die Stabilität zweier Gelenkpartner definiert sich als die Fähigkeit, unter den Bedingungen der Alltagsbelastung eine physiologische Lagebeziehung zueinander aufrechtzuerhalten (Schmitt u. Prommersberger 2004). Unter einer statischen Gefügestörung wird die Fehlfunktion bzw. die anatomische Fehlordnung zwischen zwei Artikulationspartnern in Ruhe verstanden. Eine dynamische Fehlfunktion liegt vor, sobald das reguläre Zusammenspiel während eines Bewegungsablaufs in der Funktion zwischen den Gelenkspartnern gestört ist (Schmitt u. Prommersberger 2004).

■ **Arthrokinematik des Handgelenks im Spezifischen**

Die Ringtheorie nach Lichtmann (1981) und die T-förmige Säulen- und Drehachsentheorie nach Taleisnik (1985) ergänzen sich in wechselseitiger Beziehung für die Erklärung der Arthrokinematik des Handgelenks. In Anlehnung an die funktionellen und anschaulichen Beschreibungen von Schmidt u. Lanz (2003) werden im Folgenden diese mechanischen Modelle beschrieben:

Demnach steht die distale Handwurzelreihe (Trapezium, Trapezoideum, Capitatum und Hamatum) über das Os capitatum und Os lunatum T-förmig mit dem Radius in Verbindung (Schmidt u. Lanz 2003). Da das Lunatum palmar breiter ist als dorsal, hat es durch seine Keilform die natürliche Tendenz nach palmar aus dem Karpus herauszutreten um nach dorsal über den palmaren Teil des Capitatums zu kippen (Abb. 2.**21**). Dies ist möglich

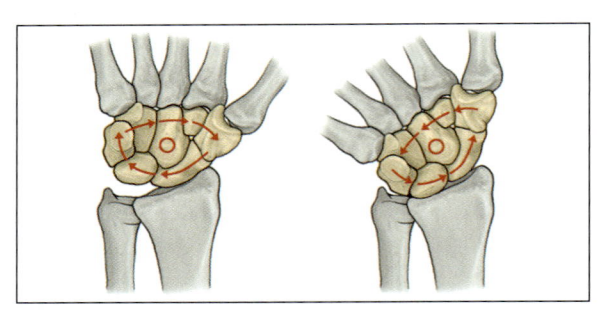

Abb. 2.**20** Rotationsmodell nach Lichtmann (Platzer 2009).

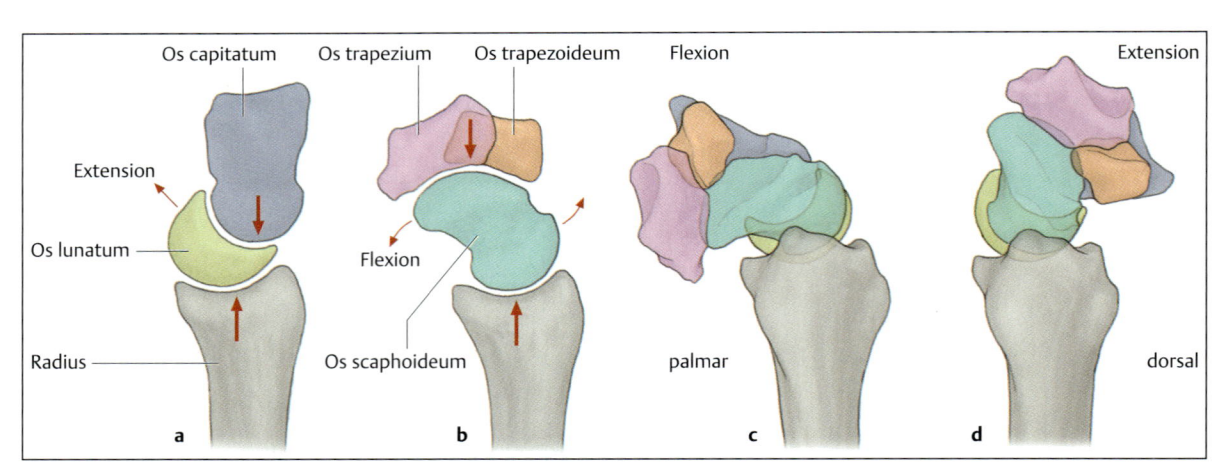

Abb. 2.**21** Stellungsveränderungen von Lunatum und Scaphoid.

durch die konkave Gelenkfläche des Os lunatum zur konvexen Gelenkfläche des Os capitatum. Unterstützt wird diese Bewegungstendenz durch die von dorsal-distal nach palmar proximal verlaufende Gelenkfläche des konkaven Radius; bei zugehöriger konvexer Gelenkfläche des Lunatums. Somit vollzieht das Os lunatum gleichermaßen im distalen Handgelenk eine gleichsinnige und im proximalen Handgelenk eine gegensinnige Bewegung. Unterstützt wird dieser Mechanismus durch die gegenläufige Bewegungstendenz der distalen Handwurzelreihe nach proximal-dorsal für die Extension und nach palmarproximal für die Flexion (Schmidt u. Lanz 2003). Parallel gleitet das Os lunatum während der Extension um die dorsale Fläche des Capitatum nach palmar und für die Flexion um die palmare Fläche nach dorsal.

In der radialen Säule manifestiert sich das Os scaphoideum als unabhängiges Element, welches die Verbindung zwischen der proximalen und distalen Knochenreihe herstellt (Linscheid 1986). Nach Fisk (1984) überbrückt das Scaphoid beide Reihen und stabilisiert dabei das Mediokarpalgelenk, wodurch die Bewegungen synchronisiert werden (Schmitt u. Prommersberger 2004). Diese Säule wird durch das Scaphoid beweglich gestaltet. Seinem distalen Pol stemmen sich gemeinsam das Os trapezium und Os trapezoideum sowie seinem proximalen Pol das Os capitatum mit der proximal gerichteten axillaren Belastung der Hand entgegen (Matthijs et al. 2003) und versuchen den distalen Teil des Scaphoids nach palmar und den proximalen Teil nach dorsal zu treiben (Matthbijs et al. 2003). Somit vollzieht dieser Handwurzelknochen in der Transversalebene eine Art Kippung zum Lunatum (Supinationsbewegung vom Scaphoid und Pronationsbewegung vom Lunatum – Zalpour 2010). Die entgegengesetzte Bewegung wird in Höhe des Capitatum durch die gemeinsame Kopplung des Lig. scapholunatum aufgehoben. Daraus resultiert für die Dorsalextension/Palmarflexion eine ligamentäre Verriegelung des Scaphoids zwischen dem Trapezium und Trapezoideum bei gleichzeitiger Bewegung zwischen dem Scaphoid und Lunatum auf der Fläche des Capitatum (Zalpour 2010). Die scapholunäre Relativbewegung wird durch das interossär verlaufende Lig. scapholunatum auf ein Maß zwischen 15° und 20° begrenzt (Schmitt u. Prommersberger 2004).

Auf der Sagitalebene agiert das Scaphoid mit seiner konvexen Gelenkfläche zum konkaven Radius mit einer gegensinnigen und mit seiner ebenfalls konvexen Gelenkfläche zu den konkaven Flächen von Trapezium und Trapezoideum sowie mit seiner konkaven Gelenkfläche zum Capitatum mit einer gleichsinnigen Bewegung. Unterstützt wird dieser dem Lunatum entgegengesetzte Mechanismus durch die gegenläufige Bewegungstendenz der distalen Handwurzelreihe nach proximal-dorsal für die Extension und nach palmar-proximal für die Flexion (Schmidt u. Lanz 2003).

Die ulnare Säule wird durch das Os triquetrum unter Einbindung des Os pisiforme gebildet. Lichtmann et al. (1981) beschreibt die Handwurzel als einen Ring von Knochenelementen (artikuläre Ringkette), in dem sich die beiden Handwurzelreihen über die mobilen Scaphotrapeziotrapezoidalgelenke und Hamatotriquetrialgelenke radial und ulnar gegenläufig bewegen und sich gegenseitig stabilisieren (Schmitt u. Prommersberger 2004). Vor allem während der Radial- und Ulnarduktion des Handgelenks gleitet das Dreiecksbein entlang der schraubenförmigen bzw. spiralförmigen Gelenkflächenbahn des Tuberculum ossis hamati (Schmidt u. Lanz 2003). In Form der Bewegung eines Kolbenzylinders rutscht während der Radialduktion das Triquetrum in eine proximale (sog. „hohe" oder high") Position (Abb. 2.22), verlagert sich dabei gleichzeitig nach dorsal und dreht sich dabei nach

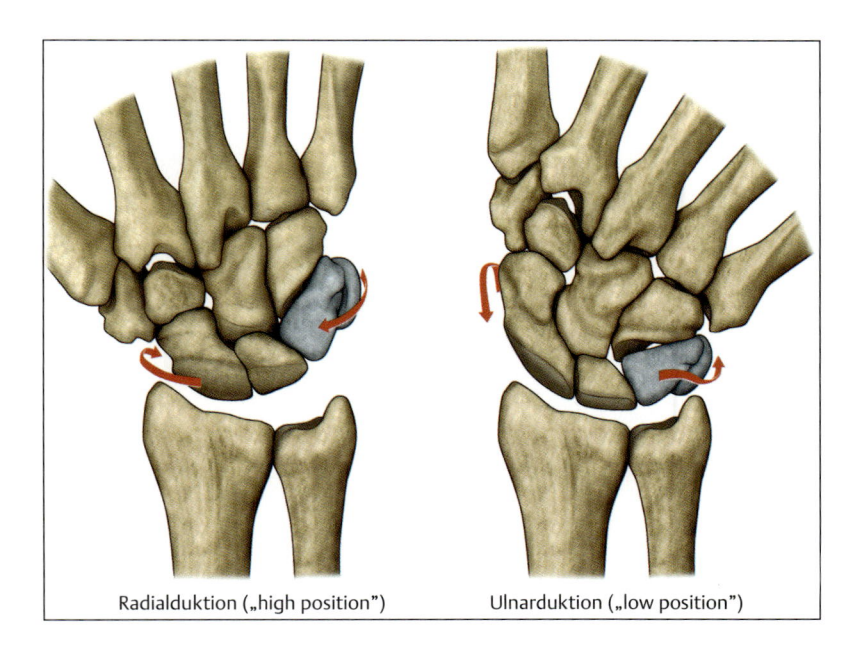

Abb. 2.22 High position und low position.

Radialduktion („high position") Ulnarduktion („low position") palmar (Schmitt u. Prommersberger 2004). Das Hamatum entfernt sich bei dieser Bewegung vom Proc. styloideus ulnae. Bei der Ulnarduktion gleitet das Triquetrum in eine distale (sog. „tiefe" oder „low") Position (Abb. 2.**22**), verlagert sich in Relation zum Hamatum gleichzeitig nach palmar und dreht sich dabei nach dorsal (Schmitt u. Prommersberger 2004). Bei dieser Seitbewegung nähert sich das Hamatum dem ulnaren Griffelfortsatz. Parallel dreht das Scaphoid dabei nach palmar bei geringer dorsaler Rotation des proximalen Scaphoidpols; wobei das Lunatum dem Scaphoid in seiner natürlichen Bewegungstendenz in die Flexion folgt (Schmitt u. Prommersberger 2004). Während der Ulnarduktion verlaufen die Bewegungsabläufe von Scaphoid und Lunatum in umgekehrter Abfolge. Insgesamt verschiebt sich die distale Handwurzelreihe bei der Radialduktion gradlinig nach radial und die Proximale nach ulnar, während bei der Ulnarduktion die distale Handwurzelreihe gradlinig nach ulnar und die Proximale nach radial gleitet (Schmitt u. Prommersberger 2004). Drehpunkt ist stets das Zentrum des Kapitatumkopfes bei einer durchschnittlichen Radialduktion von 24° und einer Ulnarduktion von 40° (Schmitt u. Prommersberger 2004). In den Endpositionen der Seitbewegungen werden die Karpalknochen durch die hohe ligamentäre Spannung verriegelt; der sogenannten „close-packed- position" (Mac Conaill 1941). Über die Steuerung und Stabilisierung durch die V-Bänder kommt es zu einer Verknüpfung zwischen der radialen und der ulnaren Säule über die direkte ligamentäre inerossären Verbindung des Lig. lunotriquetrum zwischen Lunatum und Triquetrum sowie dem Lig. scapholunatum zwischen Scaphoid und Lunatum (Schmidt u. Lanz 2003). Dieser Mechanismus wird durch das Lig. radioscaphocapitatum unterstützt, da es die Auslenkung der palmaren Kippung des Kahnbeins bremst.

Auch bei der reinen Dorsal- und Palmarflexion hat das Hamatotriquetralgelenk eine stabilisierende Wirkung. Bei der Extension spannen die palmaren Zügel der Triquetrumschleuder an, während sich die Dorsalen entspannen. bei der Palmarflexion verhält sich dieser Mechanismus genau umgekehrt (Schmidt u. Lanz 2003).

Eine Schlüsselposition besitzt das Os lunatum, das zweifach zwischengeschaltet longitudinal als auch transversal an allen Bewegungen der Hand gegen den Unterarm beteiligt ist (Schmidt u. Lanz 2003). Zusammen mit dem Radius und dem Os capitatum steuert es die Bewegungen des gesamten Handgelenkskomplexes mit Ausnahme der Flexion; die wird ausnahmslos zwischen dem Radius und dem Os lunatum vollzogen (Seradge et al. 1995).

2.5 Weitere wesentliche anatomische Strukturen des Handgelenks

Weitere wichtige Strukturen im Bereich des Handgelenks sind die 6 dorsalen Sehnenfächer, der Canalis carpi, die Loge de Gyone und die Gefäßversorgung. Neben mechanischen und ligamentären Pathologien der Hand treten häufig auch entzündliche Prozesse der Sehnenscheiden, Neuralgien, Kompressionssyndrome des N. medianus sowie N. ulnaris und auch Durchblutungsstörungen auf.

Tab. 2.1 Bewegungsabläufe an der Handwurzel während der Ulnar- und Radialduktion (nach Schmitt u. Prommersberger 2004):

Ebene	anatomische Struktur	Ulnarduktion	Radialduktion
frontal	proximale Handwurzel	Gleiten nach radial	Gleiten nach ulnar
	distale Handwurzel	Gleiten nach ulnar	Gleiten nach radial
	radiale Höhe	vergrößert	verkleinert
	ulnare Höhe	verkleinert	vergrößert
	angespannte Ligamente	RSC, RLT, RTD	UL, UT, TCS, ICD
	entspannte Ligamente	UL, UT, TCS, ICD	RSC, RLT, RTD
sagittal	proximale Handwurzelreihe:	globale Extension	Globale Flexion
	• Scaphoid	Extension nach dorsal – Translation n. palmar	Flexion nach palmar – Translation n. dorsal
	• Lunatum	Extension nach dorsal Translation n. palmar	Flexion nach palmar Translation n. dorsal
	• Triquetrum	Distale (hohe) Position Translation n. palmar	Prox. (tiefe) Position Translation n. dorsal
	distale Handwurzelreihe:	Relative Flexion	Relative Extension

Ligg.* RSC = radioscaphocapitatum, RLT = radiolunotriquetrum, RTD = radiotriquetrum dorsale, UL = ulnolunatum, UT = ulnotriquetrum, TCS = arcuatum, ICD = intercarpale dorsale

2.5 Weitere wesentliche anatomische Strukturen des Handgelenks

■ Dorsale und palmare Sehnenfächer des Handgelenks

Sehnenscheiden sind Führungskanäle für Sehnen, die bei Bewegung in ihrer Verlaufsrichtung gehalten und oder um Knochen herum geleitet werden (Filler et al. 2003). Sie verbessern die Gleitfähigkeit der Sehnen (Zalpour et al. 2010) und schützen das umliegende Gewebe vor Verletzungen durch die alternierenden Beuge- und Streckbewegungen (Jürgens 2007). Neben den stabilisierenden Eigenschaften der Retinacula des Unterarms für das Handgelenk (Kuhlmann 1982), bildet das dorsale Retinaculum extensorum mit den vertikal gestellten Bindegewebssepten sowie den Vaginae synoviale dorsales sechs osteofibröse Kanäle für die Führung der dort verlaufenden Strecksehnen (Schmidt u. Lanz 2003). Das Retinaculum flexorum sowie Teile der palmaren Gelenkkapsel bilden lediglich mit der Sehnenscheide des M. flexor carpi radialis ein gemeinsames verstärkendes Gewebe (Schmidt u. Lanz 2003); die weiteren zwei osteofibrösen Sehnenfächer durchlaufen direkt den Canalis carpi (W. Buchberger u. Schmitt 2004). Des Weiteren verhindern alle Sehnenfächer bzw. Sehnenscheiden im Wesentlichen den sogenannten „Sehnenbogeneffekt" (bowstringing – Simmons u. de la Caffinière 1981) und verhindern durch eine relative Verlängerung die Insuffizienz der Skelettmuskeln (Kapandji 1980).

Funktioneller Aufbau von Sehnenscheiden

Die Sehnenscheiden sind ähnlich der Strukturen von Gelenkkapseln und Bursen aufgebaut (Timm et al. 2003). Sie bestehen aus zwei Schichten; zum einen aus einem äußeren Stratum fibrosum (Vagina fibrosa) und zum anderen aus einem inneren Stratum synoviale (Vagina synovialis), welche den mit Synovia gefüllten Raum abschließt (Timm et. al. 2003).

Stratum fibrosum. Das Stratum fibrosum der Sehnenscheide wird nach Schmidt u. Lanz (2003) in 3 Teile untergliedert; der Außenschicht, der Mittelschicht und der inneren Schicht; unter Berücksichtigung der Verstärkungsbänder (Abb. 2.23). Die Außenschicht besteht aus einem lockeren gefäßreichen Verschiebegewebe in Art einer Adventitia (Fischer 1996, Katzmann et al. 1999); deren Funktion in der Verankerung mit dem umliegenden Gewebe sowie der Führung von versorgenden Nerven und Blutgefäßen liegt. Die mittlere Schicht nimmt etwa 3/4-4/5 der Gesamtdicke der Sehnenscheidenwand ein. Sie enthält ein straffes kollagenartiges Bindegewebegerüst. Diese Fasern sind quer zum Verlauf der Sehnen ausgerichtet. Vereinzelt finden sich in diesem Gewebe auch Fibroblasten und Knorpelzellen (Schmidt u. Lanz 2003). Die innere Schicht besteht aus dünnen, scherengitter- und flechtartigen Kollagenfaserbündeln mit eingelagerten Fibroblasten und knorpelähnlichen Zellen (Schmidt u. Lanz 2003). Durch diese Konstruktion kann die fibröse Scheide mit ihren Verstärkungsbändern den von den Sehnen übertragenen Druck optimal aufnehmen (Greulich 1982). Die innere Schicht wird durch das Deckepithel der Synovialzotten abgegrenzt (Schumacher 1995).

Stratum synoviale. Die innere Hülle ermöglicht das ungestörte Gleiten der Sehne innerhalb der fibrösen Umscheidung (Kapandji 1980). Das Stratum synoviale bildet eine doppelwandige in sich geschlossene Röhre; einem inneren Blatt und einem äußeren Blatt. Das innere Blatt umschließt die Sehne (Kapandji 1980), während das äußere Blatt sich mit Synovialzotten vom Stratum fibrosum abgrenzt (Greulich 1982). Die ineinander übergehenden und in sich geschlossenen Blätter begrenzen einen Spaltraum (Kandji 1980). Dieser hermetisch abgeschlosse Raum ist gefüllt mit Synovialflüssigkeit gebildet aus dem Deckepithel (Schmidt u. Lanz 2003). Bei Bewegungen der Sehne in ihrer Scheide gleitet das innere Blatt auf dem mit Synovialflüssigkeit überzogenem äußeren Blatt der Vagina synovialis (Kapandji 1980). Unregelmäßig

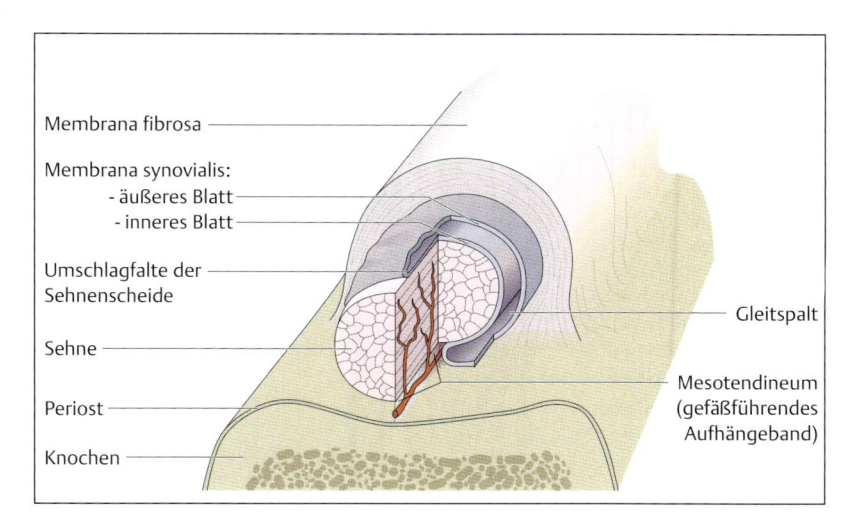

Abb. 2.23 Aufbau der Sehnenscheide.

wird das Stratum synoviale von gefäßreichen Kanälen (Mesodendineum bzw. Vinculum tendineum) für die Sehnenversorgung sowie für die Stabilisation der Sehnen in Längsrichtung durchzogen (Kapandji 1980).

Die dorsalen Sehnenfächer des Handgelenks

Das Retinaculum entspringt mit seinen tiefen Fasern vom Processus styloideus radii und vom Os triquetrum mit seinem Os pisiforme zum proximalen Unterarm (Schmidt u. Lanz 2003). Die oberflächlichen Fasern haben ihren fließenden Ursprung aus der Unterarmfaszie und strahlen in den dorsalen Handrücken ein. Der supratendinöse Teil hat proximal eine Breite von ca. 51 mm und distal von ca. 54 mm sowie eine Tiefe von ca. 15 mm radialseitig, von ca. 26 mm mittig und von ca. 20 mm ulnarseitig (Schmidt u. Lahl 1988). Aus der Unterseite des Retinaculum extensorum ziehen 6 vertikal gestellte Bindegewebssepten und sind mit dem Periost vom Radius, der Handgelenkskapsel, der Kapsel des distalen Radioulnargelenks sowie mit dem TFCC verwachsen (Abb. 2.**24**).

1. dorsales Sehnenfach. Das osteofibröse Gleitfach mit 2 Septen ist mit einer Länge von ca. 16 mm und eine Breite von ca. 8 mm an der distalen lateralen Radiusaußenkante befestigt (Schmidt u. Lanz 2003). Es enthält die Sehnen des M. extensor pollicis brevis und des M. abductor pollicis longus und verlaufen zu 68 % in einem gemeinsamen Fach (Muckart 1964). Die Sehnenscheide des M. extensor pollicis brevis ist mit 51 mm auffallend länger als die des M. abductor pollicis longus mit 35 mm. Die Enden der Sehnenscheide sind etwa 25 mm vom Gelenkspalt des proximalen Handgelenk entfernt, wobei die Sehnenscheide des M. extensor pollicis brevis einen 25 mm langen Recessus distalis besitzt und somit hinter der Articulatio metacarpalis I enden kann (Schmidt u. Lanz 2003).

> **Klinik**
> Die Sehne des M. abductor pollicis longus ist häufig gespalten (Keon-Cohen 1951), sodass in vielen Fällen bis zu fünf Ansatzsehnen vorhanden sind (Schmidt u. Lanz 2003). Solche aberrante Sehnen können häufig Auslöser für eine Tendovaginitis des 1. dorsalen Strecksehnenfachs sein (Bunnel 1970).

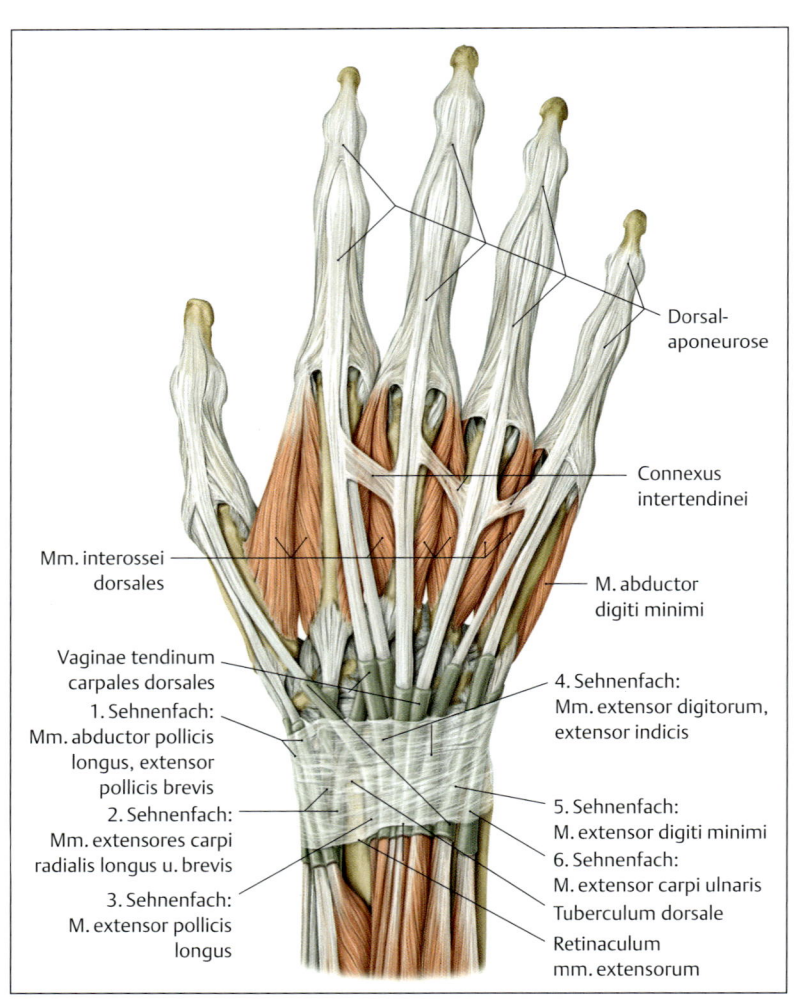

Abb. 2.**24** Die sechs dorsalen Sehnenfächer (aus: Prometheus. LernAtlas der Anatomie, 2007).

2. dorsales Sehnenfach. Das dorsale 2. Sehnenfach hat eine Länge von ca. 23 mm bei einer Breite von proximal 10 mm und distal 13 mm breiter werdend, sodass die Sehnen ungehindert in Richtung ihrer Ansätze auseinanderweichen können (Schmidt u. Lanz 2003). Das Fach liegt auf der distalen Radiusepiphyse und ist ulnar fest am Tuberculum von Listeri (Tuberculum dorsale radii) befestigt. Es enthält die gemeinsame Sehnenscheide des M. extensor carpi radialis longus und des ulnarseitig liegenden M. extensor carpi radialis brevis.

3. dorsales Sehnenfach. Dieses osteofibröse Fach hat eine Länge von ca. 25 mm bei einer Sehnenscheidenlänge von ca. 56 mm und verläuft ulnarseitig bogenförmig um das Tuberculum von Listeri bis zur distalen Radiuskante, wobei die Sehnenscheide mit dem M. extensor pollicis longus bis zur Höhe der Articulatio carpometacarpalis I erreicht (Schmidt u. Lanz 2003).

Klinik
Aufgrund von distalen Radiusfrakturen als auch bei der rheumatoiden Arthritis sind Rupturen häufig anzutreffen (Schmidt u. Lanz 2003).

4. dorsales Sehnenfach. Das 4. dorsale Sehnenfach hat eine Länge von ca. 25 mm und eine Breite von proximal ca. 9 mm sowie nach distal breiterwerdend von ca. 13 mm (Schmidt u. Lanz 2003). 5 mm vor dem Retinaculum extensorum beginnt die Sehnenscheide mit einer Breite von ca. 14 mm, in der Mitte von ca. 13 mm und bis zum Radiusende proximal von ca. 9 mm. Im distalen Bereich über den Handrücken läuft die Sehnenscheide in einem Rezessus fächerförmig aus bei einer radialen Breite von ca. 46 mm, mittig von ca. 49 mm und ulnarseitig von ca. 57 mm (Schmidt u. Lanz 2003). in einer gemeinsamen Scheide führt sie die 3 Sehnen des M. extensor digitorum und darunterliegend am Boden die Sehne des M. extensor indicis proprius; schräg verlaufend nach distal radial. In 70% der Fälle werden muskuläre Anteile von ca. 13 mm des M. indicis proprius in der Sehnenscheide gefunden (Schmidt u. Lanz 2003).

5. dorsales Sehnenfach. Die Sehnenscheide des 5. dorsalen Sehnenfaches entspringt ca. 17 mm proximal vom Gelenkspalt der Articulatio radiocarpalis bei einer Gesamtlänge von ca. 29 mm (Schmidt u. Lanz 2003). Somit ist dieses Fach das Längste aller dorsalen Sehnenfächern. In 72% der Fälle ist die Sehne des E. digiti minimi gedoppelt und in 9% konnten sogar 3 Endsehnen beobachtet werden (Schmidt u. Lanz 2003); in 1% fehlt sie ganz (Yoshida 1985).

6. dorsales Sehnenfach. Dieses osteofibröse Fach wird gegenüber den 5. Sehnenfach durch ein breites Septum abgegrenzt (Schmidt u. Lanz 2003). Mit ihm verflechten sich Fasern aus supra- und infratendinösen Schichten des Retinaculum extensorum, dem Lig. radioulnare dorsale als Teil des TFCC und lockeres Bindegewebe (Schmidt u. Lanz 2003). Es erstreckt sich über die dorsale Ulnarkante bis über die distale Reihe der Handwurzelknochen (Taleisnik et al. 1984). Weiterlaufend ziehen supradendinöse Fasern über das 6. Sehnenfach hinweg und strahlen in die Sehne des M. flexor carpi ulnaris, am Os pisiforme, ins Lig. pisometacarpale und in die Basis des Os metacarpale V ein, ohne an der Ulna anzusetzen (Palmer et al. 1985). Es hat eine Länge von ca. 21 mm und eine Breite ca. 6 mm. Die ca. 49 mm lange Sehnenscheide führt den M. extensor carpi ulnaris (Klein 1996). In 51% der Fälle wird eine dünne nach radial abgehende Nebensehne gefunden, welche am Caput ossis metacarpi V oder an der Dorsalaponeurose des kleinen Fingers inseriert (Schmidt u. Lanz 2003). Der M. extensor carpi ulnaris mit seinem 6. Sehnenfach und Sehnenscheide ist ein Teil des TFCC und trägt somit im Wesentlichen mit zur Stabilität des distalen Radioulnar- und Handgelenks bei.

Die palmaren Sehnenfächer des Handgelenks

Proximal der Handwurzelregion entspringt das palmare Retinaculum flexorum mit dem oberflächlich gelegenen Lig. carpi palmare aus der Unterarmfaszie (Schmidt u. Lanz 2003) und entspricht in seiner Ausdehnung dem Canalis carpi. Es ist ca. 26 mm breit, ca. 22 mm lang und hat eine Dicke von 1,6 mm im Zentrum sowie in den Randbereichen von ca. 0,6 mm (Cobb et al. 1993). Dieses Retinaculum besteht aus derben in sich durchkreuzenden und miteinander verwobenen Fasern (Henle 1872). Es ist in vier Schichten aufgebaut und gliedert sich in oberflächlich schrägverlaufende und darunterliegend querverlaufende Fasern. Hinzu kommen die im distal liegenden schrägverlaufenden und als glattes Dach in der Tiefe liegenden querverlaufende Fasern (Denman 1981). Aufgrund des derben Faseraufbaus verhindert es den Beugesehneneffekt bei der Handgelenksflexion (Kline u. Moore 1992) und ist ein wichtiger Bestandteil der Propriozeption des Handgelenks (Mashoof et al. 2001). Es ist in vier Schichten aufgebaut und gliedert sich in oberflächlich schrägverlaufende und darunterliegend querverlaufende Fasern. Hinzu kommen die im distal liegenden schrägverlaufenden und als glattes Dach in der Tiefe liegenden querverlaufende Fasern (Denman 1981). Die 3 palmaren Sehnenfächer liegen unterhalb des Retinaculum flexorum und durchlaufen direkt den Canalis carpi (Abb. 2.25). Das 1. palmare Sehnenfach ist mit dem Retinaculum flexorum zum Teil verwachsen.

1. palmares Sehnenfach. Dieses Sehnenfach dient der Führung der Sehnenscheide sowie seiner ca. 12 bis 14 cm langen rundliche Sehne des M. flexor carpi radialis im Bereich des Unterarms (Schmidt u. Lanz 2003). Sie ist zwischen dem M. palmaris longus und M. brachioradialis gut unter der Haut palpierbar (Schmidt u. Lanz 2003). In Höhe der Articulatio radiocarpalis entwickelt sich seine etwa

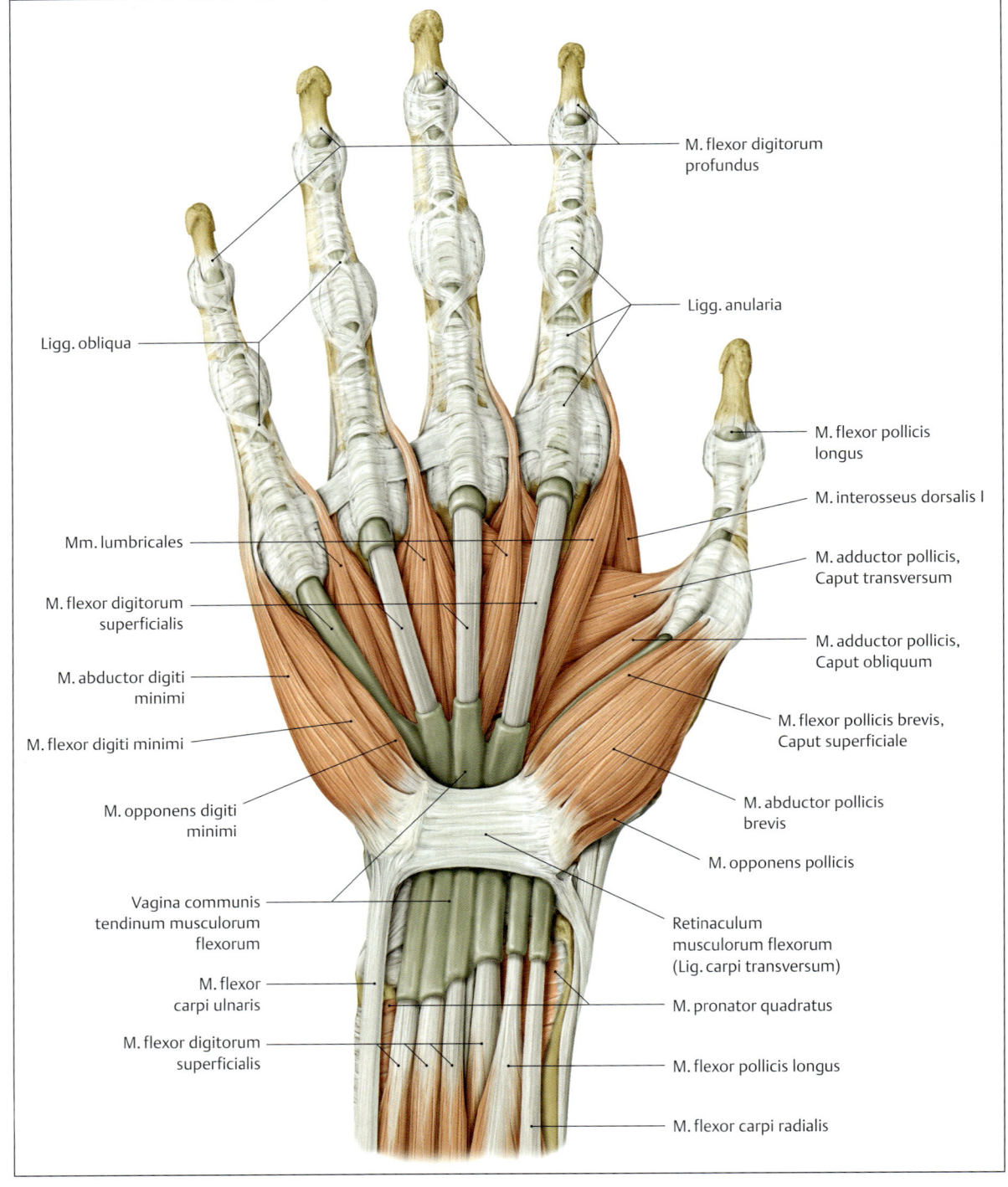

Abb. 2.25 Die drei palmaren Sehnenfächer (aus: Prometheus. LernAtlas der Anatomie, 2007).

5mm breite und 2,5mm dicke Sehnenscheide innerhalb eines osteofibrösen Kanals und ist auf einem Bindegewebsfettpolster unterlagert (Schmidt u. Lanz 2003). In Höhe des Tuberculum ossis scaphoidei unter dem First des Tuberculum ossis trapezii zieht sie in eine nach dorsal abgebogene Knochenrinne und wird dort durch das Retinaculum flexorum zu einem Gleitkanal ergänzt (Schmidt u. Lanz 2003). Das 1. palmare Sehnenfach läuft nicht direkt durch den Canalis carpi. Somit durchlaufen lediglich 2 Sehnenfächer den Karpaltunnel.

> **Klinik**
>
> Bedingt durch Traumen oder durch eine Arthrosis deformans im Handgelenk kann das Sehnenfach seine Führung verlieren und zur Irritation bis hin zur Ruptur der Sehne führen (Bowe et al. 1984). Insbesondere bei Belastung in Palmarflexion der Hand treten Schmerzen auf; der lokale Druckschmerz liegt in der Regel neben dem Tuberculum ossis scaphoidei (Keller u. Lanz 1984).

2. palmares Sehnenfach. In Höhe des Processus styloideus radii beginnt die etwa 12 bis 14 cm lange Sehnenscheide des M. flexor pollicis longus (Schmidt u. Lanz 2003). Sie zieht durch die radiale Höhle des Canalis carpi und setzt an der Endphalanx des Daumens an. Über ein Mesotendineum ist der N. medianus mit dieser Sehnenscheide verwachsen.

3. palmares Sehnenfach. Das 3. palmare Sehnenfach entspringt ca. 5 bis 7 cm vom proximalen palmaren Handgelenksspalt entfernt und durchläuft in Form eines Sehnensackes den Canalis carpi auf der ulnaren Seite (Kuhlmann et al. 1992). Nach distal reicht diese breitgefächerte Sehnenscheide unterschiedlich weit in die Hohlhand hinein (Schmidt u. Lanz 2003). Das dritte palmare Sehnenfach dient der Führung von acht Sehnen, d. h. jeweils vier des M. flexor digitorum profundus sowie des M. flexor digitorum superficialis. Die Profundussehnen sind durch mehrere interdendinöse Fasern im Karpaltunnel miteinander verbunden und bilden somit eine funktionelle Einheit. Wird ein Finger in Streckstellung fixiert, können die übrigen Finger nicht mehr aktiv im Endgelenk gebeugt werden (Schmidt u. Lanz 2003). Aufgrund seines kräftigen Muskelbauchs und seiner kurzen Faserlänge von acht cm ist es nicht möglich bei einer Handgelenksflexion die Finger zur Faust zu schließen (Hazelton et al. 1975). Die Flexor digitorum profundus Sehnen liegen in Höhe der Handwurzelknochen und verlaufen von radial nach ulnar (Schmitd u. Lanz 2003). Die M. digitorum superficialis Sehnen liegen etwas ungeordneter darüber (Schmidt u. Lanz 2003). Diesem Sehnenfach liegt schließlich der N. medianus auf. In 50% der Fälle kommuniziert diese Sehnenscheide mit der des M. flexor pollicis longus (Kanavel 1939).

> **Klinik**
>
> In 85% der Fälle ist die Ursache einer Kompressionsneuropathie des N. medianus (sog. Karpaltunnelsyndrom) eine Tendovaginose bzw. eine chronische Fibrosierung des 3. palmaren Sehnenfachs infolge von einer stets wiederkehrenden Belastung (Buchberger u. Schmitt 2004).

Canalis carpi, Loge de Guyon und Nervenversorgung der Hand

Der N. medianus ist im Bereich des Canalis carpi am häufigsten einer kompressionsbedingten Schädigung ausgesetzt (Buchberger u. Schmitt 2004). Das betrifft auch den N. ulnaris, der neben dem Sulcus-ulnaris-Syndrom am zweit häufigsten in der Loge de Guyon traumatisiert wird (Schmitt u. Hahn 2004). Somit sind pathologische Engpassyndrome in der Hand keine Seltenheit und gehören in den Alltag der handchirurgischen Versorgung sowie der therapeutischen Nachsorge.

Canalis carpi

Der Canalis carpi stellt die osteofibröse Verbindung der Beugemuskulatur des Unterarms zur Hand her. Dieser Durchgangskanal ist ein dynamisches Gebilde aus Handwurzelknochen und Ligamenten. Während der Handgelenksflexion- und Extension verengt sich der Kanal. Die Eingangsöffnung verringert sich während der Beugebewegung durch das sich dem Radius nähernde Retinaculum flexorum und durch das sich nach distal-palmar verlagernde Os capitatum. Bei der Streckbewegung verengt sich der Kanal durch das Os lunatum, welches gegen das Tunnelinnere vorgetrieben wird (Schmidt u. Lanz 2003). Bei beiden Bewegungen steigt der innere Druck im Kanal imenz an, d. h. im Vergleich zur Neutralstellung mit einem Wert von ca. 2 mm Hg. [ca. 32 mm Hg] hingegen verändert er sich bei der Extension auf ca. 33 mm Hg. [ca. 110 mm Hg.] und während der Flexion sogar auf ca. 42 mm Hg. [ca. 94 mm Hg.] (Baumann et al. 1981 [Gelbermann et al. 1981]). trotz unterschiedlicher Meßwerte beider Untersuchungen zeigt sich eine deutliche Differenz zwischen der Ruhigstellung und der Druckzunahme in Bewegung. Mögliche Raumeinengungen beeinträchtigen im Wesentlichen die Leitfähigkeit des N. medianus. Nicht nur der mechanische Druck führt zu einer pathologischen Veränderung; erschwerend kommt die dadurch bedingte Verringerung der Durchblutung hinzu (Schmidt u. Lanz 2003). Somit ist das Carpaltunnelsyndrom das häufigste Engpassyndrom peripherer Nerven (Abb. 2.**26**).

Anatomischer Aufbau des Canalis carpi. Der Canalis carpi ist ein ca. 2,5 cm langer osteofibröser Tunnel an der Palmarseite der Hand (Abb. 2.**26**). Im proximalen Abschnitt wird sein Boden durch das Capitatum, Hamatum und Triquetrum und im distalen Teil durch das Capitatum sowie dem Trapezoideum gebildet. Die seitliche Begrenzung markiert einerseits auf der radialen Seite das proximale Scaphoid sowie das distale Trapezium und andererseits auf der ulnaren Seite das proximale Triquetrum sowie das distale Hamatum. Das Dach bildet das Retinaculum flexorum (Lig. carpi transversum), welches radial am Tuberculum ossis scaphoidei sowie am Tuberculum ossis trapezii und ulnar am Os pisiforme und Tubercu-

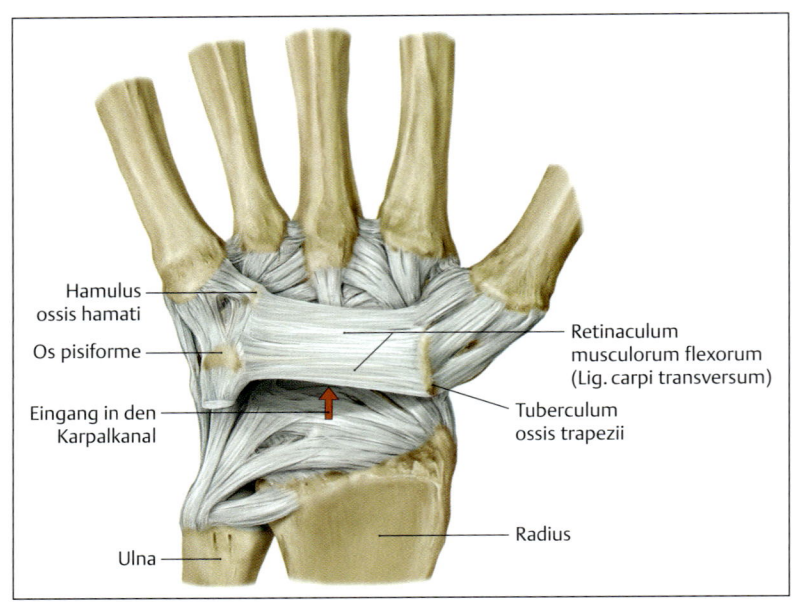

Abb. 2.26 Der Karpaltunnel (aus: Prometheus. LernAtlas der Anatomie, 2007).

Klinik

Ursache für ein Karpaltunnelsyndrom können neben dem am häufigsten anzutreffenden Sehnenscheidenentzündungen, Tumore (z. B. Ganglien), Kristallatrophatien (z. B. Gicht), kongenitale Anomalien (z. B. akzessorische Muskeln), knöchernde Karpalstenosen (z. B. DISI, Arthrosis deformans) sowie Venostasen und Ödeme sein (z. B. Menopause, Rechtsherzinsuffizienz – Buchberger u. Schmitt 2004).

Loge de Guyon

Die Guyon-Loge Abb. 2.27 ist neben dem Sulcus nervi ulnaris die zweite wichtige Lokalisation einer Kompressionsneuropathie des N. ulnaris (Schmitt u. Hahn 2004). Dieser osteofibröse Kanal hat eine Länge von ca. 15 mm und führt den N. ulnaris sowie die A. ulnaris in die Hand (Schmitt u. Hahn 2004).

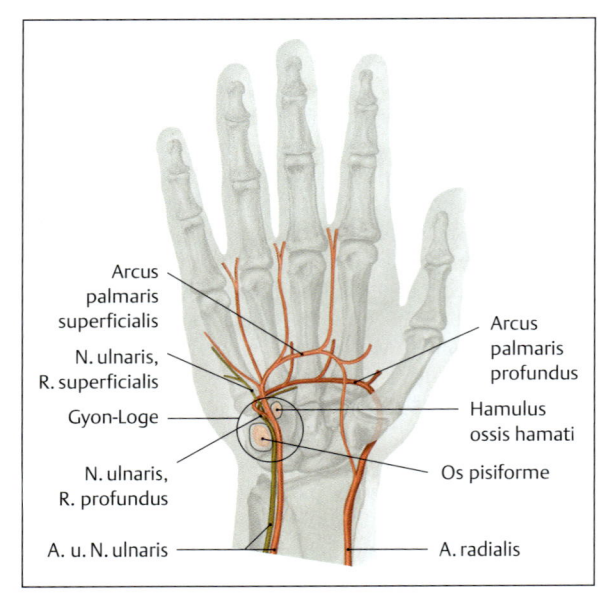

Abb. 2.27 Die Guyon-Loge (aus: Prometheus. LernAtlas der Anatomie, 2007).

Anatomischer Aufbau der Loge de Guyon (Cubitaltunnel). Dieser Ulnartunnel liegt in mediopalmarer Position zum Karpaltunnel, beginnt in Höhe des Os pisiforme und endet am Hamulus ossis hamati. Den Boden des Ulnartunnels prägt das Retinaculum flexorum und das Lig. pisohamatum, während das Dach vom Lig. palmare carpi ggf. auch von Fasern des M. palmaris longus gebildet wird (Schmitt u. Hahn 2004). Die seitliche Begrenzung bildet auf der radialen Seite das Os pisiforme mit dem M. flexor digiti minimi brevis und auf der ulnaren Seite die Aponeurosis palmaris sowie der Hamulus ossis hamati. Unmittelbar vor oder im proximalen Abschnitt des Kanals teilt sich der R. palmaris des N. ulnaris in einen oberflächlichen und in einen tiefen Nervenast (Schmitt u. Hahn 2004). Auf Höhe des Tunnelausgangs verläuft der tiefe Nervenast

lum ossis hamati ansetzt. Das Retinaculum flexorum ist im distalen Bereich stärker ausgeprägt und der carpale Raum nimmt in dieser weniger oberflächlich gelegenen Region an Enge zu (Buchberger u. Schmitt 2004). Durch den Canalis carpi ziehen 2 palmare Sehnenscheiden, einerseits im 2. palmaren Sehnenfach der M. flexor pollicis longus und im 3. palmaren Sehnenfach die acht Sehnen der Mm. digitorum profundus et superficiales. Zwischen dem 3. Sehnenfach und dem Retinaculum flexorum verläuft der N. medianus; mit großer Variabilität meist etwas radialseitig der Mittellinie (Buchberger u. Schmitt 2004).

durch eine Engstelle zwischen dem Hamulus ossis hamati und einem fibrösen Sehnenbogen, welcher dem M. flexor digiti minimi gleichzeitig als Ursprungszone dient (Schmitt u. Hahn 2004). Etwas palmar radial von diesem Bereich verlässt auch der superfisziale Nervenast die Loge und kommt seinen rein sensiblen Aufgaben innerhalb des Hypothenars nach. Der N. ulnaris und seine weiteren Äste verlaufen ulnarseitig zur A. ulnaris.

> **Klinik**
> Ursachen für ein Syndrom der Loge de Guyon sind häufig akute Nerventraumen (z. B. Schnittverletzungen, karpale Frakturen), chronische Nerventraumen (z. B. Langzeitgebrauch von Gehhilfen, Pseudarthrose am Hamulus ossis hamati), Entzündungen (z. B. Gicht), intra- und perineurale Narben (z. B. nach Operationen), anatomische Varianten (z. B. atypischer Verlauf des M. abductor digiti minimi) und diverse Tumoren (Ganglien, Aneurysmen, Lipome, etc. – Schmitt u. Hahn 2004).

Die Nervenversorgung der Hand

Der Plexus brachialis ist ein Teil des peripheren Nervensystems und wird aus den Spinalnerven C5 bis Th1 gebildet. Ein peripherer Nerv wird auch als gemischter Nerv bezeichnet, da er sowohl afferente als auch efferente somatische und vegetative Nervenfasern enthält (Faller u. Schünke 2008). Somatische Fasern sind jene, die von einem Rezeptor (z. B. Haut oder Schmerzrezeptor) zum Rückenmark (somatisch afferent) oder von motorischen Vorderhornzellen des Rückenmarks zur Skelettmuskulatur (somatisch efferent) ziehen (Faller u. Schünke 2008). Vegetative Fasern stehen mit Eingeweiden, Gefäßen und Drüsen afferent als auch efferent in Verbindung (Faller u. Schünke 2008). Aus diesem Armgeflecht an peripheren Nerven entspringen motorische Nerven für die Schultergürtelmuskulatur und für die obere Extremität sowie sensible Äste für die Haut der Schulter- und die der Extremitätenregion (Faller u. Schünke 2008). Aus diesem Geflecht resultieren für den Unterarm und Handbereich der N. medianus, N. ulnaris und der N. radialis.

N. medianus. Der N. medianus (C6-Th1) entsteht im Bereich der A. axillaris aus der Vereinigung seiner medialen und lateralen Wurzel (sog. Medianusschlinge, Kahle 1991), d. h. aus den gleichnamigen Faszikeln des Plexus brachialis (Firbas 1992). Der Nerv zieht im Sulcus bicipitalis oberflächlich von der A. brachialis abwärts bis zur Ellenbeuge (Abb. 2.**28**). Dort lokalisiert er sich hinter der Bicepsaponeurose und der V. mediana cubiti und vor der Insertion des M. brachialis sowie dem Ellenbogengelenk (Firbas 1992). In diesem Bereich zweigen die Rami musculares ab und versorgen den M. pronator teres, M. flexor carpi radialis, M. palmaris longus, M. flexor digitorum superficialis mit seinen Caput radiale sowie dem Caput humeroulnare (Kahle 1991) und sendet einige Äste an das Ellenbogengelenk und an das proximale Radioul-

nargelenk (Firbas 1992). In den Unterarm gelangt der N. medianus indem er den humeralen und den ulnaren Kopf des M. pronator teres durchläuft. In Höhe der Ellenbogenbeuge entspringt der Zweig des N. interosseus antebrachii anterior, verläuft weiter auf der Membrana interossea zum M. pronator quadratus und gibt weitere Äste an den M. pollicis longus, den lateralen Teil des M. digitorum profundus, an das distale Radioulnar- und das Handgelenk ab (Firbas 1992). Zwischen dem M. flexor digitorum superficialis und dem M. flexor digitorum profundus verläuft er schließlich weiter bis zum Handgelenk. Vor seinen Durchtritt durch den Canalis carpi liegt er oberflächlich zwischen den Sehnen des M. flexor carpi radialis und des M. palmaris longus und gibt den sensiblen R. palmaris des Thenars ab (Buchberger u. Schmitt 2004). Des Weiteren besteht regelmäßig eine Anastomose mit dem N. ulnaris in Höhe der Handwurzel (Kahle 1991).

Mit einer Breite von ca. 6mm und Stärke von ca. 2,1mm tritt der N. medianus unter dem Retinaculum flexorum in den Canalis carpi ein (Schmidt u. Lanz 2003). Nach distal nimmt seine Breite kontinuierlich auf bis zu 7,7mm zu (Schmidt et al. 1987); hingegen nimmt die Stärke auf bis zu 1,9mm ab (De Krom et al. 1987). Daraus resultiert eine Zunahme der Nervenfasern auf bis zu 40 (Bonnel et al. 1981). Rinnenartige Vertiefungen entstehen durch die direkte Berührung der Beugesehnen (Schmidt u. Lanz 2003). In mehr als 60% der Fällen hat der Nerv einen gradlinigen Verlauf in die Palma manus (Schmidt u. Lanz 2003); in den meisten Fällen radialseitig der Mittellinie (Buchberger u. Schmitt 2004). Da der N. medianus durch ein lockeres Bindegewebe mit dem umliegenden Gewebe verwachsen ist sind passive Verschiebung im Karpaltunnel möglich, d. h. bei 60° Handgelenkstreckung und 65° Handgelenksbeugung gleitet der Nerv um ca. 20mm in longitudinaler Richtung (Wilgis u. Murphy 1986). In der Regel geht der N. medianus am Ende des Canalis carpi in seine Endäste über und gibt motorische Äste an den M. abductor pollicis brevis, M. opponens pollicis, M. flexor pollicis brevis Caput superficiale sowie für die zwei ulnaren Mm. lumbricales (Buchberger u. Schmitt 2004). Die motorischen Äste der Mm. lumbricales (Nn. digitales palmares communes) verlaufen zu den Fingerzwischenräumen und gabeln sich in die Nn. digitales palmares proprii, mit je zwei Nervenpaaren für die Finger I–IV1/2, auf (Kahle 1991). Sie versorgen somit die palmare Fläche des Daumens, des Zeige- und Mittelfingers sowie die radiale Hälfte des Ringfingers einschließlich der dorsalen End- und Mittelglieder (Kahle 1991).

> **Klinik**
> Bei einer Ruptur des Nervens im Bereich des Canalis carpi können Daumen-, Zeige- und Mittelfinger in den End- und Mittelgelenken nicht mehr gebeugt werden. Daraus resultiert das charakteristische Merkmal der Medianuslähmung im Sinne der sogenannten Schwurhand.

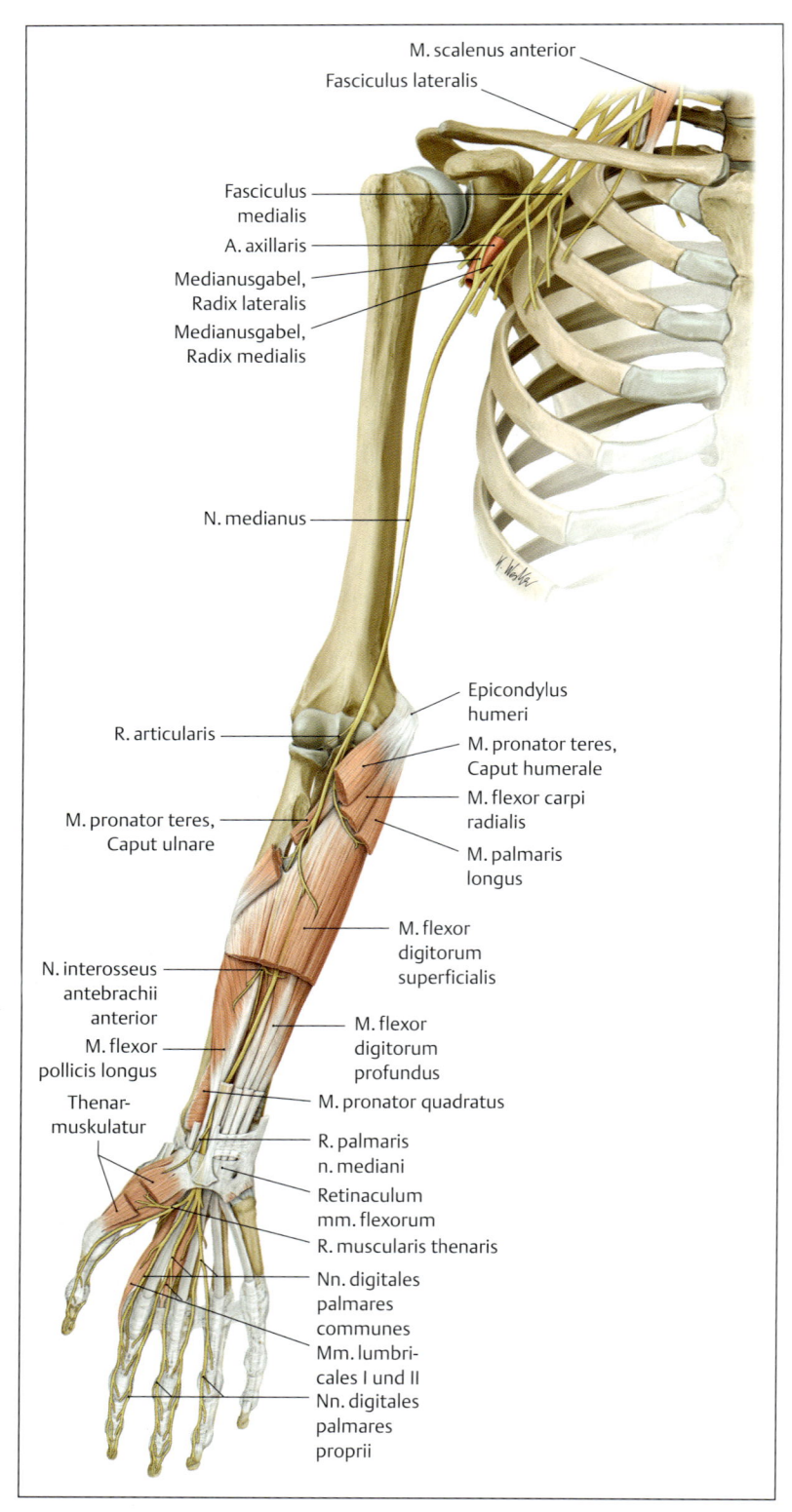

Abb. 2.28 N. medianus (aus: Prometheus. LernAtlas der Anatomie, 2007).

N. ulnaris. Der N. ulnaris (C8-Th1) entspringt als Hauptnerv aus dem medialen Faszikel des Plexus brachialis (Firbas 1992). Über die A. und V. axillaris zieht er an die mediale Seite der A. brachialis in den Oberarm und dort setzt er seinen Verlauf an der ulnaren Seite nach distal fort (Abb. 2.**29**). Ungefähr in der Oberarmmitte durchstößt er das Septum intermusculare brachii mediale und zieht vor dem medialen Kopf des M. triceps brachii weiter nach unten (Firbas 1992). Im distalen Oberarmdrittel wendet er sich in die Lücke zwischen dem medialen Epicondylus sowie dem Olecranon (Firbas 1992) und zieht über den Sulcus nervi ulnaris in den Unterarm ein (Kahle 1991). In diesem Bereich ist er gut zu tasten und verursacht bei Druck einen elektrisierenden Schmerz (sog. Musikantenknochen) der bis in die ulnare Seite der Hand ausstrahlt. Proximal des Ellenbogengelenks gibt der N. ulnaris keine konstanten Äste ab, bis auf einige kleine Abzweigungen für das Ellenbogengelenk (Firbas 1992).

Zwischen dem humeralen und ulnaren Kopf des M. flexor carpi ulnaris, auf dem M. digitorum profundus liegend (Firbas 1992), setzt er seinen Weg nach distal beugeseitig des Unterarms unter dem Muskelbauch des M. flexor carpi ulnaris, fort. An der Stelle, wo der Muskel sich zu einer Sehne verjüngt, treten der Nerv so wie die ihn begleitende A. ulnaris unter dem Seitenrand des Muskels hervor und ziehen oberflächlich, d. h. unmittelbar unter der Unterarmfaszie sowie in Führung seiner medialen Sehnenfläche bis zum Retinaculum flexorum (Firbas 1992). Im Unterarm gibt er Äste zum M. flexor carpi ulnaris und zur medialen Häfte des M. digitorum profundus ab (Firbas 1992).

Über das Retinaculum strahlt der N. ulnaris in die Loge de Guyon in das Handgelenk ein (Kahle 1991) und hier teilt sich dieser Ramus palmaris unmittelbar vor oder im proximalen Abschnitt des Tunnels in seinen seinsiblen oberflächlichen und motorischen tiefen Nervenast (Schmitt u. Hahn 2004). Der Ramus profundus senkt sich in die Tiefe der Hohlhand und beschreibt einen Bogen in Richtung auf den Daumenballen zu (Kahle 1991). Er gibt Äste für alle Muskeln des Hypothenars, d. h. für den M. abductor digiti minimi, M. flexor digiti minimi und M. opponens digiti minimi. Des weiteren versorgt er alle Mm. interossei dorsales et palmares, die Mm. lumbricales IV und V sowie die Muskeln des Thenars, d. h. den M. adductor pollicis und das Caput profundum des M. flexor pollicis brevis (Kahle 1991).

Etwa in der Mitte des Unterarms zweigt der sensible Ramus dorsalis nervus ulnaris ab und zieht bis zur dorsalen ulnaren Seite des Handrückens für die Versorgung der dort anliegenden Haut (Kahle 1991), d. h. die Fläche des Handgelenks und mit seinen Endästen den Nn. digitales dorsales proprii bis zu den Fingermittelgelenken V und IV1/2. Der etwas darunter abgehende sensible Ramus palmaris versorgt den ellenseitigen Anteil der Handgelenksbeugeseite sowie den körpernahen Kleinfingerballen (Hypothenar). Der in der Loge de Guyon entspringende R. superficialis (Schmitt u. Hahn 2004) versorgt den M. palmaris brevis und sensibel die ulnare Hohlhandfläche sowie mit seinen zwei Nn. digitalis palmares, übergehend in die Nn. digitales palmares proprii, die seitliche und palmare Fläche des Klein- und Ringfingers (Firbas 1992), als auch die Dorsalfläche ihrer Endphalangen (Kahle 1991).

N. radialis. Der N. radialis (C5-C8) entspringt aus dem Fasciculus posterior (Firbas 1992) und versorgt die Streckmuskulatur des Ober- und Unterarms (Abb. 2.**30**).

Der Nervenstamm zieht von der Axilla in das proximale Drittel des Sulcus bicipitalis medialis und verläuft spiralförmig weiter um die Dorsalfläche des Humerus durch den Sulcus n. radialis. Im distalen Drittel des Oberarms gelangt er auf die Beugeseite des M. brachialis und M. brachioradialis. In dieser Höhe überquert er das Ellenbogengelenk und teilt sich am Caput radii in seine beiden Endäste dem Ramus superficialis et profundus auf (Kahle 1991).

In der Achselhöhle zweigt der N. cutaneus brachii lateralis inferior ab und versorgt die Haut an der lateralen Seite des Oberarms (Prescher u. Schmidt 2003). Etwas weiter distal folgt der N. cutaneus brachii posterior mit der sensiblen Innervierung der Rückseite (Kahle 1991). Vor dem Eintritt des Nervs in den Sulcus radialis löst sich der motorische Ramus musculare für den M. triceps brachii (Prescher u. Schmidt 2003) und dem M. anconaeus ab (Kahle 1991). Im Sulcus n. radialis folgt schließlich der N. cutaneus antebrachii posterior und versorgt die Haut der Unterarmstreckseite bis zur Handwurzel.

Der Ramus superficialis verläuft am Unterarm weiter an der medialen Fläche des M. brachioradialis und zieht dann im unteren Drittel zwischen diesem Muskel und dem Radius auf die Dorsalseite bis zum Handrücken (Kahle 1991). Dort teilt er sich wiederum in fünf Nn. digitales dorsales für die Streckseite der zwei 1/2 radialen Finger (Prescher u. Schmidt 2003). Für die sensible Versorgung des N. radialis gibt es kein Autonomgebiet, d. h. alle ver-

> **Klinik**
> Bei einer Ruptur des N. ulnaris kommt es zur Ausbildung einer sog. Krallenhand bzw. Klauenhand (Kahle 1991). Der Daumen steht in Abduktion und die Finger sind in den Grundgelenken gestreckt sowie in den Mittel- und Endgelenken gebeugt (Kahle 1991). Diese charakteristische Haltung ensteht durch die Lähmung des M. adductor pollicis und der Mm. inetrosseii sowie der Mm. lumbricales IV/V. Zum einen kann der Daumen nicht mehr adduziert und zum anderen können die Finger in den Grundgelenk nicht gebeugt und in den Mittel- und Endgelenken gestreckt werden, wodurch der vom N. medianus versorgte M. abductor pollicis brevis den Daumen und die vom N. radialis versorgte Streckmuskulatur die Finger in dieser Stellung fixiert. Da zudem auch die Muskulatur des Hypothenars nicht mehr innerviert wird, ist auch die Daumen- Kleinfingeropposition nicht mehr möglich.

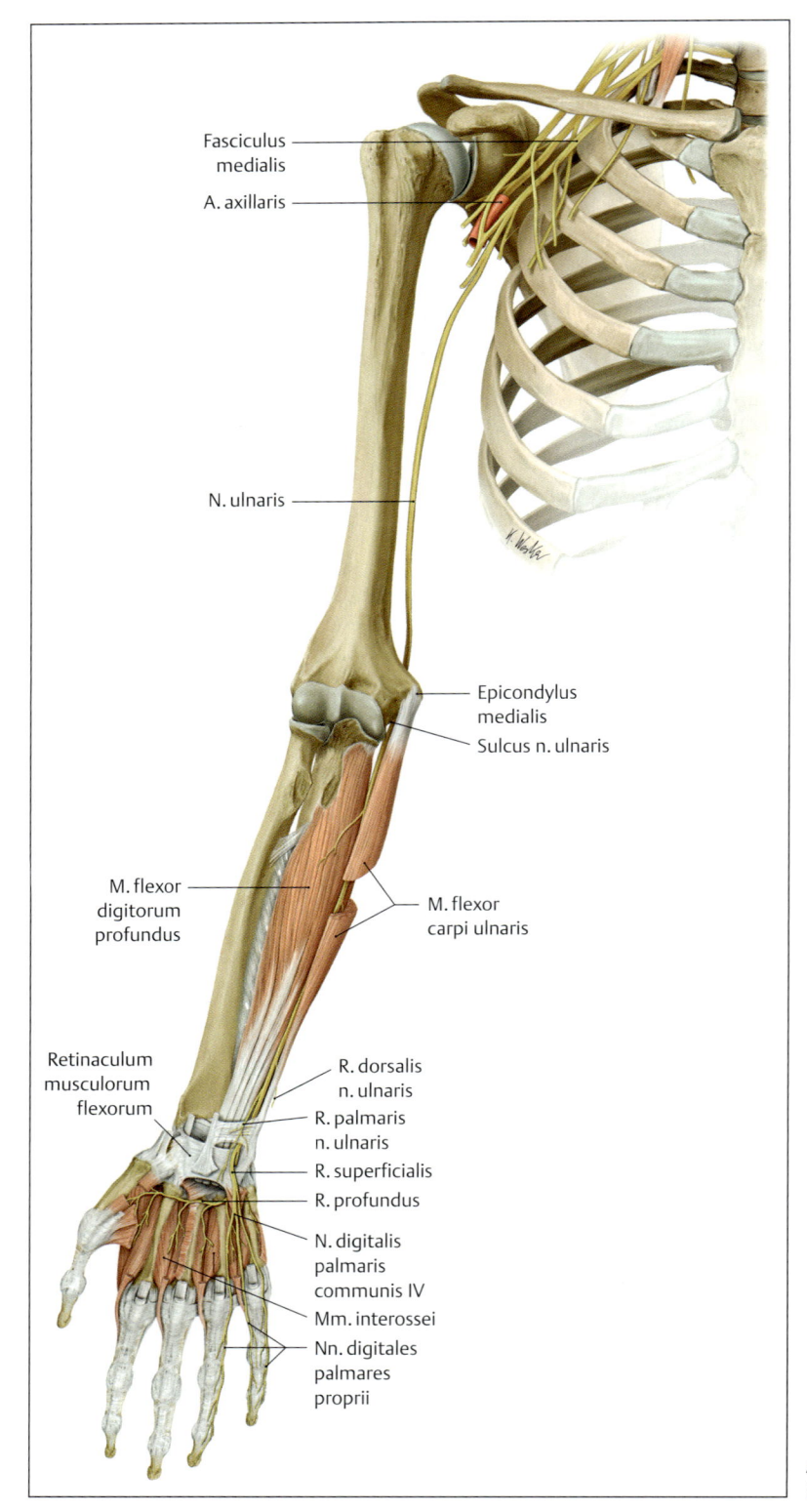

Abb. 2.29 N. ulnaris (aus: Prometheus. LernAtlas der Anatomie, 2007).

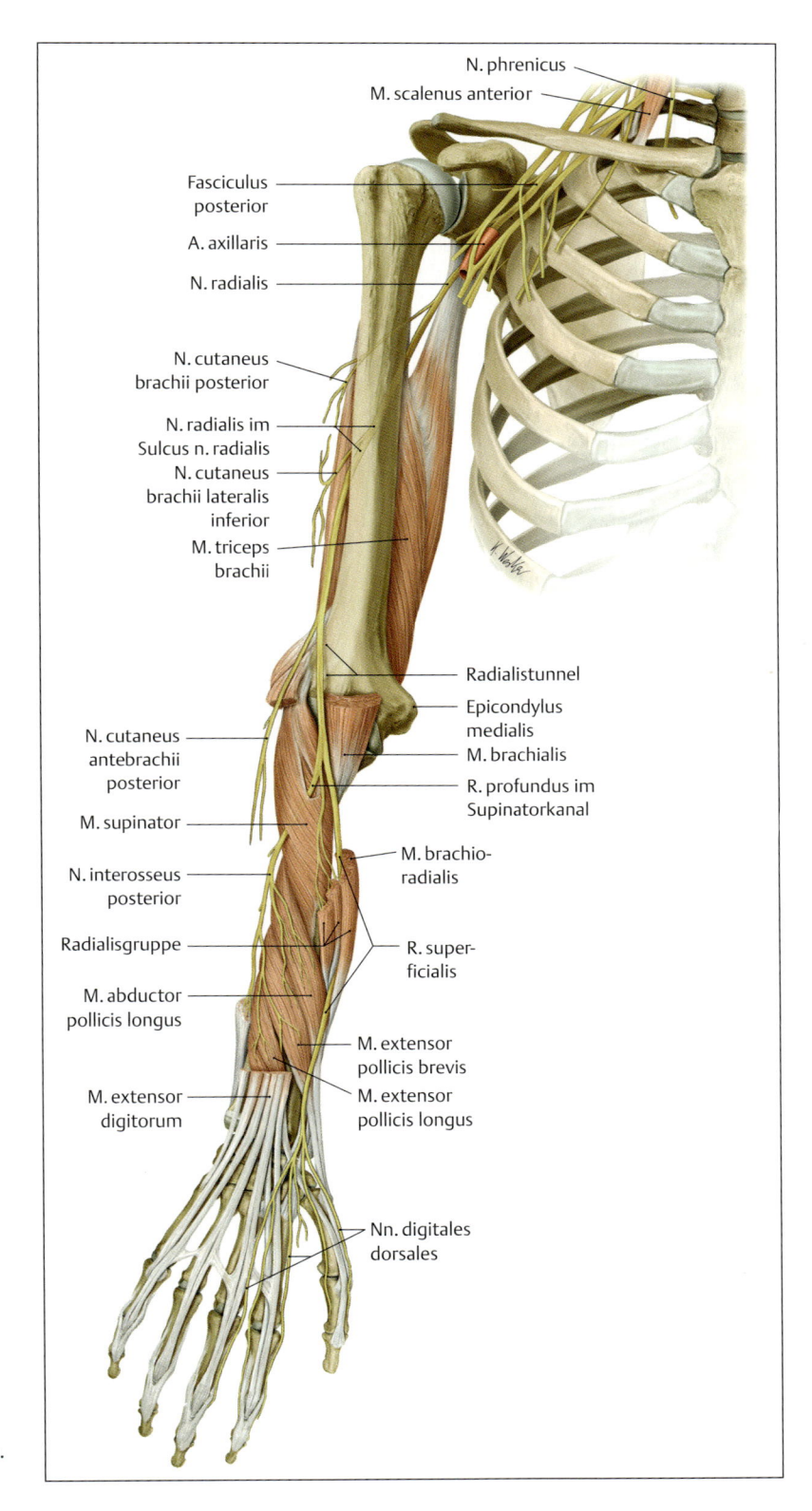

2.5 Weitere wesentliche anatomische Strukturen des Handgelenks

Abb. 2.30 N. radialis (aus: Prometheus. LernAtlas der Anatomie, 2007).

sorgten Hautareale können auch von anderen Nerven innerviert werden (Prescher u. Schmidt 2003). Des Weiteren ziehen in Höhe des lateralen Epicondylus motorische Äste zum M. brachioradialis und zum M. extensor carpi radialis longus.

Der Ramus profundus tritt in den M. supinator ein (Frohse-Arkade – Mumenthaler, Stöhr u. Müller-Vahl 2007) und windet sich in ihm spiralförmig um den Radius zur Streckseite, wo er die gesamte dorsale Muskelgruppe des Unterarms versorgt (Prescher u. Schmidt 2003). Dazu gehören der M. supinator, M. extensor carpi radialis brevis, M. extensor digitorum communis, M. extensor carpi ulnaris, M. abductor pollicis longus, M. extensor pollicis brevis sowie mit dem Ast des N. interosseus posterior den M. pollicis longus und den M. indicis proprius.

Klinik
Eine Schädigung des Hauptstammes im Oberarmbereich führt über den Ausfall der Streckmuskulatur im Handbereich zur sog. Fallhand (Kahle 1991). Weder im Handgelenk noch in den Fingergelenken ist eine Streckung möglich und die Hand fällt folgedessen schlaff nach unten (Kahle 1991).

Oberflächen- und Tiefensensibilität. Unter Sensibilität wird die Fähigkeit zur Wahrnehmung verschiedener Reize durch Sensoren, über afferente periphere und zentrale Nervenbahnen zum ZNS verstanden (Pschyrembel 2004). Hierbei werden die Qualitäten epikritische Sensibilität, protophatische Sensibilität und propriozeptive Sensibilität unterschieden (Bechmann u. Nitsch 2003).
- **Epikritische Sensibilität:** Unter der epikritischen Sensibilität wird das taktile Empfinden der Haut verstanden (Fruhstorfer 2003). Mechanische Reize wie z. B. Berührung, Vibration, Druck und Spannung sind Auslöser solcher taktiler Stimuli (Fruhstorfer 2003). Welche Empfindungsqualität auf der Haut ausgelöst wird, hängt wesentlich von der Intensität, dem zeitlichen Verlauf sowie der Reizfläche ab (Fruhstorfer 2003). Diese mannigfaltigen Rezeptoren stellen die in großer Dichte angelegten Mechanorezeptoren der Haut dar. Sie werden in Intensitäts-, Geschwindigkeits- und Beschleunigungsdetektoren gegliedert (Fruhstorfer 2003). Diese Sensoren sind in der Lage genau lokalisierbare Empfindungen von zwei eng beieinander liegenden Punkten getrennt wahrzunehmen (sog. Punkt-zu-Punkt-Diskrimination – Bechmann u. Nitsch 2003).
  - **Intensitätsdetektoren:** Diese Mechanozeptoren geben Informationen über die Stärke eines anhaltenden Drucks bzw. von Dehnreizen der Haut weiter. Hierbei handelt es sich um die in der Epidermis gelegen Merkel-Zellen und den etwas tiefer in der Dermis gelegenen Ruffini-Körperchen (Fruhstorfer 2003).
  - **Geschwindigkeitdetektoren:** Sie erzeugen nur Aktionspotentiale während sich ein Hautreiz in seiner Intensität verändert (Fruhstorfer 2003). Zu ihren Stimuli gehören z. B. das Bestreichen und Vibrationen auf der Haut. je nach Lokalisation übernehmen diese Aufgabe die in der Dermis gelegenen Meißner-Körperchen in unbehaarten Regionen oder der in Dermis gelegenen Haarfollikelrezeptoren in beharrte Regionen (Fruhstorfer 2003).
  - **Beschleunigungsdetektoren:** Diese Aufgabe der Beschleunigung von Reizen auf der Haut kommt den in der Hypodermis gelegenen Pacini-Körperchen zu und werden nur bei stärkeren Reizen aktiv; d. h. bei Berührungs- und Vibrationsempfindungen (Fruhstorfer 2003).
- **Protopathische Sensibilität:** Unter der protopathischen Sensibilität wird die emotional gefärbte, weniger gut lokalisierbare Empfindung von Schmerz-, Temperatur- und grober Druckwahrnehmung verstanden (Bechmann u. Nitsch 2003). Diesbezüglich werden spezifische Kälte- und Wärmerezeptoren sowie unterschiedliche

Tab. 2.2 Muskelinnervation im Überblick (nach Winkel, Vleeming u. Meijer 1985)

N. medianus	N. ulnaris	N. radialis	N. musculoctaneus
• M. pronator teres • M. palmaris longus • M. flexor carpi radialis • M. flexor digitorum profundus II/III • M. flexor digitorum superficialis • M. flexor pollicis longus • M. pronator quadratus • M. abductor pollicis brevis • M. opponens • M. flexor pollicis brevis Caput superficiale • Mm. lumbricales I/II	• M. flexor carpi ulnaris • M. flexor digitorum prundus IV/V • M. palmaris brevis • M. abductor digiti minimi • M. opponens digiti minimi • M. Mm. lumbricales III/IV • Mm. interossei dorsales et palmares • M. adductor pollicis • M. flexor pollicis brevis Caput profundum	• M. triceps brachii Caput-mediale, laterale et longum • M. brachialis • Mm. extensor carpi radialis longus et brevis • M. brachioradialis • M. anconeus • M. supinator • M. extensor digitorum communis • M. extensor carpi ulnaris • M. extensor digiti minimi • Mm. extensor pollicis longus et brevis • M. abductor pollicis longus • M. extensor indicis proprius	• M. coracobrachialis • M. bicieps brachii • M. brachialis

markhaltige bzw. marklose Nozizeptoren aktiv und reagieren häufig gekoppelt (Fruhstorfer 2003). Die markhaltigen A-Mechanonozizeptoren reagieren auf spitze Reize und die A-polymoduralen Nozizeptoren zusätzlich auf Hitze- sowie chemische Reize (Fruhstorfer 2003). Die marklosen C-polymodulare Nozizeptoren (sog. C-Fasern) sprechen gleichermaßen auf mechanische, spitze und Stimuli für starke Hitze an. Durch diese Kopplung kann je nach Reizintensität z. B. Wärme als Schutzreaktion „Schmerz" empfunden werden. Die markhaltigen Nozizeptoren nehmen über 10 % und die marklosen Nozizeptoren mehr als 50 % aller menschlichen Hautnerven ein (Fruhstorfer 2003). Werden sie nach mehrmaliger Gewebeschädigung und oder bei einer bereits bestehenden Entzündung gereizt erhöht sich ihre Empfindlichkeit und sie reagieren dann auch auf normale Reize bzw. sie werden spontan aktiv (sog. Sensibilisierung – Fruhstorfer 2003).

- **Propriozeptive Sensibilität:** Darunter wird die Tiefensensibilität verstanden, d. h. sie gibt Auskunft über die Bewegung und die Lage des Organismus im Raum (Bechmann u. Nitsch 2003). Informationen dieser Systeme sind Folge von willkürlichen aber auch von reflexartigen Bewegungen (Schewe 2005). Im Wesentlichen sind vier Typen von peripheren Mechanorezeptoren für die Auskunft über die statische Position sowie für dessen Geschwindigkeit und Richtung dieser Bewegung verantwortlich (Schewe 2005). Zudem bestimmen sie die Intensität der aufzubringenden Kraft, die notwendig ist um z. B. einen Gegenstand zu ergreifen (Schewe 2005). Diese vier Sensortypen gliedern sich über Mechanorezeptoren im Muskelsehnenübergang in Form von Golgi-Sehnenrezeptoren und innerhalb der Sehne durch die Ruffini-Körperchen. Im Muskel selbst sind sie vertreten durch die Muskelspindelrezeptoren und in der Gelenkkapsel möglicherweise durch die Pacini-Körperchen. Es ist anzunehmen, dass die Ruffini-Körperchen in der Haut diese Funktion übernehmen (Schewe 2005). Solange sich die Gelenkwinkel in einer mittleren Position befinden ist die Präzision der Informationen dieser Lagerezeptoren sehr hoch, d. h. es können Unterschiede von 0,2 Grad erkannt werden (Schewe 2005).

■ Gefäßversorgung des Handgelenks und der Hand

Die A. brachialis teilt sich im Bereich des Ellenbogengelenks in die Aa. radialis und ulnaris auf, welche von dort nach distal in Richtung Handgelenk ziehen (Abb. 2.31). Im unteren Unterarmdrittel zweigen lediglich unbenannte Muskeläste für deren Versorgung ab (Firbas 1992).

A. radialis

Die A. radialis entspringt in 80-85 % der Fälle in der Ellenbeuge aus der A. brachialis und in den übrigen 15–20 % findet sich ein höher gelegener Abgang aus der gleichen

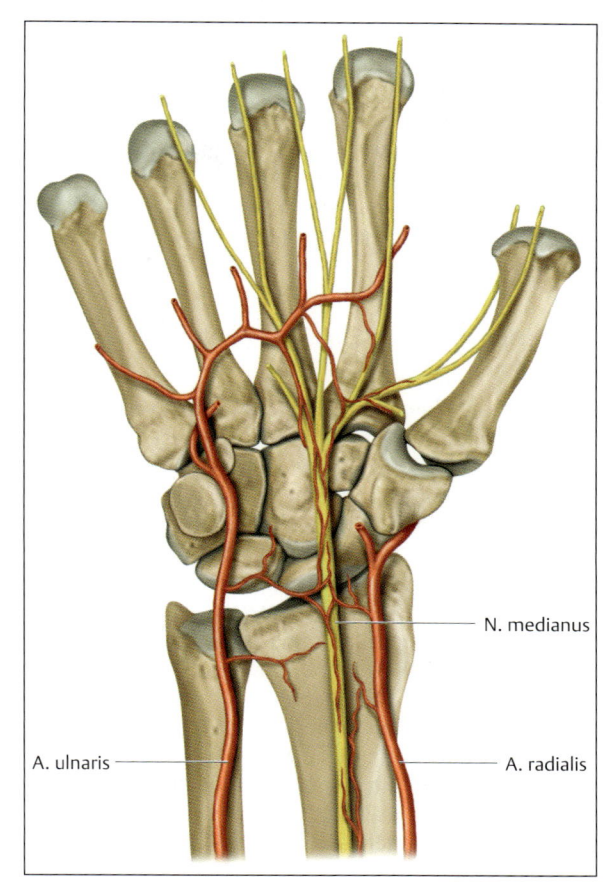

Abb. 2.31 A. radialis und A. ulnaris.

Arterie oder aus der A. axillaris (Helmberger u. Schmitt 2004). Peripher zieht die A. radialis direkt lateral neben der Sehne des M. flexor carpi radialis und endet in Höhe des Handgelenks, an welcher Stelle der Puls gut tastbar ist (Firbas 1992). Hinter dem Os trapezium und der Basis des Os metacarpale I mündet sie in den Arcus palmaris superficialis und profundus ein, wo sie sich mit der A. ulnaris vereint (Helmberger u. Schmitt 2004) Bevor sie allerdings in den tiefen Gefäßbogen einmündet, zieht sie über die Beugeseite des Unterarms in die Höhe der Tabatiere nach dorsal, um nach kurzen Verlauf durch den Intermetacarpalraum I/II wieder nach palmar zu gleiten, um schließlich im Arcus palmaris profundus zu enden (Helmberger u. Schmitt 2004).

A. ulnaris

Die A. ulnaris entspringt ebenfalls aus der A. brachialis in Höhe der Ellenbeuge (Firbas 1992). Sie verläuft unterhalb der oberflächlichen Unterarmbeuger nach distal, wobei sie sich im Bereich des M. pronator teres mit dem N. medianus kreuzt (Firbas 1992). Vom M. flexor carpi ulnaris bedeckt zieht sie weiter Richtung Handgelenk, neben dem sehnigen Teil dieses Muskels direkt medial des N. ulnaris. Im Bereich des Handgelenks vor dem Os pisiforme ist sie gut palpierbar. Sie gibt am Unterarm den Ast der A. interossea communis ab, deren dorsaler Ast sich an der Gefäßversorgung des Handrückens beteiligt (Helmberger u. Schmitt 2004). Innerhalb der Loge de Guyon teilt sich die A. ulnaris in je einen Arcus palmaris superficialis und profundus, welche sich beide in der Hohlhand mit den gleichnamigen Ästen der A. radialis vereinen (Firbas 1992).

Arcus palmaris superficialis und Arcus palmaris profundus

Der Arcus palmaris superficialis wird im Wesentlichen aus der A. ulnaris gespeist. Nachdem diese Arterie die Loge de Guyon verlassen hat geht sie bogenförmig in den Arcus palmaris superficialis über, der im mittleren Hohlhandraum oberflächlich bei den Fingerbeugesehnen und den Medianusästen zum liegen kommt (Helmberger u. Schmitt 2004). In nur 42 % ist dieser Bogen mit der A. radialis geschlossen; bei den übrigen 58 % ist der Bogen offen angelegt mit den nach radiär abgehenden Aa. digitales communes (Helmberger u. Schmitt 2004). Umgekehrt wird der palmare Gefäßbogen in 97 % der Fälle vorwiegend aus der A. radialis versorgt und vereint sich zu 95 % geschlossen mit der A. ulnaris (Helmsberger u. Schmitt 2004). Aus diesem Bogen entspringen die A. princeps pollicis, die A. radialis indicis und die Aa. metacarpeae palmares (Helmsberger u. Schmitt 2004). Die Lokalisation des Arcus palmaris liegt in der mittleren Hohlhandloge auf den Mm. interosseii und zwischen den beiden Köpfen des M. adductor pollicis (Helmsberger u. Schmitt 2004).

Klinik
Indikation für eine bildgebende Diagnostik des arteriellen Gefäßsystems können Durchblutungsstörungen, entzündliche Gefäßerkrankungen, traumatische Gefäßläsionen, Handfehlbildungen und vaskularisierte Weichteiltumore der Hand sein (Helmberger u. Schmitt 2004).

■ Lymphgefäße der Hand

Die Lymphgefäße der Hand werden in einer oberflächlichen und einer tiefen Schicht unterschieden (Abb. 2.**32**). Die oberflächlichen Lymphgefäße befinden sich in der Subkutis der Handfläche und nehmen die Lymphe aus dem Fingerbereich, der Hohlhand und zum Teil aus den Finger- und Handgelenken auf. Die radialen und ulnaren sowie die absteigenden Lymphgefäße ziehen nach dorsal und münden in die Kollektoren des Handrückens, die aufsteigenden Gefäße aus dem mittleren Bereich der Hand verbleiben palmar und gehen in das mediale Gefäßbündel am Unterarm über (Schmidt u. Lanz 2003). Die in der Tiefe unter der Palmaraponeurose gelegenen zentralen Kollektoren verlaufen einzeln oder über einen gemeinsamen Stamm in einen dorsalen Kollektor des Handrückens (Schmidt u. Lanz 2003).

Klinik
Bei einer Handinfektion im palmaren Bereich lokalisiert sich somit die Rötung und die Schwellung auf den Handrücken anstelle der Manifestierung in der palmaren Fläche (sog. kollaterales Handrückenödem).

Die Kollektoren des tiefen Lymphsystems organisieren die Lymphe aus dem Bereich der Grundphalangen und begleiten die Aa. digitales palmares communes und die Aa. metacarpales dorsales et palmares (Schmidt u. Lanz 2003). In Höhe der beiden arteriellen Hohlhandbögen bilden sie je einen Arcus lymphoideus palmaris profundus et superficialis und sind durch Anastomosen miteinander verbunden (Shdanow 1931). Die Lymphe fließt parallel zum oberflächlichen Bogen entlang der A. ulnaris und aus dem tiefen Bogen parallel zur A. radialis ab (Schmidt u. Lanz 2003). Für die Lymphdrainage entsprechen die Nodi lymphoidei axillares den oberflächen Gefäßen und die Nodi lymphoidei cubitales profundi den tiefen Gefäßen (Schmidt u. Lanz 2003).

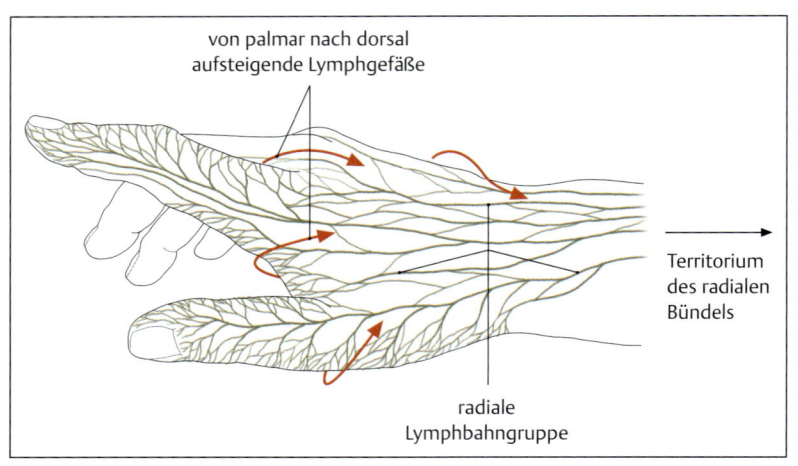

Abb. 2.**32** Die Lymphgefäße der Hand (aus: Prometheus. LernAtlas der Anatomie, 2007).

3 Daumen

Der Daumen stellt einen evolutionären Entwicklungssprung gegenüber nichtmenschlichen Primaten dar, welche den Daumen nur adduzieren aber nicht opponieren können. Er ist der erste und stärkste Finger der Hand und nimmt aufgrund seiner mannigfaltigen Bewegungsmöglichkeiten eine Sonderstellung ein. Die Oppositionsstellung des Daumens ermöglicht den kraftvollen Faustschluss und agiert dabei im Sinne einer Greifzange (Tittel 1994). Die auftretende Kraft beim Spitzgriff beträgt ungefähr ein Viertel gegenüber der beim maximalen Faustschluss (Forwood 2000). Insgesamt trägt er im Wesentlichen zur Optimierung der grobmotorischen- und feinmotorischen Greiffunktionen der Hand bei. Diese Komplexität ermöglicht das Sattelgelenk sowie 9 eigene Einzelmuskeln mit mannigfaltigen Funktionen. Diese Funktionalität grenzt den Daumen deutlich von den anderen Fingern ab. Auch die für die Bewegung und Empfindlichkeit des Daumens verantwortlichen Hirnareale sind deutlich größer ausgeprägt als die des Handgelenks und die der übrigen Finger (van Peck u. Wedel 2010). Die funktionellen Gelenke des Daumens unterteilen sich in das zum Handgelenk gehörige Daumensattelgelenk und das zu den Fingern zählende Daumengrund- und Endgelenk. Kapandji (1982) unterscheidet drei funktionelle Einheiten zwischen dem Daumen und den übrigen Fingern der Hand:

1. Die Daumenopposition als wichtigste funktionelle Einheit.
2. Die koordinierte Bewegung zwischen dem Daumen und Zeige- sowie Mittelfinger.
3. Der Ring- und Kleinfinger als verstärkende Einheit der Faust und als geschlossene gegenseitige Opposition zum Daumen.

Daraus resultieren im Daumensattelgelenk zwei Freiheitsgrade und in dem Grundgelenk (Eigelenk) ebenfalls zwei Freiheitsgrade sowie im Endgelenk (Scharniergelenk) mit einem 1 Freiheitsgrad folgende Bewegungsmöglichkeiten, welche von Kaufmann (2005) im Folgenden beschrieben werden:

Bewegungsmöglichkeiten des Daumensattelgelenks.

- Der 1. Freiheitsgrad stellt die Ab- und Adduktion um eine Achse durch die Basis des Os metacarpale I dar, die von radialdorsal nach palmoulnar verläuft und steht in einem Winkel von etwa 45° zur Ebene der gestreckten Hand. Nach der IFSSH (International Federation of Societies for Surgery of the Hand) wird seit 2001 die klassische Daumenabduktion nochmals unterteilt in eine Palmarabduktion und eine Radialabduktion (Schmidt u. Lanz 2003).
- Der 2. Freiheitsgrad umfasst die Flexion und Extension. Die Achse für diese Bewegung geht durch das Os trapezium von radiopalmar nach ulnodorsal. Wird diese Achse auf die Ab- und Adduktions-Achse projiziert, dann stehen beide in einem Winkel von 90°.
- Die Rotation ist nur geringfügig bei der Aufhebung des Gelenkflächenkontakts möglich (im Sinne einer Pro- und Supination – Schmidt u. Lanz 2003) und ist zwangsläufig mit allen übrigen Bewegungsmöglichkeiten gekoppelt (Kaufmann 2005).
- Die Opposition und Reposition sind die typischsten Daumenbewegungen. Bei der Oppositionsbewegung wird der Daumen und mit ihm der 1. Mittelhandknochen den anderen Fingern gegenübergestellt; die Rückbewegung ist die Reposition. Für diese Bewegungsfolgen werden die zwei Freiheitsgrade Ab- und Adduktion sowie Flexion und Extension (unter Berücksichtigung der Rotation) organisiert.
- Die Zirkumduktion ist die Kombination von Adduktion und der Opposition sowie der Abduktion und der Reposition. Hierbei beschreiben der 1. Mittelhandknochen und der Daumen einen Kegelmantel ihres gesamten Bewegungsraums, dessen Spitze im Sattelgelenk liegt. An der Zirkumduktion ist der gesamte Daumenstrahl mit seinen drei Gelenken beteiligt (Schmidt u. Lanz 2003). Die jeweiligen Endstellungen der Zirkumduktion sind die Reposition und die Flexion – Adduktion. Hierbei beschreibt der Daumen zunächst eine radiale Abduktion, die in eine palmare Abduktion übergeht, um schließlich in der Opposition zu enden.

Aus den genannten Einzelbewegungen resultiert nach Cooney u. Lucca (1881) folgender Bewegungsumfang:

1. Abduktion und Adduktion von 42° (ca. 35° Abduktion und ca. 25° Adduktion)
2. Flexion und Extension von 53° (ca. 25° Flexion und ca. 45° Extension)
3. Rotation im Trapeziometacarpalgelenk von 10° (Hollister u. Giurintano 1995)

Klinik

Durch die funktionelle Beanspruchung in der Art und Weise eines Kugelgelenks ist das Sattelgelenk einer Arthrose fördernden Belastung ausgesetzt (Koebke et al. 1979 u. 1982). Diese besondere Beanspruchung ergibt sich während der Zirkumduktion des Os metacarpale I (Schmidt u. Lanz 2003). Während der Oppositionsbewegungen kommt es zwischen den Gelenkflächen zu einer Inkongruenz, wodurch sich die kraftübertragenden Flächen stark verkleinern und der Druck auf den ansteigenden Sattelschenkeln zunimmt (Schmidt u. Lanz 2003).

Bewegungsmöglichkeiten des Daumengrund- und Endgelenks. Das Daumengrundgelenk beschreibt als Eigelenk (Reimann et al. 1980) zwei Freiheitsgrade mit den Bewegungsrichtungen Flexion und Extension bzw. Abduktion und Adduktion (Abb. 3.1). Hingegen handelt es sich beim Endgelenk um ein reines Scharniergelenk mit den Funktionen der Extension und Flexion (Abb. 3.2; Abb. 3.3).

3.1 Aufbau und Funktion des Daumensattelgelenks

Der Aufbau und die Funktion des Daumensattelgelenks ist bis heute Gegenstand zahlreicher Untersuchungen (Kauer 1987). Es wurde z.B. in der Vergangenheit als doppeltes Scharniergelenk (Winslow 1752) oder auch als Kugelgelenk (Ebskov 1970) beschrieben. Die am häufigsten verwendete Bezeichnung ist die des Sattelgelenks (Abb. 3.4).

Die Trapeziumgelenkfläche ist in dorsopalmarer Richtung konvex und in radioulnarer Richtung konkav gebogen (Schmidt u. Lanz 2003) und weist die Form eines Sattels auf (Fick 1854). Zudem weist es eine nach palmar ausgerichtete kugelförmige Facette auf (Zancolli et al. 1987) und kommt nach Thoshihiko (1992) einem funktionellen Kugelgelenk nahe (Örü 2006). Im Bezug zu den anatomischen Ebenen der Hand ist die artikulierende Gelenksfacette des Os trapezium zum Os metacarpale I um 35° nach palmar und 15° nach radial geneigt sowie um 15° supiniert (Zancolli et al. 1987). Daraus resultiert

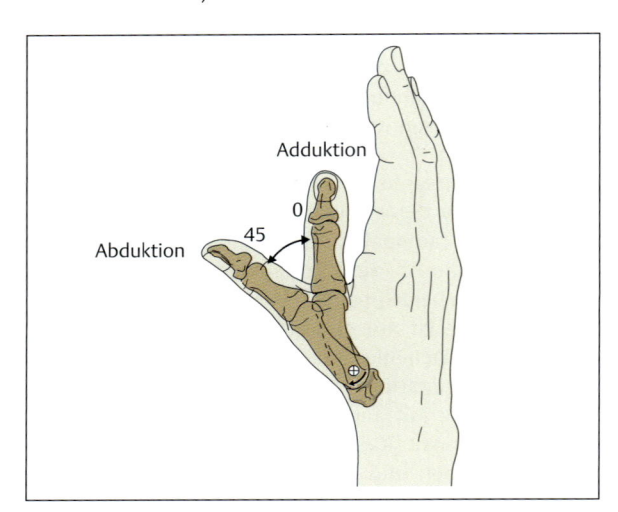

Abb. 3.1 Die Daumenab- und adduktion (Hochschild 2005).

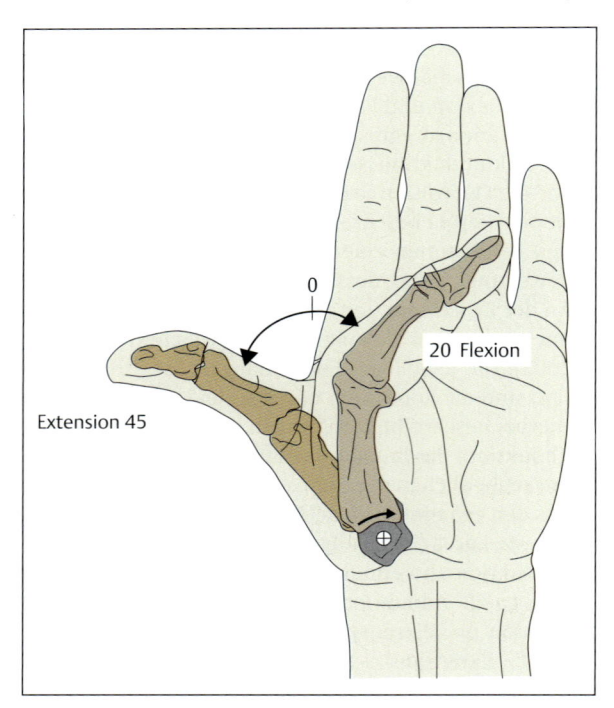

Abb. 3.2 Extension und Flexion des Daumens (Hochschild 2005).

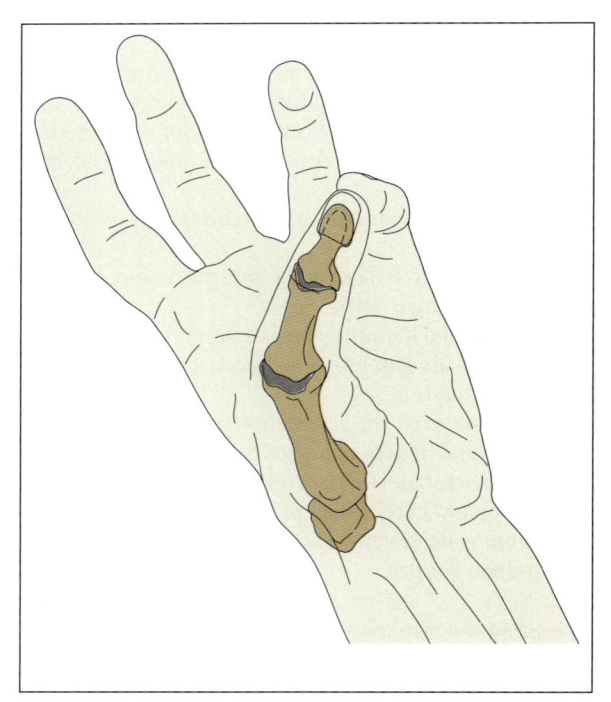

Abb. 3.3 Daumenopposition (Hochschild 2005).

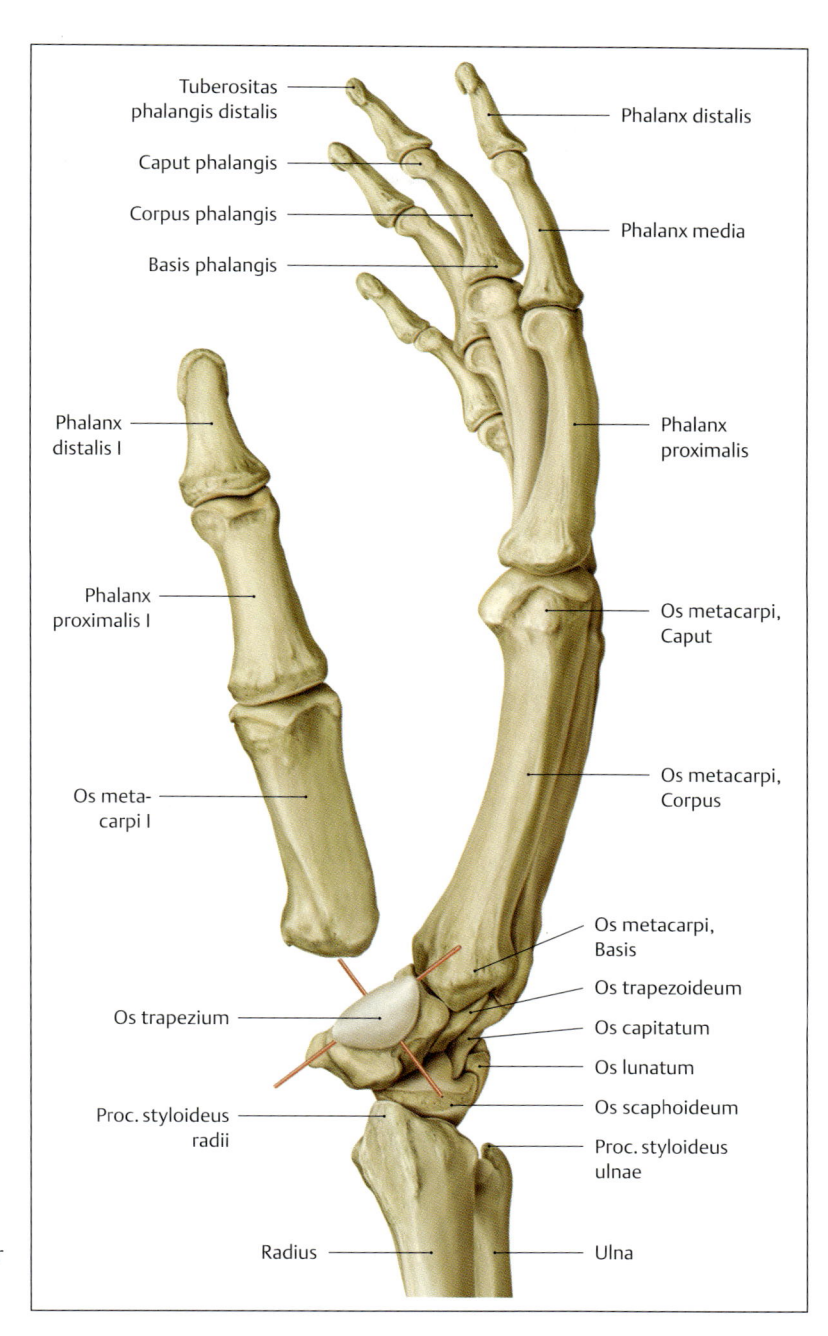

Abb. 3.4 Das Daumensattelgelenk in der Übersicht (aus: Prometheus. LernAtlas der Anatomie, 2007).

eine Neutralposition des Daumensattelgelenks in der das Os metacarpale I in der Achse des Os trapeziums steht. Es bildet mit dem Schaft des Os metacarpale II einen Winkel von 30°. Korrespondierend dazu ist die Basisgelenkfläche des Os metacarpale I gegensinnig gekrümmt (Schmidt u. Lanz 2003). Diese beiden Flächenanteile sind nur zu 50 % der Fälle deckungsgleich (Schmidt u. Geissler 1983), bei einer schmalen und schwächer ausgeformten Artikulationsfläche des Trapeziums gegenüber einer breiten und starken Artikulationsfläche des Os metacarpale I (Napier 1955, Schmidt u. Geissler 1983, Zancolli et al. 1987; Abb. 3.5). Bei Frauen sind sie die Gelenkflächen flacher ausgeprägt und weniger konkruent gegenüber den Männern (Ateshian et al. 1992), wodurch möglicherweise eine Arthrose beim weiblichen Geschlecht wahrscheinlicher wird. Während der Opposition ist die Kontaktfläche zwischen den beiden artikulierenden Flächen des Trapeziometakarpalgelenks mit 53 % am größten, während der Adduktion und Radialduktion ist sie mit 28 % bzw. 25 % am niedrigsten (Momose et al. 1999). Somit bestätigt sich die Annahme von Kauer (1987), das keine Gelenksstellung existiert in der die Kongruenz maximal

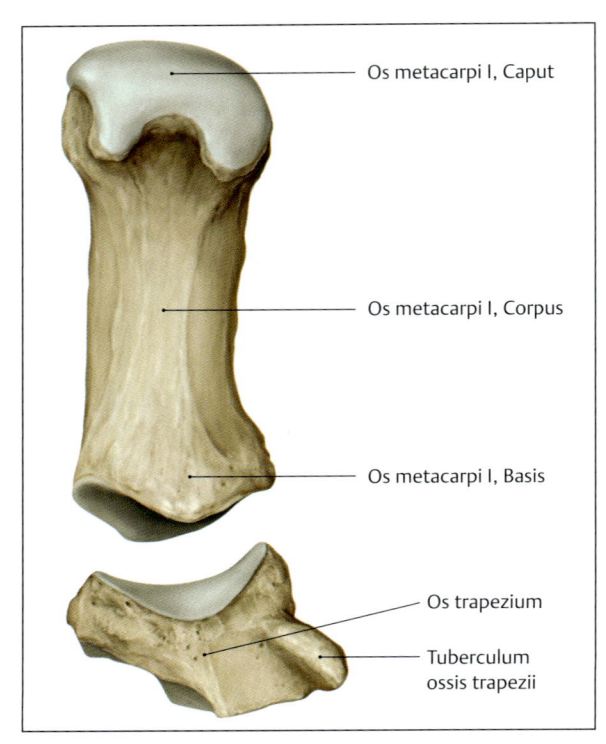

Abb. 3.5 Die Articulation des CMC-I-Gelenks (aus: Prometheus. LernAtlas der Anatomie, 2007).

Ligamente des Daumensattelgelenks

Insgesamt sind an der Stabilisierung der Articulatio trapeziometacarpale I sechzehn Ligamente beteiligt (Matthijs et al. 2003; Abb. 3.6). Je nach Gelenksposition ist immer ein Band oder es sind gleichzeitig mehrere Bänder angespannt (Imaeda et al. 1993). Es müssen neben den direkten ligamentären Verbindungen zwischen dem Trapezium und dem Os metacarpale I alle Ligamente, welche am Os trapezium inserieren und keinen Kontakt zum Os metacarpale I haben mit in die Stabilisierung des Sattelgelenks einbezogen werden, da sie stets an den Bewegungen des CMC-I-Gelenks beteiligt sind (Matthjis et al. 2003). Daher muss zwischen einer direkten und einer indirekten ligamentären Stabilisierung unterschieden werden:

Indirekte ligamentäre Stabilisierung

Die indirekte Stabilisierung erfolgt durch elf Ligamente, die im Bereich des Handgelenkes liegen und ihre stabilisierende Wirkung nur auf das Os trapezium ausüben. Auf diesem Wege können Instabilitäten des Handgelenkes auch die Arthrokinematik des Daumensattelgelenks verändern. Zudem erfolgen möglicherweise Rotationsbewegungen im CMC-I-Gelenk durch eine flächenadaptierte Trapeziumzirkumduktionsbewegung (Pieron 1973). Aufgrund der straffen Bandstrukturen findet diese nur mit wenigen Graden zwischen den Kontaktflächen des Trapeziums zum Scaphoid sowie zum Trapezoideum statt (Matthijs et al. 2003). Die Articulatio scaphotrapezium ermöglicht dem Trapezium eine geringe Gleitbewegung nach palmar in Richtung des Tuberculum ossis scaphoidei und schließt eine kleine Beugebewegung an (Öru 2006). Folgende Bänder sind nach Matthijs et al. (2003) hierbei von Bedeutung:

ist. Je nach Bewegung ist der Gelenkskontakt größer und gleichzeitig in einem anderen Abschnitt geringer. Für die große Beweglichkeit ist die Gelenkkapsel des CMC-I-Gelenks weit und schlaff; für eine sichere Führung innerhalb der Articulatio sind daher mehrere Verstärkungsbänder notwendig (Schmidt u. Lanz 2003). Somit erklärt sich die große Mobilität bei geringer Stabilität des Gelenks (Mattjis et al. 2003).

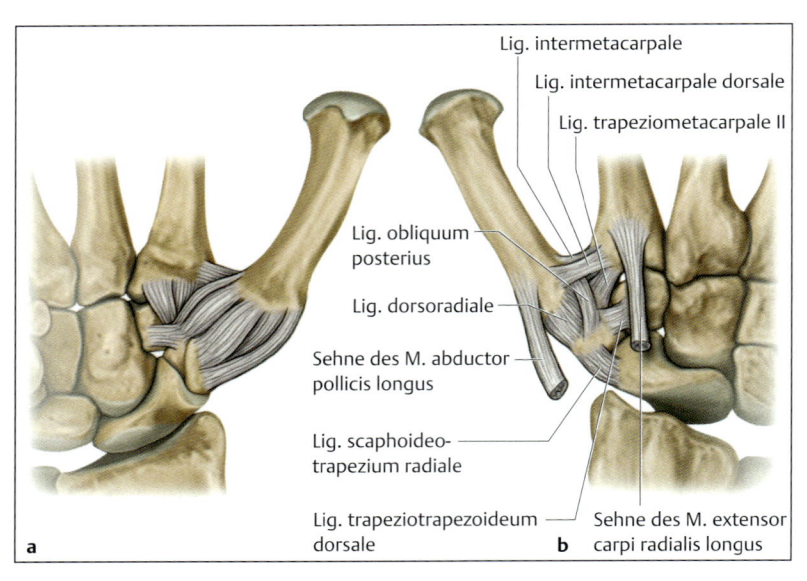

Abb. 3.6 Die Ligamente des Daumensattelgelenks.

1. Die sechs Bänder bestehend aus den 2 Ligg. trapeziotrapezoideum dorsale et palmare, den Ligg. trapeziometacarpale II dorsale et palmare sowie dem Lig. intermetacarpale sowie dem Lig. intermetacarpale dorsale mit Aurichtung auf die radiale Säule des Handgelenks und der Daumensäule.
2. Die Lig. trapeziocapitatum und Lig. trapeziometacarpale III mit Ausrichtung auf die zentrale Säule des Handgelenks und der Daumensäule.
3. Das Lig. carpi transversum mit Ausrichtung auf die ulnare Säule des Handgelenks und die Daumensäule.

Klinik
In 55 % der Fälle einer bestehenden Rhizarthrose ist das Scaphotrapezoidtrapezialgelenk in die arthrotischen Veränderungen des benachbarten Trapeziometacarpalgelenkes miteinbezogen (Oberlin 1990), Insbesondere in der Stadieneinteilung nach Eaten & Littler im Stadium 4.

Direkte ligamentäre Stabilisierung:

Hierbei handelt es sich um die direkte ligamentäre Verbindung zwischen dem Os trapezium und dem Os metacarpale I. Diese fünf Bänder prägen den wesentlichen Teil der Stabilisation des Daumensattelgelenks:

Ligamentum carpometacarpale obliquum anterius: Dieses Ligament entspringt vom radialen Rand des Tuberculum ossis trapezii mit einer Länge von 11mm sowie einer Breite von 7mm und setzt an der palmaren radialen Erhebung des I. Metakarpalknochens an (Schmidt u. Lanz 2003). Dieses intraartikuläre Band verläuft schräg von proximal-radial nach distal-ulnar und spannt in radialer Abduktion, Opposition und Supination an (Matthijs et al. 2003). Sein stabilisierender Einfluss auf das Sattelgelenk ist mit dem der palmaren Platten an den Fingern zu vergleichen (Eaton 1971). Es verhindert die Überstreckung des Daumens bzw. eine Subluxation der Basis ossis metacarpalis I nach palmar (Matthijs et al. 2003).

Ligamentum carpometacarpale obliquum posterius. Das Lig. carpometacarpale obliquum posterius hat seinen Ursprung am dorsoulnaren Höckerchen des Os trapeziums (Schmidt u. Lanz 2003). Es hat eine Länge von ca. 15mm sowie eine Breite von 6mm (Stolle 2001) und verläuft spiralförmig von proximal-radial nach distal ulnar zu seiner Insertion am palmaren Processus styloideus ossis metacarpalis I (Matthijs et al. 2003). Funktionell hemmt es die extreme Abduktion (Schmidt u. Lanz 2003) und verhindert somit die Subluxation der Basis ossis metacarpalis I (synergistisch mit dem Lig. carpometacarpale obliquum anterius) nach palmar und die ulnare Subluxation des I. Mittelhandknochens in Richtung der Basis ossis metacarpalis II (Matthijs et al. 2003).

Ligamentum carpometacarpale dorsoradiale. Es ist mit einer Länge von 12mm und einer Breite von 7mm (Schmidt u. Lanz 2003) das dickste und breiteste Band der am Os trapezium entspringenden Bänder (Matthijs et al. 2003). Es entspringt vom dorsalen-radialen Anteil des Tuberculum ossis trapezii, inseriert am dorsalen Rand der Basis von Os metacarpale I (Matthijs et al. 2003) und ist bei allen Extrempostionen des Daumens gespannt (Schmidt u. Lanz 2003). Da die ligamentären Fasern im mittleren Drittel aus Längsfasern, der radiale Teil nach distal-radial und der ulnare Teil nach distal-ulnar verlaufen, verhindert es in allen Gelenkstellungen eine dorsale Subluxation, insbesondere bei der ulnaren Adduktion, da es in Supination und Pronation unter Spannung gerät (Matthijs et al. 2003).

Ligamentum trapeziometacarpale. Es entspringt unmittelbar aus den radialen Ausläufern des Retinaculums flexorum am Tuberculum ossis trapezii (v. Lanz u. Wachsmuth 1959) aus dem Volar Ligament (Eaten at al. 1973) bzw. Beak Ligament (Kaplan 1984, Bettinger et al. 1999) und zieht mit einer Länge von 11mm und einer Breite von 6 bis 7mm an die palmare Basisfläche des 1. Mittelhandknochens (Schmidt u. Lanz 2003); zudem verstärkt es mit einem vom Trapezium kommenden Zügel die Sehnenscheide des M. flexor carpi ulnaris unmittelbar vor dessen Insertion (Schmidt u. Lanz 2003). Es spannt sich bei extremer radialer Abduktion und Opposition und ist ein wichtiger Stabilisator des Daumensattelgelenks (Schmidt u. Lanz 2003).

Klinik
Ein Abriss der knöchernen Verankerung des Lig. trapeziometacarpale an der Basis von Os metacarpale I führt zum klinischen Bild der Bennett-Luxations-Fraktur, wobei der Zug des M. abductor pollicis longus das Metacarpale I nach proximal verlagert (Schmidt u. Lanz 2003).

Ligamentum metacarpale dorsale I. Es entspringt von der radialen Basis des Os metacarpale II (neben dem Sehnenansatz des M. extensor carpi radialis longus) und strahlt mit einer Länge von ca. 9mm mit 2 Schenkeln in die palmare Kapselwand des CMC-I-Gelenks ein (Schmidt u. Lanz 2003). Es spannt sich während der radialen Abduktion, der Adduktion und bei der Opposition an (Pagaldidis et al. 1981).

Des Weiteren kann das Retinaculum flexorum, durch die fasziale Einbindung in die Thenarmuskulatur, mitverantwortlich für die Verminderung der Daumenbeweglichkeit während der Dorsalflexion des Handgelenks sein (Schmidt u. Lanz 2003) und somit einen stabilisierenden Einfluss ausüben.

Auch müssen für die Stabilität des Sattelgelenks die ansatznahen Sehnenfasern des M. abductor pollicis mit berücksichtigt werden (Schmidt u. Lanz 2003). Aus der Ansatzsehne entspringen mind. fünf Sehnenzügel, wel-

> **Zusammenfassung**
>
> **Bewegung angespannte Ligamente**
> Abduktion:
> - Lig. metacarpale dorsale I
> - Lig. trapeziometacarpale
>
> Adduktion:
> - Lig. carpometacarpale dorsoradiale
> - Lig. carpometacarpale obliquum anterior
> - Lig. trapeziometacarpale
>
> Opposition:
> - Lig. intermetacarpale dorsale I
> - Lig. carpometacarpale obliquum posterior
> - Lig. carpometacarpale dorsoradiale

che mit der Gelenkkapsel und dem Lig. obliquum anterius verwachsen sind (Pieron 1973, Van Oudenaarde 1991). Zudem trägt der das Sattelgelenk umgebende Muskelmantel in einem nicht unerheblichen Teil zur Stabilisierung dieses Gelenkes bei, indem er die Gelenksflächen haltend komprimiert (Schmidt u. Lanz 2003).

■ **Muskulatur des Daumensattelgelenks**

Das Daumensattelgelenk wird von neun Muskeln bewegt, wobei die Bezeichnung der einzelnen Muskeln keine genauen Informationen über deren spezifisches Bewegungsverhalten gibt (Matthijs et al. 2003). Jegliche Bewegungsabfolgen werden mindestens von 2 Muskelgruppen durchgeführt (Matthijs et al. 2003). Unterteilt werden die Muskeln in eine extrinsische und intrinsische Gruppe:

Extrinsische Muskulatur des Daumensattelgelenks

Die extrinsische Muskulatur liegt außerhalb der Hand im Bereich des Unterarms. Die einzelnen Muskeln verlaufen alle im Handgelenk durch Sehnenscheiden bevor sie am Daumen inserieren (Abb. 3.7; Abb. 3.8).

M. abductor pollicis longus. Dieser Muskel entspringt von der Facies dorsalis ulnae distal der Crista m. supinatorius ulnae, der Membrana interossea und von der Facies dorsalis radii. Durch das erste Sehnenfach verlaufend setzt er an der Basis des Os metacarpale fünf mit mind. 5 Sehnenzügen an der Gelenkkapsel des CMC-I-Gelenks an. Funktionsgemäß stabilisiert er das Sattelgelenk und abduziert den Daumen. Zudem ist er an der Flexion und Radialduktion des Handgelenks beteiligt.

M. extensor pollicis brevis. Der M. extensor pollicis brevis hat seinen Ursprung distal vom M. abductor pollicis brevis, von der Membrana interossea und von der Facies dorsalis radii. Er verläuft ebenfalls durch das erste Sehnenfach und setzt an der dorsalen Basis der Grundphalanx des Daumens an. Er streckt und abduziert gemeinsam mit dem M. abductor pollicis longus den Daumen.

M. extensor pollicis longus. Er entspringt distal der Facies dorsalis ulnae unterhalb des M. extensor pollicis brevis und der Membrana interossea. Über das dritte Sehnenfach gelangt er an die Dorsalseite der Hand und inseriert an der dorsalen Basis der Daumenendphalanx. Funktionell fungiert er als primärer Extensor und unterstützt etwas die Adduktion des Daumens. Des Weiteren ist er an der Radialduktion sowie Dorsalflexion des Handgelenks beteiligt.

M. flexor pollicis longus. Der M. flexor pollicis longus entspringt von der Vorderfläche des Radius (distal der Tuberositas radii) und der Membrana interossea ggf. auch vom medialen Epicondylus, zieht durch den Canalis carpi in einer eigenen Sehnenscheide, weiterlaufend zwischen den beiden Köpfen des M. flexor pollicis brevis und setzt schließlich an der palmaren Basis der Endphalanx des Daumens an. Funktionell ist er ein Beuger aller Daumengelenke und ist im geringen Maße an der Adduktion beteiligt; im Handgelenk unterstützt er mit geringer Wirkung die Radialduktion.

Intrinsische Muskulatur des Daumensattelgelenks:

Die intrinsischen Muskeln liegen alle innerhalb der Hand und haben ihren Ursprung im Handgelenk bzw. aus der Mittelhand (Abb. 3.9).

Tab. 3.1 Unterteilung von Muskeln

Extrinsische Muskulatur	Intrinsische Muskulatur	
	Thenar lateral	Thenar medial
• M. abductor pollicis longus • M. extensor pollicis brevis • M. extensor pollicis longus • M. flexor pollicis longus	• M. flexor pollicis brevis • M. opponens pollicis • M. abductor pollicis brevis	• M. adductor pollicis • M. interosseus dorsalis I

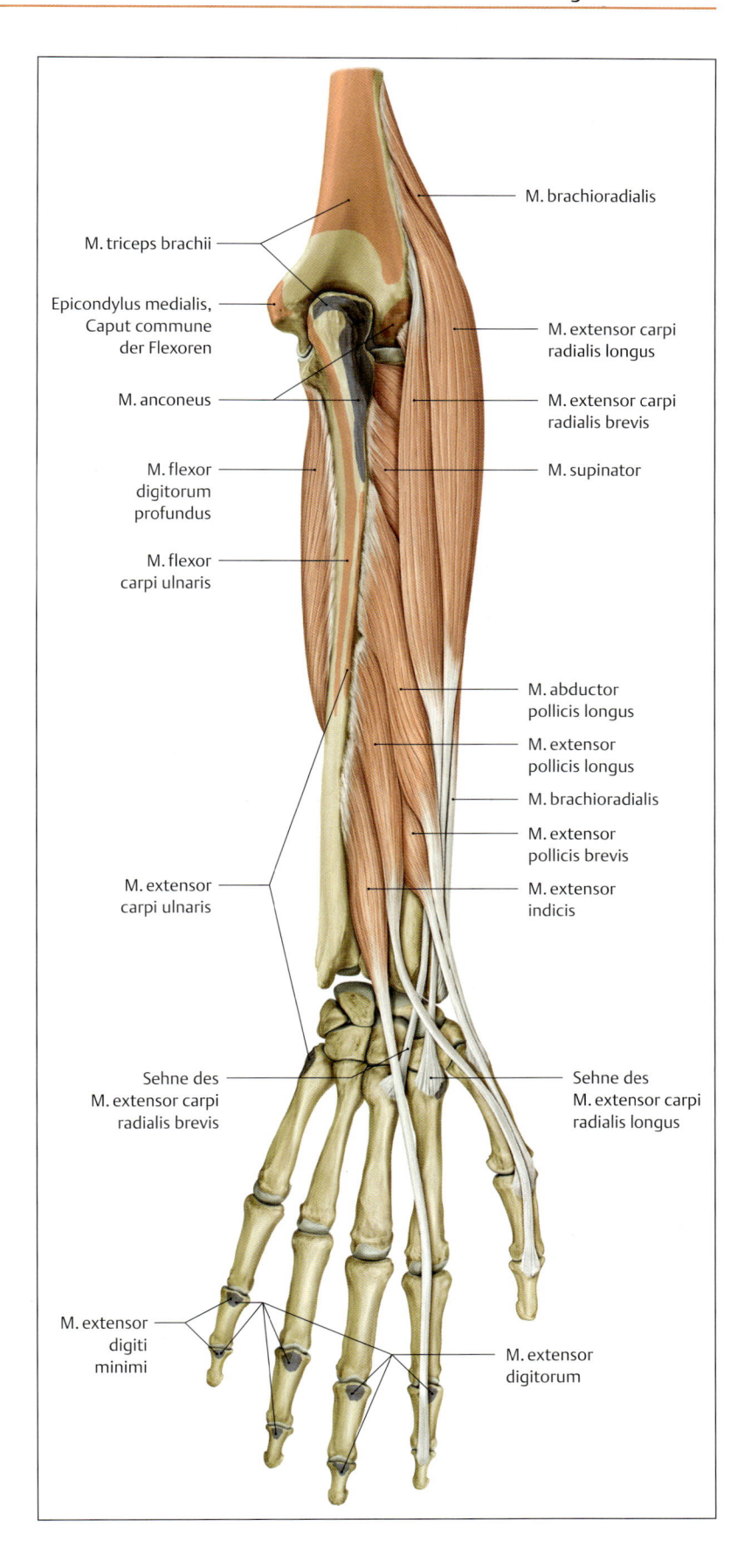

Abb. 3.7 Die extrinsische dorsale Daumenmuskulatur (aus: Prometheus. LernAtlas der Anatomie, 2007).

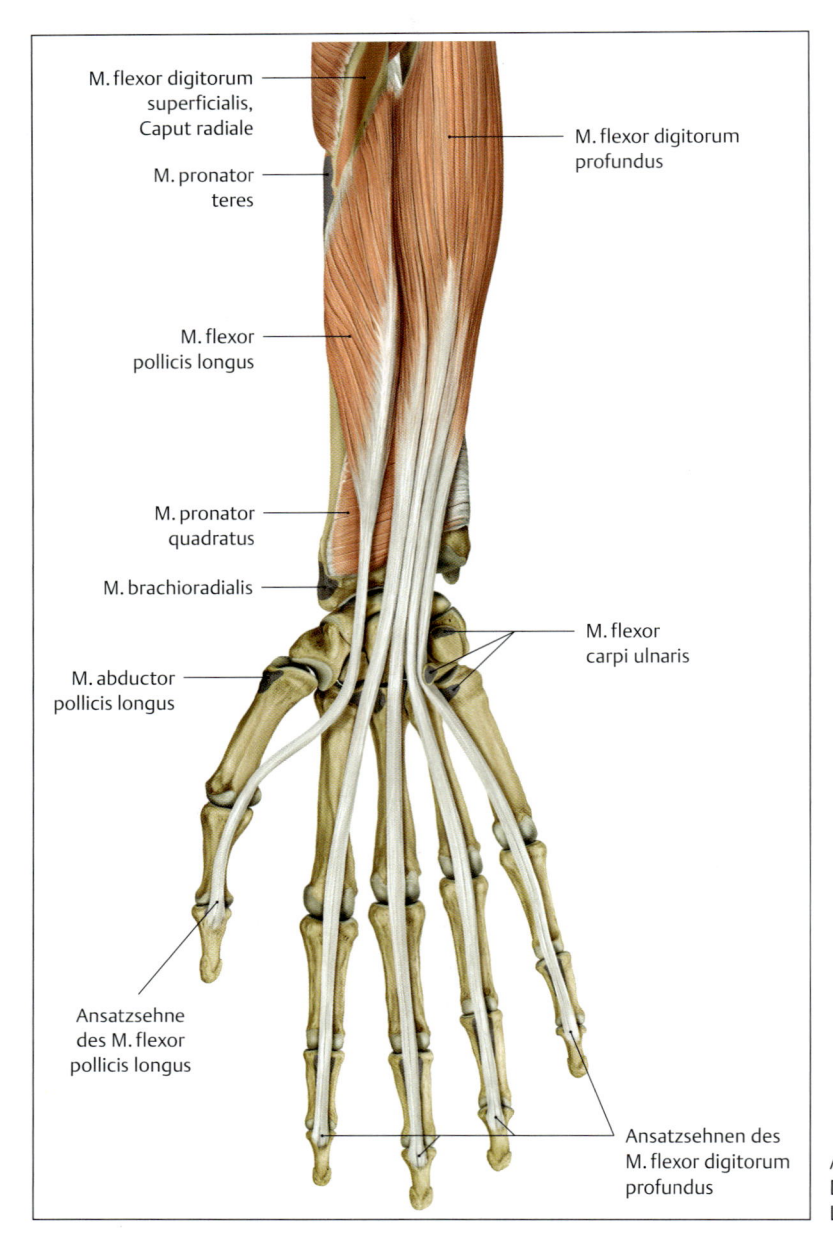

Abb. 3.8 Die extrinsische palmare Daumenmuskulatur (aus: Prometheus. LernAtlas der Anatomie, 2007).

M. flexor pollicis brevis. Dieser Muskel besitzt zwei Köpfe, zum einen entspringt er mit dem Caput superficiale vom Retinaculum flexorum und zum anderen mit dem Caput profundum vom Os trapezium, Os trapezoideum sowie vom Os capitatum. Seine Insertion findet er am radialen Sesambein an der palmaren Basis des Daumengrundgelenks. Funktionell wirkt er beugend, adduzierend, abduzierend und ist auch an der Opposition beteiligt.

M. abductor pollicis brevis. Der M. abductor pollicis brevis hat seinen Ursprung vom Tuberculum ossis scaphoidei sowie vom Retinaculum flexorum und setzt am radialen Sesambein palmar der Daumengrunphalanx an. Seine Hauptfunktion liegt in der Abduktion des Daumens.

M. opponens pollicis. Er entspringt vom Tuberculum ossis trapezii und vom Retinaculum flexorum. Seinen Ansatz findet er am radialen Rand des Os metacarpale I. Er ist an der Oppostion sowie der Add- und Abduktion des Daumens beteiligt.

M. adductor pollicis. Der M. adductor pollicis hat zwei Köpfe, einerseits zieht er mit dem Caput transversum von der ganzen Länge des Os metacarpale III und andererseits mit dem Caput obliquum von der palmaren Fläche des Os capitatum zum ulnaren Sesambein unterhalb der Basis des Daumengrundgelenks. Funktionell adduziert und opponiert er den Daumen.

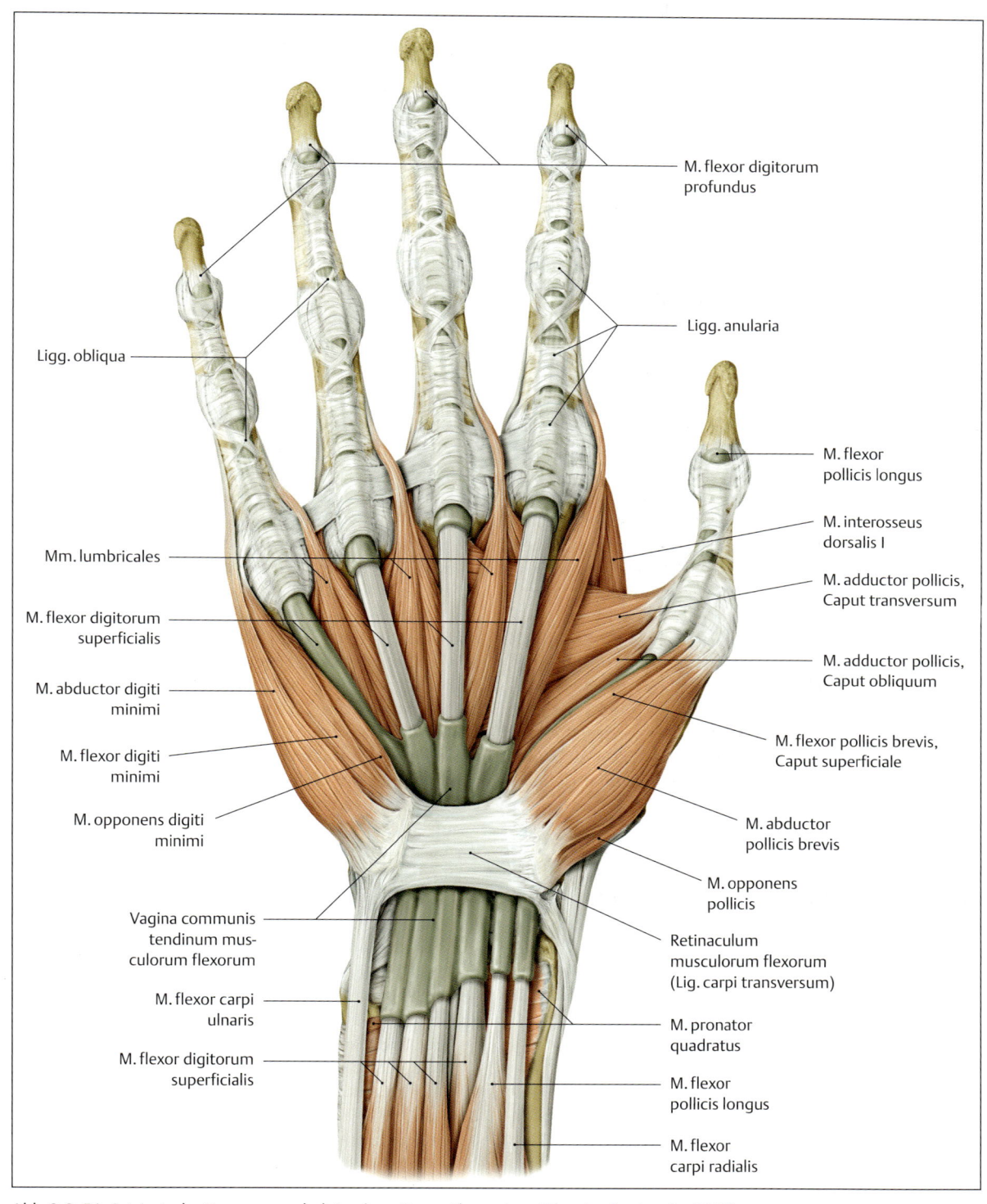

3.1 Aufbau und Funktion des Daumensattelgelenks

Abb. 3.9 Die intrinsische Daumenmuskulatur (aus: Prometheus. LernAtlas der Anatomie, 2007).

M. interosseus dorsalis I. Er entpringt mit zwei Köpfen von der medialen Fläche des Os metacarpale I und von der radialen Fläche des Os metacarpale II. Seinen Ansatz findet er an der Phalanx proximalis an der radialen Seite des 2. Fingers und ist, neben seiner Hauptfunktion für die Ab- und Adduktion des 2. Fingerstrahls, dem Beugen des MCP-II-Gelenks sowie Strecken im PIP-II-Gelenk, an der Abduktion des Daumen beteiligt.

Tab. 3.2 Funktionen der Daumenmuskeln im Überblick

Abduktion des Daumen:	• M. Abductor pollicis brevis unter Berücksichtigung des M. abducctor pollicis longus und des M.opponens pollicis
Adduktion des Daumen:	• M. adductor pollicis, Mm. flexor pollicis brevis et longus, M. opponens pollicis, M. abductor pollicis longus und im geringen Maße der M. interosseus dorsalis I
Extension des Daumens:	• Mm. extensor pollicis brevis et longus, M. abductor pollicis longus
Flexion des Daumens:	• M. adductor pollicis, Mm. flexor pollicis brevis et longus, M. opponens pollicis, M. abductor pollicis longus und der M. interosseus dorsalis I
Opposition des Daumens:	• M. abductor pollicis brevis, M. extensor pollicis longus, M. adductor pollicis, Mm. flexor pollicis brevis et longus, M. opponens pollicis, M. abductor pollicis longus
Reposition des Daumens:	• Mm. extensor pollicis brevis et. longus, M. abductor pollicis longus, M. interosseus dorsalis I, M. adductor pollicis
Zirkumduktion des Daumens:	• Alle an der Daumenfunktion beteiligten Muskeln

Hauptsächlich wird das CMC I-Gelenk vom M. abductor pollicis longus beeinflusst. Da der M. extensor pollicis brevis seinen Ansatz an der Basis der proximalen Phalanx und der M. extensor pollicis longus seinen Ansatz an der Basis der distalen Phalanx hat, werden von beiden Muskeln gemeinsam Bewegungen am CMC I-, MCP I- und IP-Gelenk ausgeführt. Der M. extensor pollicis brevis verhindert zudem die Flexion im MCP-Gelenk wodurch der M. flexor pollicis longus die Flexion im IP-Gelenk vollziehen kann (Örü 2006). Des weiteren inseriert einer der fünf Sehnenansatzzügel des M. abductor pollcis longus direkt im M. abductor pollicis brevis und kann somit die Bewegung von diesem Muskel zur synergistischen Abduktion beeinflussen (Imaeda u. An 1993). Aufgrund seiner weiteren Sehnenverwachsungen mit der Gelenkkapsel stabilisiert er das CMC-I-Gelenk und koordiniert gleichzeitig die Bewegungen mit dem M. abductor pollicis brevis. Die palmaren Muskeln verhalten sich hingegen wie „dynamische Bänder", indem sie die ihnen eigenen Halte- und Bewegungsmöglichkeiten in die Daumenbewegungen mit einfließen lassen.

Auch besteht ein Synergismus zwischen diversen Handgelenks- und Daumenmuskeln. Bei der Abduktion des Daumens wird die Hand vom M. extensor carpi radialis und M. flexor carpi ulnaris stabilisiert; bei gleichzeitiger Unterdrückung der Radialduktion im Handgelenk (Forwood u. Kippers 2000).

Eaton und Littler (1985) unterscheiden vier Stadien der Rhizarthrose:

- **Stadium I:** Charakteristika dieses Stadiums sind Degenerationen des Gelenkknorpels. Die Gelenkkonturen erscheinen radiologisch normal, der Gelenkspalt ist aufgrund eines leichten Gelenkergusses in Verbindung

Klinik

Der Kapsel-Band-Apparat des Daumensattelgelenkes ist für die Pathogenese der Rhizarthrose von entscheidender Bedeutung. Die Gelenkarchitektur zweier gegenüberliegender, sattelförmiger Flächen erlaubt prinzipiell Bewegungen in der Flexion- und Extensionsebene sowie in der Abduktions- und Adduktionsebene. Mit der Rotationskomponente, welche bei der Oppositionsbewegung entsteht, tritt eine dritte Bewegungsebene hinzu. Diese Position der relativen Flächeninkongruenz führt zur Anspannung des Kapsel-Band-Apparates und zur erheblichen Destabilisierung des CMC-I-Gelenks. Somit ist es nicht verwunderlich, dass die habituelle Instabilität als kausaler Faktor bei der Pathogenese degenerativer Gelenkerkrankungen angesehen werden muss (Eaton u. Littler 1973). Die Rhizarthrose kommt bei etwa 10% der Bevölkerung vor, insgesamt jedoch etwa zehnmal häufiger beim weiblichen Geschlecht; wobei über 30% aller Frauen jenseits des 50. Lebensjahres von ihr betroffen sind (Buck-Gramcko u. Helbig 1994). Die idiopathische CMC-I-Arthrose ist die häufigste anzutreffende Form, deren Ursache ein zu schlaff angelegter Bandapparat bzw. eine zu flach ausgeprägte radiale Sattelhöhe ist. Somit gerät die Basis des Os metacarpale I schon bei physiologischen Belastungen immer wieder in eine dorsoradiale Subluxationsstellung, wodurch Drücke entstehen, denen der Gelenkknorpel auf Dauer nicht gewachsen ist (Thomas 1977, Gschwend 1986). Des Weiteren bedingt die erhöhte Bandlaxizität eine kompensatorisch erhöhte Muskelaktivität (M. flexor pollicis longus et M. abductor pollicis longus) mit dem Ziel das ligamentär schwach geführte Gelenk zu stabilisieren. Insbesondere alternierende Präzisionsgriffe erhöhen zusätzlich den Druck auf die Gelenkflächen (Eaton u. Littler 1969). Somit gelangt das Daumensattelgelenk in einen „circulus vitiosus" aus Bandlaxizität, Subluxationstendenz, gesteigerter muskulärer Führung und der daraus resultierende Druckerhöhung auf die ohnehin schon überlasteten Gelenkflächen. Daraus resultiert letztendlich der degenerative arthrotische Prozess des Gelenkknorpels.

mit der Bandinstabilität diskret erweitert. Dieser Zustand ist als präarthrotisches Stadium anzusehen.
- **Stadium II:** Die Gelenkflächen nähern sich allmählich diskret an, wobei keine Destruktionen der artikulierenden Gelenkanteile sichtbar sind. Häufig sind Osteophyten oder freie Gelenkkörper nachweisbar, die jedoch kleiner als zwei Millimeter sind. Die Bandinstabilität und die Subluxationstendenz nehmen zu.
- **Stadium III:** Zunehmend wird eine deutliche Destruktion des Daumensattelgelenks sichtbar. Der Gelenkspalt verschmälert sich immens. Es kommt zu zystischen und sklerotischen Umwandlungen im subchondralen Knochen und die Osteophyten sind größer als zwei Millimeter. Das Sattelgelenk zeigt verschiedene Grade der Subluxation. Es ist noch keine Beteiligung der peritrapezialen Gelenke erkennbar.
- **Stadium IV:** Das Daumensattelgelenk ist weitestgehend zerstört und die Gelenkflächen sind kaum noch differenzierbar. Die Subluxation ist stark ausgeprägt. Des Weiteren treten jetzt Veränderungen der peritrapezialen Gelenke auf, d. h. im Sinne einer pantrapezialen Arthritis.

3.2 Aufbau und Funktion des Daumengrund- und Endgelenks

Das Daumengrund- und Endgelenk ist an allen Bewegungen des Daumens beteiligt. Erst durch die Kombination der Extension und Flexion sowie mit der Ab- und Adduktion des Grundgelenks, unter Einbindung der Funktion des Endgelenks, wird eine Oppositionsbewegung des Daumens erst möglich; ohne die Articulatio metacarpophalangealis I wäre eine Oppositionstellung des Daumennagels nicht gegeben (Matthjis et al. 2003).

■ Daumengrundgelenk

Den distalen Teil von diesem Eigelenk bildet das Os metacarpale I, dessen konvexe Krümmung nach dorsopalmar wesentlich stärker ausgeprägt ist als nach radioulnar (Abb. 3.**10**). Nach palmar besitzt das Gelenk zwei Kondylen (Kapandji 1982), deren Enden wie eine abgeschnittene Spindel geformt sind (Schmidt u. Lanz 2003), wobei der mediale Teil weiter hervorsteht als der Laterale (Matthjis et al. 2003). Daraus resultiert, dass sich die mediale Facette während der Flexion weiter nach palmar bewegt und eine Abduktions- mit weiterlaufender Pronationsbewegung zur Folge hat (Matthjis et al. 2003). An der distalen Gelenkfläche des MP-I-Gelenkes findet sich dorsal nur wenig Knorpel, wogegen der Knorpelüberzug an der volaren Fläche des Os metacarpale I über die palmaren Tuberkel hinweg bis hin zu den Sesambeinen reicht (Bausenhardt 1949/50).

Die beiden Sesambeine sind am Daumen konstante Erscheinungen, wogegen sie an den Langfingern nur sporadisch anzutreffen sind. Sie sind in die distale Portion des Ligamentum glenoidale eingebettet und bewegen sich mit der proximalen Phalanx während der Flexions-Extensionsbewegung (Bausenhardt 1949/50). Hierbei artikulieren sie zu jedem Zeitpunkt mit den palmaren Tuberkeln des Metacarpale-I-Kopfes (Bausenhardt 1949/50). Als passive Stabilisatoren drücken sie die Kollateralbänder auf die Gleitbahn am Caput ossis metacarpi und

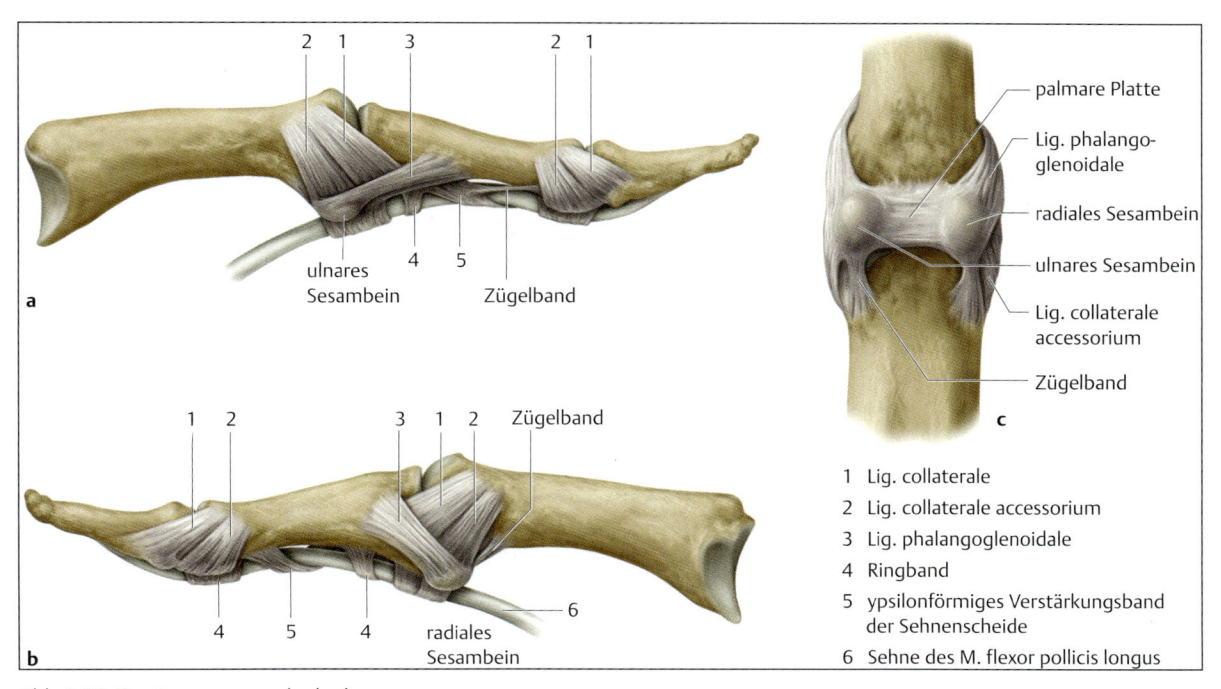

Abb. 3.**10** Das Daumengrundgelenk.

1 Lig. collaterale
2 Lig. collaterale accessorium
3 Lig. phalangoglenoidale
4 Ringband
5 ypsilonförmiges Verstärkungsband der Sehnenscheide
6 Sehne des M. flexor pollicis longus

bremsen gemeinsam mit der palmaren Platte (Matthijs et al. 2003) die Extension in Form eines Bremsklotzes ab (Schmidt u. Lanz 2003).

Die palmare Platte ist quer gestellt, rechteckig gestaltet und damit erheblich kürzer als an den Langfingern (Lanz u. Schmidt 2003). Sie stellt eine hochspezialisierte volare Verdickung der Gelenkkapsel dar (Bausenbardt 1949/50). Das proximale Drittel (membranöser Teil) bettet die beiden Ossa sesamoidea ein (Matthijs et al. 2003) und ist dünner als die distalen zwei Drittel; befestigt ist dieser Teil am Köpfchen des Os metacarple I. (Schmidt u. Lanz 2003). Der distale Teil (fibröser Teil), der aus Faserknorpel und festem Bindegewebe besteht, ist fest mit der proximalen Phalanx verbunden (Bausenhardt 1949/50).

Die beiden Sesambeine werden durch das Lig. phalangoglenoidale zusammengehalten und formen gemeinsam mit der palmaren Platte sowie dem A1-Ringband einen Gleittunnel für die Sehne des M. flexor pollicis longus (Schmidt u. Lanz 2003). Er dient zur Stabilisierung dieser Sehne bei der Überquerung des MP-Gelenks (Bausenhardt 1949/50).

Die korrespondierende basale Gelenkfläche an der proximalen Phalanx des Daumens ist in ihrer Ausdehnung kleiner und in allen Richtungen konkav geformt (Schmidt u. Lanz 2003). Durch den unterschiedlichen großen Flächenkontakt betragen die Flexion-Extensions-Amplituden zwischen 50° und 70° und die aktive Adduktion zwischen 10° und 20°; in geringem Maße ist auch eine aktive Abduktion möglich (Schmidt u. Lanz 2003). Die Rotation ist eine Teilbewegung der gesamten Zirkumduktion des Daumens.

Die eher dünne Gelenkkapsel (Matthijs et al. 2003) wird durch den M. flexor pollicis brevis (Insertion und Zügelung des radialen Sesambeins) und den M. adductor pollicis (Insertion und Zügelung des ulnaren Sesambeins), der palmaren Platte sowie diversen ligamenären Kollateralverbindungen verstärkt (Schmidt u. Lanz 2003):

1. **Lig. phalangoglenoidale:** Das Ligg. phalangoglenoidale radiale et ulnare sind die am oberflächlichsten gelegenen Bänder (Schmidt u. Lanz 2003). Es verläuft zwischen der Basis phalangis proximalis zum jeweiligen Sesambein der zugehörigen Seite und sind in die palmare Platte sowie in die Gelenkkapsel eingelassen (Schmidt u. Lanz 2003)
2. **Lig. collaterale proprium:** Diese Kollateralbänder liegen radial und ulnar relativ oberflächennah und sind kräftige Strukturen von vier bis acht Millimeter Breite und etwa zwölf bis vierzehn Millimeter Länge (Frank u Dobyns 1972). Der ulnare Anteil ist stärker ausgeprägt als der Radiale (Aebriot 1981), wodurch die Pronationsbewegung im Daumengrundgelenk verstärkt wird (Kapandji 1982). Sie entspringen an der radialen, bzw. ulnaren Seite des Caput ossis metacarpalis I und inserieren an der medialen und lateralen Oberfläche der palmaren Sehnenplatte sowie am proximal-palmaren Drittel der proximalen Phalanx (Matthijs et al. 2003).
3. **Lig. collaterale accessorium:** Die etwas oberflächlicher gelegenen Lig. collaterale accessorium entspringen an der Palmarseite des Os metacarpale I und sind bindegewebig mit der palmaren Platte verwachsen (Matthijs et al. 2003). Sie ziehen fächerförmig weiter in die beiden Sesambeine (Schmidt u. Lanz 2003) und strahlen bis in die proximale Phalanx aus (Bausenhardt 1949/50). Ihre Lokalisation ist unterhalb der Lig. collaterale proprium. Das Lig. collaterale verhält sich reziprok zum Lig. collaterale proprium, d. h. es ist bei der Extension gespannt und bei der Flexion entspannt.

Neben der aktiven Bewegung des Metacarpophalangealgelenks beeinflusst die Muskulatur die Stabilität des Daumengelenks. Die muskuläre Führung wird durch drei intrinsische und drei extrinsische Muskeln sichergestellt. Als wichtigster intrinsischer Muskel unterstützt der M. adductor pollicis die dynamische Widerstandsfähigkeit beim Greifen und verstärkt gleichzeitig das ulnare Kollateralband (Imaeda et al. 1993). Eine ähnliche Funktion übernimmt der M. abductor pollicis brevis an der Radialseite des Daumens, wobei seine Wirkung aufgrund der geringeren Muskelstärke schwächer ausgeprägt ist (Imaeda 1993). Der dritte intrinsische Muskel ist der M. flexor pollicis brevis, der v. a. Scherkräfte auffängt, wodurch die proximale Phalanx nicht nach dorsal translatieren kann (Imaeda 1993). Hierbei wird er vom M. flexor pollicis longus unterstützt (Imaeda 1993). Obwohl dieser Muskel nicht über einen Sehnenansatzpunkt an der Basis der Phalanx proximalis verfügt, ist er im Wesentlichen an der Gelenksbeugung und -stabilisierung beteiligt (Imaeda 1993). Zudem steigern die Traktionskräfte des kurzen Daumenbeugers die Effektivität des M. flexor pollicis longus durch Maximierung dieses Kraftarmes (Imaeda 1993). Die relativ kleinen Mm. extensores pollicis longus et brevis sind die anderen wichtigen extrinsischen Muskeln für die Verstärkung der dorsalen Gelenkkapsel (Bausenhardt 1949/50). Mit dem M. flexor pollicis brevis können sie über die gemeinsame Adduktionsfunktion den M. adductor pollicis bei der Kompensation von Flexionskräften beim Greifen unterstützen (Imaeda 1993).

Klinik

Eine häufige Pathologie am Daumengrundgelenk ist der sogenannte Skidaumen (Gamekeepers Thumb – Schmitt u. Lanz 2004). Bedingt durch den Verlauf des ulnaren Kollateralbandes kommt es durch eine massive traumatische Radialduktion (z. B. Sturz beim Skifahren, oder extreme Abspreizmechanismen beim Ballsport) zu einer Ruptur von diesem Ligament (Schmitt u. Lanz 2004). Eine funktionelle Haltefunktion ist nicht mehr möglich; klinisch zeigt sich das Bild eines vermehrt zur Radialseite aufklappbaren Daumens (Schmitt u. Lanz 2004).

Das Bewegungsausmaß des MCP-Gelenks I. Flexion 80° und Extension 0°, Abduktion 12° und Adduktion 7° sowie Pronation 20° und Supination 6°

■ **Daumenendgelenk**

Das Daumenendgelenk ist als reines Scharniergelenk identisch aufgebaut wie die Articulatio interphalangealis distalis der Finger. Im Vergleich ist lediglich die palmare Platte dicker ausgeprägt mit häufig eingelassenem Sesambein (22 % bis 73 % – Kraemer u. Gilula 1996). Somit kann sie die Sehne des M. flexor pollicis longus weit nach palmar vom Gelenkspalt abdrängen, wodurch eine Hyperextension von bis zu 25° möglich wird (Schmidt u. Lanz 2003). Der Kopf der proximalen Phalanx besitzt zwei Kondylen, die mit den Facetten der distalen Phalanx artikulieren. Der ulnare Kondylus ist prominenter ausgeprägt als der Radiale, wodurch die Pronation während der Flexion gefördert wird (Kapandji 1981). Die Kollateralbänder verlaufen fächerförmig von der Seite des Köpfchens der proximalen Phalanx zur Basis der distalen Phalanx hin; während die akzessorischen Ligamente zur palmaren Bindegewebsplatte ziehen (Sandzen 1986). Die Cleland-Bänder (Ausläufer der Hohlhandfascie) verstärken die Kollateralbänder auf der radialen Seite (Eaten 1971). Die Belastung in Palmarflexion ist um ca. 30 % größer als bei der Dorsalflexion (Apfel 1986). Die Extension/Hyperextension beträgt bis zu 25° bei einer Flexion von ca. 90° mit einer parallel laufenden Rotation (bzw. Pronation) von ca. 5° bis 10° (Schmidt u. Lanz 2003). Die primären Muskeln für die Streckung sind der M. extensor pollicis longus und für die Beugung der M. flexor pollicis longus, wobei das Daumenendglied an allen Greiffunktionen des Daumens beteiligt ist.

> **Fazit**
>
> In der Konstruktion des Daumens kommt das Ockhamsche Prinzip der allumfassenden Ökonomie zum Ausdruck, dabei wird die Mehrzahl der Funktionen durch ein Minimum an Strukturelementen gewährleistet (Forwood 2000). Die zwei wichtigsten Funktionen sind der Grobgriff bzw. Faustgriff und der Feingriff bzw. Spitzgriff. Der Faustgriff wird als kugelförmig, zylindrisch und einhakend und der Spitzgriff als palmar, lateral sowie spitz beschrieben (Forwood 2000).

Das Bewegungsausmaß des IP-Gelenks I. Flexion 90° und Extension 30° sowie Pronation 10° und Supination 0°

4 Aufbau und Funktion der Mittelhand

Die Knochen der Mittelhand (Ossa metacarpalia) sind fünf kurze Röhrenknochen, die sich an die vielkantigen Handwurzelknochen anschließen (Abb. 4.1). Dabei lassen sich die Knochen in drei Abschnitte untergliedern, d. h. Basis, Mittelstück (Corpus) und Kopf (Caput). Sie haben Gelenkflächen zur Verbindung mit der Handwurzel und den Fingerknochen. Der Mittelhandknochen des Daumens ist über ein Sattelgelenk mit der Handwurzel verbunden. Die wichtigste Aufgabe der Mittelhandknochen ist die Unterstützung der Greiffunktion der Hand (Batmanabane u. Malathi 1985). Sie bilden mit der Hohlhand ein festes Widerlager beim Greifen sowie Festhalten von Gegenständen (Prescher u. Schmidt 2003). Sie gibt Raum für die beiden Gefäßbögen und dient als Brücke für die sensiblen Nerven sowie der Sehnen zu den Fingergelenken (Prescher u. Schmidt 2003). Auch bieten die Ossa metacarpalia der Hand die Ursprungsfläche für diverse intrinsische Handmuskeln, welche für die Funktionen sowie für die Stabilisation der Fingergelenke unerlässlich sind (Schmidt u. Lanz 2003).

4.1 Aufbau und Funktion der Ossa metacarpalia II–V

Unter Einbezug des Daumens sind die fünf Ossa metacarpalia kurze Röhrenknochen in unterschiedlicher Länge (Abb. 4.2; Abb. 4.3; Abb. 4.4; Abb. 4.5). Die Basen der Mittelhandknochen III–V haben die Form ähnlich eines Rechtecks und die des Os metacarpale II eines Vierecks, dessen Fläche dorsal breiter ist als distal und können folgedessen mit der distalen Handwurzel eine stabile Gelenksverbindung eingehen (d. h. keilförmige Verbindung – Smith u. Peimer 1977). Aus dieser eher starren Einheit bildet sich auf der Dorsalseite ein konvexer- und auf der Palmarseite ein konkaver Bogen; der sog. karpale Hohlhandbogen (Flatt 1974). Diese Konkavität flacht in Höhe der Metacarpalköpfe etwas ab; der sog. metacarpale Bogen (Flatt 1974). Der Corpus ossis metacarpi ist nach dorsal schwach konvex und nach palmar hingegen stark konkav ausgeformt, wodurch die Hohlhandbildung noch verstärkt wird. Die Schaftdicke nimmt von dorsal nach palmar sowie nach proximal und distal kontinu-

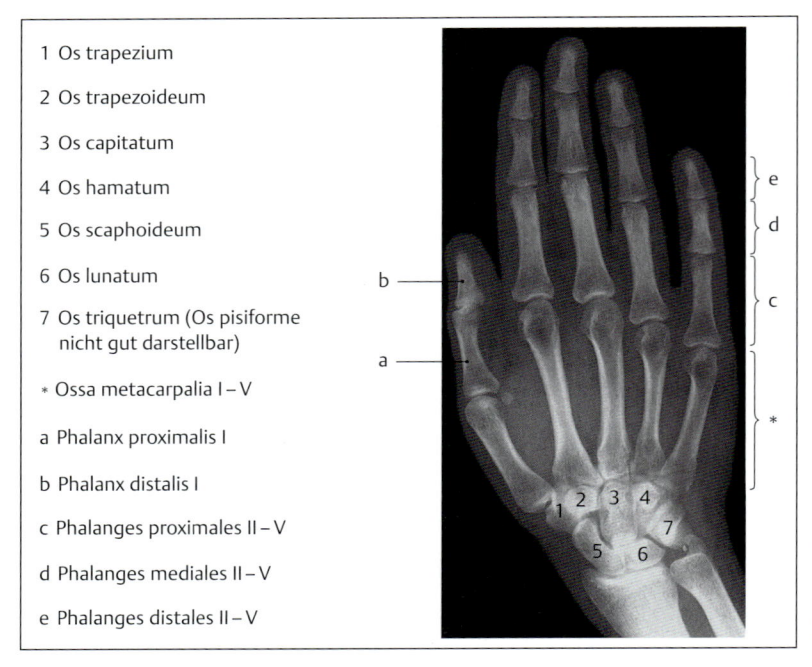

1 Os trapezium
2 Os trapezoideum
3 Os capitatum
4 Os hamatum
5 Os scaphoideum
6 Os lunatum
7 Os triquetrum (Os pisiforme nicht gut darstellbar)
* Ossa metacarpalia I–V
a Phalanx proximalis I
b Phalanx distalis I
c Phalanges proximales II–V
d Phalanges mediales II–V
e Phalanges distales II–V

Abb. 4.1 Die Mittelhand- und Handknochen (aus Thiemann HH, Nitz I, Schmeling A. Röntgenatlas der normalen Hand im Kindesalter. 3. Aufl. Stuttgart: Thieme; 2006).

4.1 Aufbau und Funktion der Ossa metacarpalia II–V

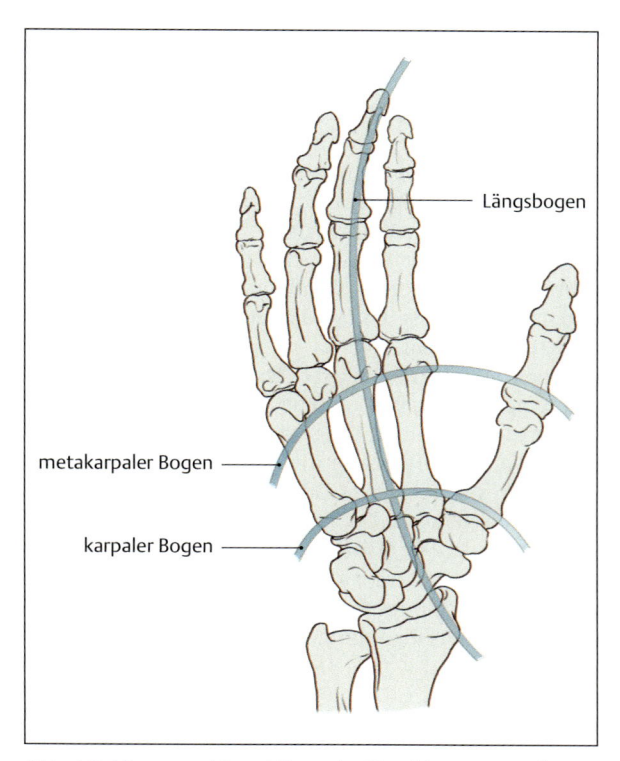

Abb. 4.2 Längs- und Querbögen der Hand (aus: Prometheus. LernAtlas der Anatomie, 2007).

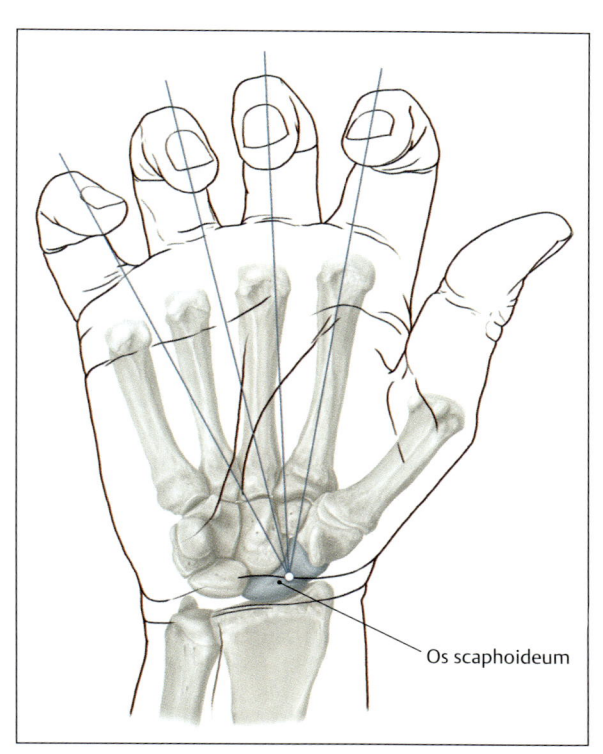

Abb. 4.3 Die Scapoid- und Lunatumachse (aus: Prometheus. LernAtlas der Anatomie, 2007).

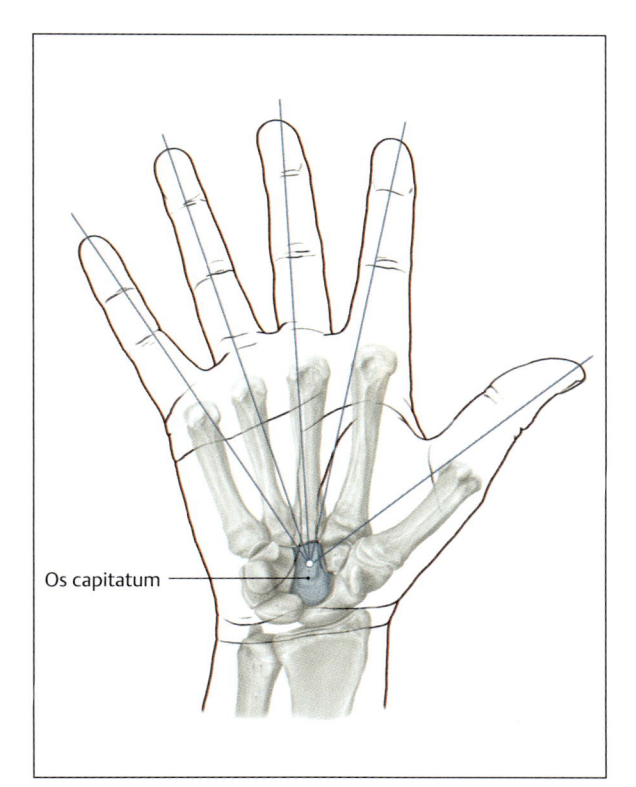

Abb. 4.4 Die Capitatumachse (aus: Prometheus. LernAtlas der Anatomie, 2007).

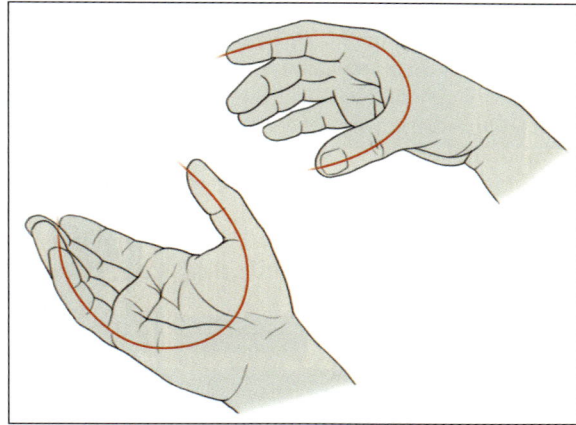

Abb. 4.5 Die Hohlhandbögen und die Opposition.

ierlich um bis zu 20 % ab (Plato et al. 1980, 1982). Zudem wurde festgestellt, dass die Stärke der Kompakta mit der Greifkraft korreliert und somit zugunsten der Händigkeit zunimmt (Schmidt u. Lanz 2003). Die proximale Basis ossis metacarpi ist wieder wesentlich breiter als der jeweilige Schaftabschnitt (Schmidt u. Lanz 2003). Mit ca. 67 mm bis 69 mm ist der Os metacarpale II der längste Mittelhandknochen, gefolgt vom Os metacarpale III mit 62 mm bis 69 mm, Os metacarpale IV mit 55 mm bis

62mm und vom Os metacarpale V mit 52mm bis 58mm (Harris et al. 1992). Von proximal nach distal weichen die Mittelhandknochen fächerförmig auseinander, wodurch die Spannbreite der Hand sich vergrößert (Schmidt u. Lanz 2003). Die Metacarpalköpfchen sind ebenso wie die Basisbereiche gegenüber dem Schaft größer ausgeprägt. Mit ihren konvex geformten Caput bilden sie die proximale Articulatio metacarpo-phalangeale II bis V. Die Köpfe des II. und III. Metakarpalknochens sind gegenüber ihrer proximalen Basis im Sinne der Pronation und die des IV. und V. Knochens dagegen im Sinne der Supination ausgeformt (Schmidt u. Lanz 2003). Die Längsachse des II. und III. Fingers sind somit auf das Scaphoid und die des IV. und V. Fingers auf das Lunatum gerichtet (Koebke u. Peters 1991). Diese Torsion ermöglich dem Zeige- und Mittelfinger einen gezielten Spitzgriff sowie dem Ring- und Kleinfinger eine entsprechende Opposition zum Daumen.

Die geringste Beweglichkeit findet in den Os metacarpo-Phalangealgelenken II und III statt und daher gelten diese als die stabilen Säulen der Mittelhand; gefolgt von den etwas beweglicheren MCP-Gelenken VI und V (Meuli u. Dbaly 1978). Somit ist der Daumen mit seinem Os metacarpale I der Beweglichste aller Metacarpalknochen und kreist quasi als Mittelpunkt aller Bewegungen um bzw. zu den übrigen Fingern (Meuli u. Dbaly 1978). Die Hohlhandbögen sowie der Längsbogen garantieren das koordinative konvergierende Bewegen der Finger und des Daumens (Flatt 1974). Während der proximale Hohlhandbogen seine Form aufgrund seiner ossären und ligamentären Fixierung beibehält, passt der distale Hohlhandbogen sich der individuellen Bewegungsvielfalt der Finger an (Flatt 1974). So nimmt der metacarpale Bogen bei einer Flexion weitgehend ab, da für die Kraftendwicklung im Faustschluss die Finger nebeneinander agieren müssen (Schmidt u. Lanz 2003). Das gleiche gilt für die Streckung der Finger, um die Greiffläche vergrößern zu können. Hierbei konvergieren der abduzierte Daumen und die gespreizten Finger auf einem gemeinsamen Schnittpunkt zu, der im Zentrum vom Capitatum liegt (Schmidt u. Lanz 2003). Des Weiteren beschreibt Kapandji (1963) einen queren Hohlhandbogen zwischen dem beweglichen Os metacarpale I und den relativ beweglichen Os metacarpale IV und V. Unter Berücksichtigung der Torsion der Metacarpalköpfchen IV und V wird durch den queren Hohlhandbogen die Opposition zwischen dem Daumen und Kleinfinger möglich, d. h. der quere Hohlhandbogen zwischen den Os metacarpale IV und V verstärkt sich, während er für die Os metacarpale II und III konstant bleibt. Erst durch diese Mobilität der Gelenke der Mittelhandknochen ist die Hand an die Erfordernisse beim Greifen adaptierbar.

Neben der Insertion diverser Muskeln an den Basen der Os metacarpale (z.B. M. extensor carpi ulnaris) nehmen auch einige ihren Ursprung von diesen Knochen. Dazu gehört vom Schaftbereich die Mm. interosseii dorsales et palmares sowie der M. adductor pollicis mit seinem Caput transversum. Zudem liegen einige intrinsische Muskelbäuche den Mittelhandknochen an, um an den Fingern weiterlaufend zu inserieren (Mm. lumbricales, M. abductor digiti minimi, M. flexor digiti minimi und der M. opponens digiti minimi).

4.2 Muskulatur der Mittelhandknochen

Die Mm. interosseii palmares et dorsales. Die palmar doppelt gefiederten Mm. interossei palmares entspringen einköpfig, mit einer Länge von ca. 45mm bis ca. 55mm (Schmidt u. Lanz 2003), vom Os metacarpale II (ulnarseitig) sowie von den Ossa metacarpale IV et V (radialseitig) und strahlen mit ihrer Ansatzsehne in die jeweilige Dorsalaponeurose des zweiten, vierten und fünften Fingers ein (Abb. 4.6). Des Weiteren setzen kleinere Abspaltungen der Sehnen des 1. und 3. Mm. interoseii an der radialen Grundgelenkskapsel oder zu 6% an der radialen Basis der proximalen Phalanx an (Eyler u. Markee 1954). Der 2. palmare Interosseus hat keinen knöchernen Ansatz (Ikebuchi et al. 1988). Ihre Sehnen verlaufen über das

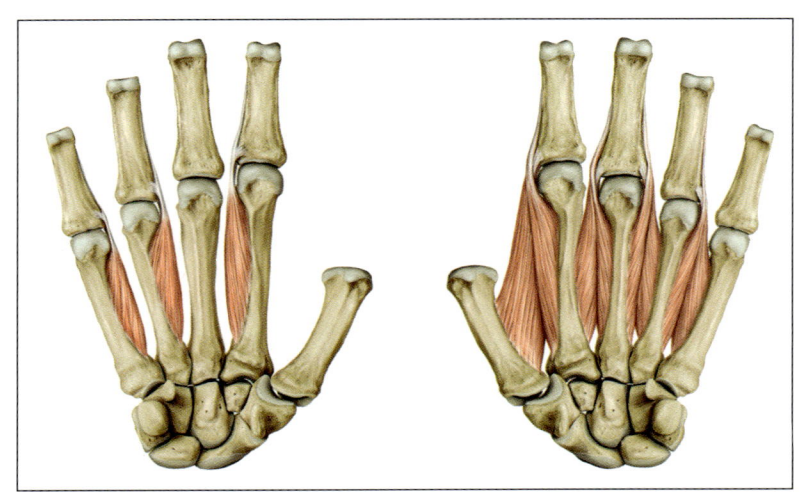

Abb. 4.6 Die palmaren und dorsalen Mm. interossei (aus: Prometheus. LernAtlas der Anatomie, 2007).

4.2 Muskulatur der Mittelhandknochen

Lig. metacarpale transversum profundum nach palmar in die Flexionsachse der Fingergrundgelenke (Platzer 1991).

Die dorsalen zweiköpfigen Mm. interossei entspringen von den zueinander gekehrten Seiten der fünf Metakarpalknochen (Platzer 1991). Der erste M. interosseus liegt mit einer Länge von ca. 62 mm im Raum zwischen den Metakarpalknochen des Daumens- sowie des Zeigefingers und die übrigen dorsalen Interosseusmuskeln schließen den Raum zwischen den weiteren Metakarpalknochen mit einer Länge von 50 mm bis 62 mm ab (Schmidt u. Lanz 2003). Der M. interosseus dorsalis I erreicht die Basis der Phalanx proximalis an der radialen Seite des Zeigefingers; die Mm. interossei II und III erreichen einerseits die radiale und andererseits die ulnare Seite der Basis des Mittel- und Ringfingers. Der M. interosseus IV schließlich inseriert an der ulnaren Seite der Basis des Kleinfingers (Platzer 1991). Der 1. Interosseusmuskel ist zudem mit der Gelenkkapsel sowie dem Kollateralbandkomplex des MCP II-Gelenks verwachsen und zieht gemeinsam mit einem tiefen Anteil der Sehne des M. lumbricales I spiralförmig in die radiale Lamina intertendinea (sog. interosseus hood) der Streckaponeurose ein (Lanz u. Schmidt 2003). Des Weiteren werden Sehnenfasern an das Ringband A1 und die palmare Platte des Zeigefingers abgegeben (Schmidt u. Lanz 2003). Der M. interossei dorsalis II erreicht ebenfalls auf der radialen Seite die Basis der proximalen Grundhalanx sowie die Dorsalaponeurose des Mittelfingers, während die Mm. interossei III und IV ulnarseitig an die Basis der Grundphalanx distalis und der Dorsalaponeurose des Mittel- und Ringfingers einstrahlen (Platzer 1991).

Funktionell wirken die palmaren Mm. interossei im Sinne der Adduktion und die dorsalen Mm. interossei entgegengesetzt für die Abduktion (Platzer 1991). Gemeinsam beugen sie in den Fingergrundgelenken und strecken über die Dorsalaponeurose in den Mittel- und Endgelenken bei flektierten MCP-Gelenken (Basmajian 1980).

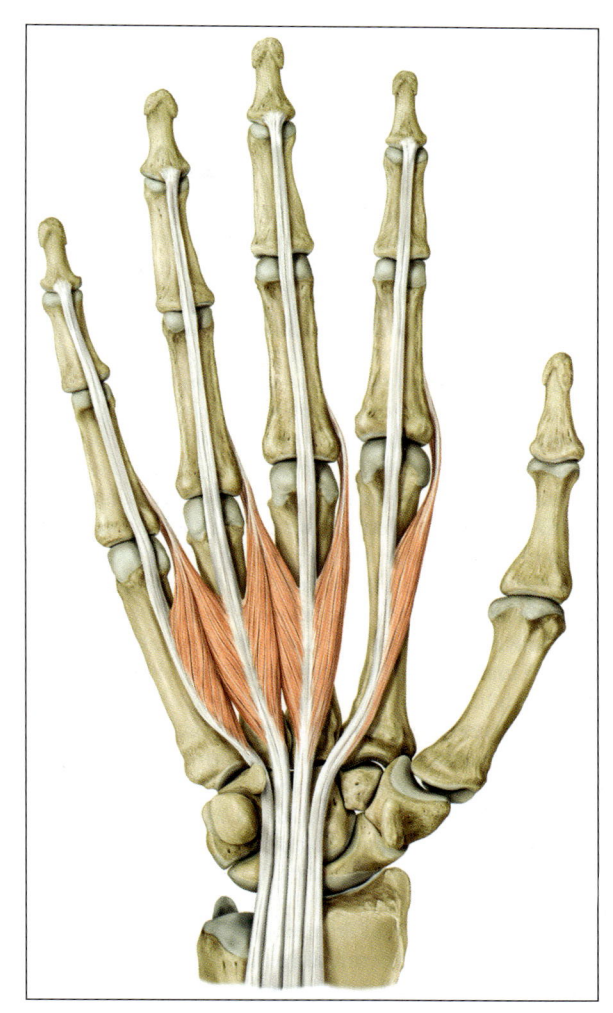

Abb. 4.7 Die Mm. lumbricales (aus: Prometheus. LernAtlas der Anatomie, 2007).

> **Klinik**
> Kommt es z. B. durch eine gleichzeitige Schädigung des N. medianus sowie des N. ulnaris im Bereich des Handgelenks, so entsteht das klinische Bild der Krallenstellung der Finger II–V. Der M. extensor digitorum communis überstreckt in den MCP-Gelenken II–V bei gleichzeitiger Flexion der Mm. flexores digitorum in den Fingerend- und mittelgelenken (sog. intrinsic-minus-finger – Schmidt u. Lanz 2003).

Die Mm. lumbricales. Die vier Mm. lumbricales sind zwischen dem lockeren Bindegewebe der Palmaraponeurose, den Beugesehnen und den Mm. interossei palmares eingebettet (Abb. 4.7). Die einfach gefiederten Mm. lumbricales I und II entspringen in der Regel von der radialen Seite der Profundussehnen. Der Lumbricalismuskel I mit einer Länge von ca. 65 mm (Jacobson et al. 1992) von der Profundussehne des Zeigefingers und der Lumbricalismuskel II mit einer Länge von ca. 61 mm (Jacobson et al. 1992) von der Profundussehne des Mittelfingers (Schmidt et al. 1965). Beide Mm. lumbricales ziehen in die jeweilige Dorsalaponeurose der Profundussehne des zugehörigen Fingers ein (Schmidt u. Lanz 2003).

In den meisten Fällen entspringen die Mm. lumbricales III und IV zweiköpfig aus den jeweiligen radialen sowie ulnaren Profundussehnen des Ring- und Kleinfingers (Schmidt et al. 1965). Ihren Ansatz findet der M. lumbricalis III zu 50 % an der radialen Seite der Dorsalaponeurose des Ringfingers und in 40 % zusätzlich an der ulnaren Seite des Mittelfingers (Schmidt u. lanz 2003). Der vierte Lumbricalismuskel zieht in den meisten Fällen radialseitig in die dorsale Aponeurose des Kleinfingers ein. Des Weiteren haben diese beiden Muskeln oft eine weitere Insertion an den Ringbändern A1 des IV. und V. Fingerstrahls (Schmidt et al. 2003). Zudem wurden gelegentlich Ansätze vom M. lumbricalis IV in der Gelenkkapsel des MCP V-Gelenkes sowie in den dort anliegenden Beugesehnenscheiden gefunden (McFarlane et al. 1983).

Funktionell regulieren die Mm. lumbricales in erster Linie die Spannungsverhältnisse zwischen der Beuge- und Streckmuskulatur, was durch die Präsenz einer hohen Anzahl neuromuskulärer und tendinöser Propriozeptoren bestätigt wurde (Rabischong 1962). Als proximales Diagonalesystem reduzieren diese kleinen Muskeln aktiv die Beugekräfte an den Fingern und sind an der Verstärkung der Streckwirkung beteiligt (Schmidt u. Lanz 2003). Des Weiteren werden die Mm. lumbricales passiv von den schrägen Landsmeer-Retinacula für die Extension der Endphalangen unterstützt. Neben einer geringen Beugefunktion in den MCP-Gelenke II-V (Ranney u. Wells 1988) stabilisieren sie gemeinsam mit den Mm interosseii diese Gelenke und Verhindern eine ulnare Deviation der Langfinger (Abb. 4.**8**).

Der M. abductor digiti minimi. Der M. abductor digiti minimi entspringt vom Os pisiforme, dem Lig. pisohamatum und vom Retinaculum flexorum (Platzer 1991). Er setzt am ulnaren Rand der Basis der Grundphalanx des fünften Fingers an, wobei einige Fasern auch in die Dorsalaponeurose strahlen (Platzer 1991). Funktionell ist er ein reiner Abduktor für den Kleinfinger (Platzer 1991).

Der M. flexor digiti minimi. Dieser Muskel hat seinen Ursprung vom Retinaculum flexorum und vom Os hamatum (Platzer 1991). Er findet seinen Ansatz an der Palmarfläche der Basis der Grundphalanx des fünften Fingerstrahls und unterstützt die Beugung des Kleinfingergrundgelenks (Platzer 1991).

Der M. opponens digiti minimi. Der M. opponens digiti minimi entspringt vom Hamulus ossis hamati sowie vom Retinaculum flexorum und findet seinen Ansatz am ulnaren Rand des Os metacarpale V. Er vollzieht die Opposition des Kleinfingers im Synergismus mit der Opposition des Daumens.

Der M. abductor digiti minimi, der M. flexor digiti minimi sowie der M. opponens digiti minimi bilden gemeinsam den Hypothenar an der ulnaren Handkante und unterstützen die Bildung des Hohlhandbogens.

4.3 Palmaraponeurose im Bereich der Mittelhandknochen

Die Palmarfaszie bildet die Fortsetzung der Fascia antebrachii an der Beugeseite des Unterarms und des Lig. carpi palmare (Firbas 1992). Sie zieht als mittlere Loge in die Hohlhand und breitet sich von dort in die Loge bis zum Os metacarpale I für die Thenarmuskulatur sowie bis zum Os metacarpale V in die Loge für die Hypothenarmuskulatur aus (Firbas 1992). Die mittlere Faszienloge wird durch die Palmaraponeurose verstärkt (Abb. 4.**9**). Die anatomischen Bezeichnungen Palmaraponeurose oder Palmarfaszie können nicht mit Aponeurosen bzw. Faszien anderer Körperstellen verglichen werden, da es fassbare Unterschiede bezüglich der chemischen Zusammensetzung und hinsichtlich der funktionellen Beanspruchung gibt (Millesi 1965). Funktionell dient sie dem Schutz der darunter liegenden Beugesehnen, Gefäßen und sensiblen Nervenfasern der Langfinger. Des Weiteren trägt die Palmaraponeurose zur Erhaltung der Hohlhandwölbung bei, in dem sie abflachenden Kräften sowie das Abheben der Haut beim Greifen von Gegenständen entgegenwirkt (Poisel 1973).

Die Palmaraponeurose besteht aus einer oberflächlichen Schicht mit longitudinalen Fasern sowie einer tiefen Schicht mit querverlaufenden Fasern und erscheint als eine annähernd dreieckig begrenzte Faserplatte, dessen Spitze zum Handgelenk ausgerichtet ist (Meinel 1999). In einer Breite von ca. 21mm (Jovers 1991) ist die Faserplatte fest mit dem Retinaculum flexorum verwachsen und breitet sich über die Sehnenfasern des M. palmaris longus als Verstärkungszügel in die Hohlhand weiter aus (Krebs 1975). Sollte dieser Muskel nicht vorhanden sein, so sind dennoch diese Sehnenfasern in der Palmaraponeurose vorhanden (Fahrer 1980). Die radiale Fläche zum Daumen hat eine Länge von ca. 50mm, die ulnare Fläche zum Kleinfingerballen eine Länge von ca. 38mm. Im Bereich der Finger weitet sich die Palmaraponeurose auf ca. 55mm aus (Jovers 1991) und wird dort in Form von lockerem Gewebe von den Fingergrundgliedfurchen sowie den Schwimmhauträndern begrenzt (Meinle 1999). Die festen Anteile der Palmaraponeurose (sog. Bodenplatte) sind distal bis über die Köpfe der palmaren Mittelhandknochen lokalisiert (Meinle 1999).

Longitudinal verlaufenden Fasern. Die Längsfasern der Palmaraponeurose entspringen direkt vom Retinaculum flexorum bzw. aus den Sehnenanteilen des M. palmaris longus. Einige dieser Fasern verlassen bereits unterhalb des palmaren Handgelenks die Aponeurose und ziehen bis zur distalen Hohlhandfurche (Schmidt u. Lanz 2003) schräg aufsteigend zur Haut (Soheil 2005). Sie werden durch kurze Verbindungsfasern ergänzt, welche die Haut straff an die Palmaraponeurose fixieren (Soheil 2005). Die weiteren Teile der Längsfasern gewinnen Anschluss an das Fasersystem an der Palmarseite der Fingergrundglieder bzw. weiten sich sich im Sinne von prätendinösen Bändern bis in die MCP-Gelenke aus (Soheil 2005). In der distalen Hälfte der Hohlhand reichen septumartige Fortsetzungen zwischen die Sehnenscheiden in die Tiefe und gewinnen Anschluss an die tiefe Hohlhandfaszie (Soheil 2005). Durch diese Septen werden sieben Kanäle formiert, in denen die Nervengefäßbündel und die Beugesehnenscheiden liegen (Soheil 2005).

Im distalen Bereich der Hohlhand bleiben zwischen den longitudinalen Fasern Lücken, die von lockerem Fettgewebe ausgefüllt werden und aufsteigende Gefäße zur Haut aufweisen (Milessi 1981).

Auch an den Seitenflächen der Finger lassen sich Systeme von Längsfasern finden (Soheil 2005). Dieses Fasersystem erstreckt sich von den queren Faserzügen der Interdigitalfalten bis zu den Gelenkkapseln der DIP-Gelenke

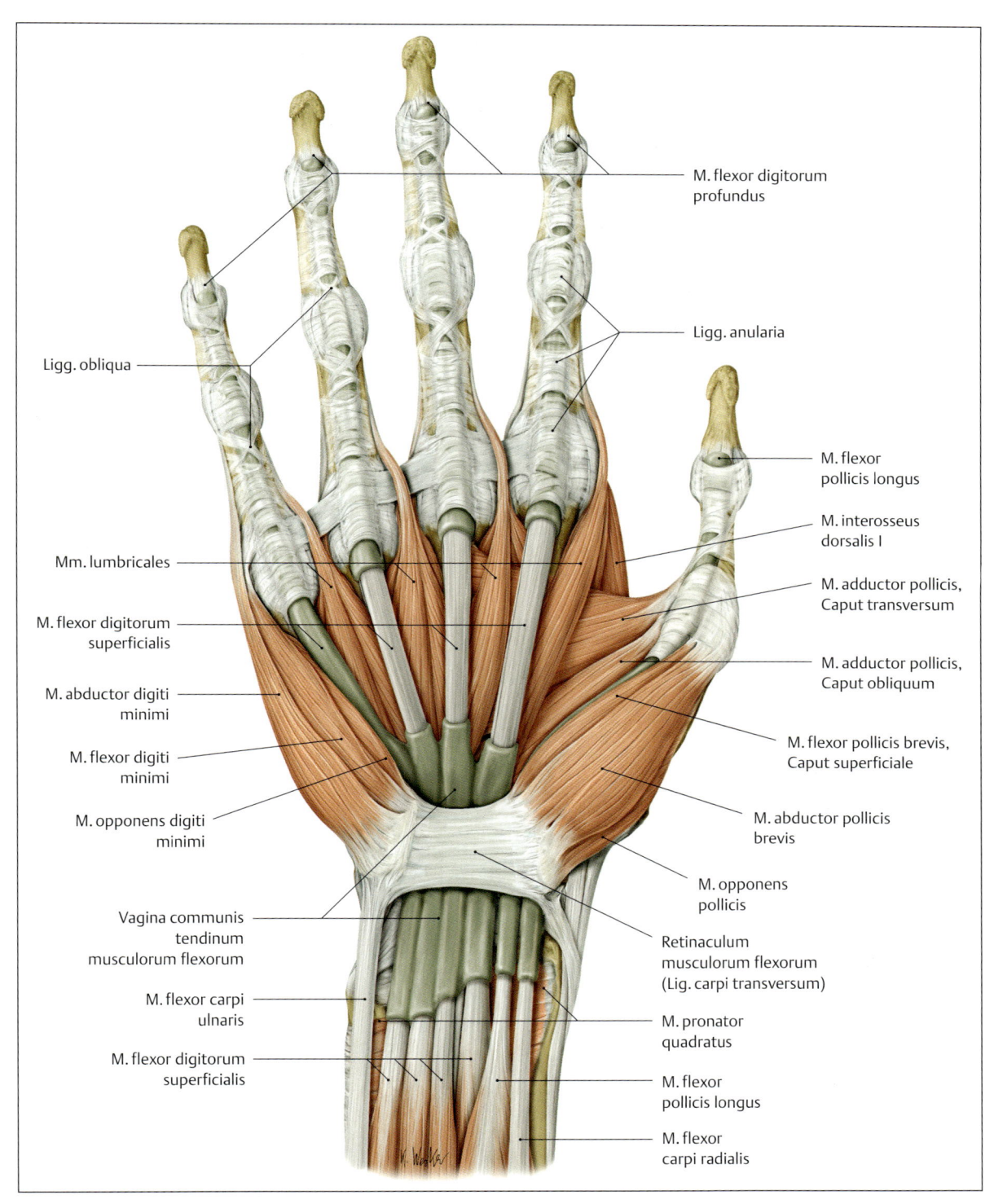

Abb. 4.8 Die Hypothenarmuskulatur (aus: Prometheus. LernAtlas der Anatomie, 2007).

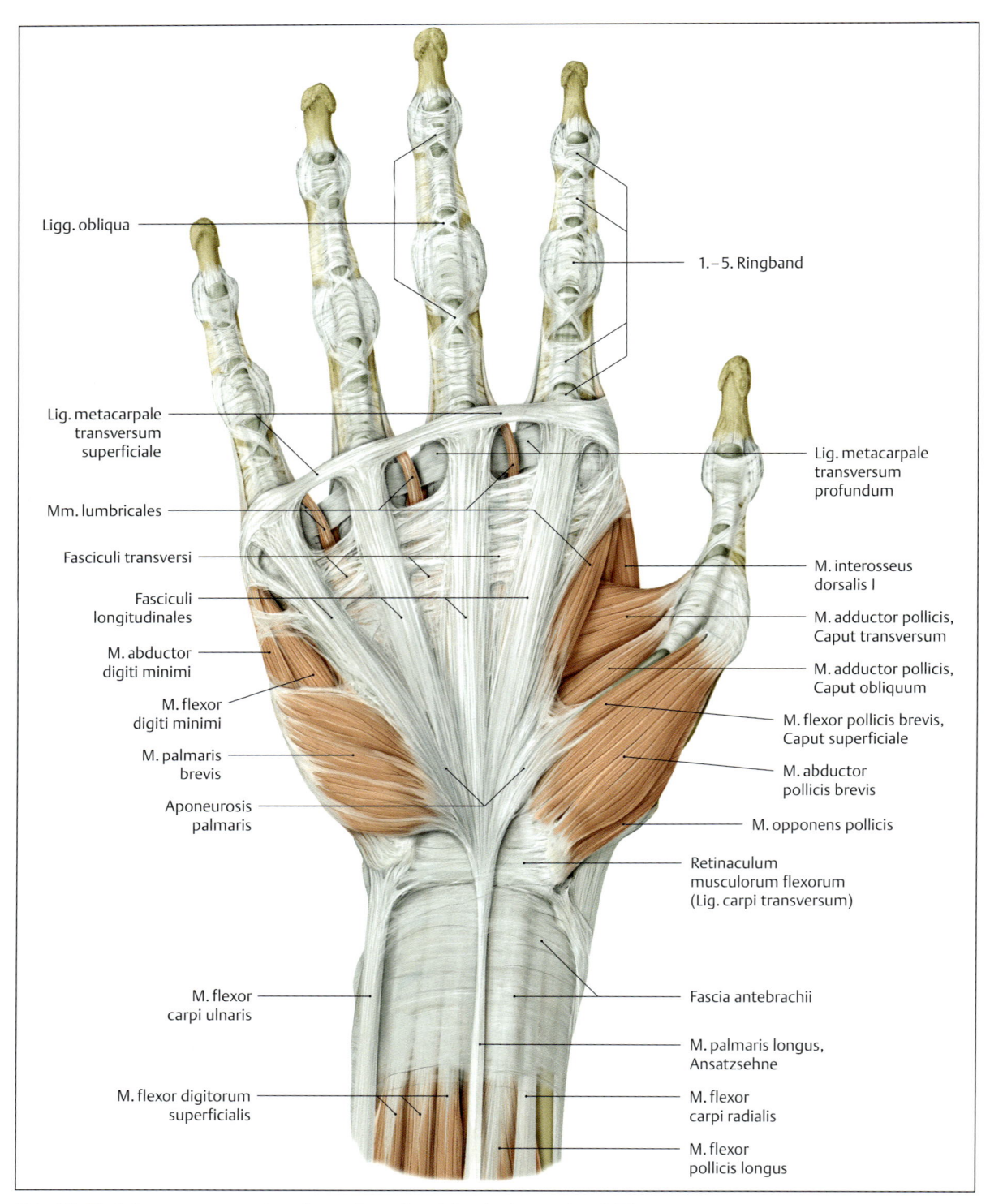

Abb. 4.9 Die Palmaraponeurose (aus: Prometheus. LernAtlas der Anatomie, 2007).

(Gosset 1967); die Grayson-Ligamente als Verbindung zur palmaren Fingerhaut (Zancolli u. Cozzi 1992); sind es die Cleland-Ligamente als Verbindung von Knochen und Gelenkapsel zur lateralen Haut (Zumhasch 2004).

Transversal verlaufenden Fasern. Die querverlaufenden Fasern liegen im oberflächlichen distalen Hohlhandbereich und tragen zur Bildung der Ligamenta interdigitalia (Ligamenta natatori) bei (Soheil 2005). Die einzelnen Faserbündel umgreifen die Basis von einem Finger ggf. auch zwei Fingern (Soheil 2005) und finden ihre Fortsetzung im Connexus intertendineum (Thomine 1965). Zudem kommt es in diesem Bereich auch zu der Vereinigung mit longitudinalen Faserzügen (Gosset 1967). In der Mitte der Hohlhand ist ein weiteres queres Fasersystem lokalisiert und stellt eine Verbindung zwischen der Faszie des Thenars und der des Hypothenars dar (Candiollo 1956).

Neben dem M. palmaris longus nimmt auch der M. palmaris brevis Einfluss auf die Palmaraponeurose (Schmidt u. Lanz 2003). Der M. palmaris brevis entspringt am ulnaren Rand der Palmaraponeurose und zieht in Höhe vom Os pisiforme ca. 40 mm nach distal (Jovers 1991). Beim Greifen spannt sich der Muskel an und schützt zusammen mit den Fettpolstern über der Guyon-Loge die ulnar verlaufenden Leitungsbahnen vor stärkeren Druckeinwirkungen (Schmidt u. Lanz 2003). Unterstützung findet der Muskel durch sehnige Einstrahlungen des M. extensor carpi ulnaris (Schmidt u. Lanz 2003).

Klinik

Eine häufige Erkrankung im Bereich der Hohlhand ist die Dupuytren disease (Syn.: Palmarfibromatose, palmare Fibromatose, Dupuytren'sche Kontraktur – Zalpour 2010). Die Ätiologie ist bis heute ungeklärt (Zalpour 2010), wobei eine Häufung bei Diabetes mellitus und bei Nikontinabusus zu beobachten ist (Soheil 2005). Konservative Therapien können das Fortschreiten der Erkrankung nicht aufhalten, sodass eine operative Maßnahme, mit Entfernung der pathologischen Gewebsstränge, zurzeit die einzige effektive Therapieform darstellt (Zalpour 2010). Die häufigste angewandte Testung für die Stellung einer OP-Indikation stellt die Table-(Tisch)-Abstandmessung dar. Die Finger sind dabei adduziert und die Dorsalseite der gestreckten Finger nähert sich soweit wie möglich der Tischplatte. Als Maß wird der Abstand zwischen Tisch und dem nicht aufliegenden gestreckten Finger bzw. Fingern gemessen. Beträgt der Abstand mehr als 2 cm zwischen Tisch und Finger, ist verstärkt über eine operative Intervention nachzudenken (Zumhasch 2004).

5 Aufbau und Funktion der Fingergelenke

Im Sinne der Fein- und Grobmotorik ermöglichen die Finger dem Menschen wichtige Grundfunktionen wie Tasten, Erspüren und Ergreifen von Gegenständen, aber auch Kommunikationsaufgaben wie Zeigen, Zeichensprache sowie Schreiben von Texten. Die Funktion der Fingergelenke ist somit ein wesentlicher Funktionsbestandteil zur Bewältigung der für uns selbstverständlichen Alltagsfunktionen.

Die Finger bezeichnen die 5 Endglieder der menschlichen Hand, d. h. den Digitus manus I (Daumen – Pollex), Digitus manus II (Zeigefinger – Index), Digitus manus III (Mittelfinger – Medius), Digitus manus IV (Ringfinger – Digitus annularius) und Digitus manus V (Kleiner Finger – Digitus minimus). Der Daumen besteht aus zwei, die Finger II bis V bestehen aus jeweils drei Phalangen, d. h. der Phalanx proximalis (Fingergrundglied), Phalanx media (Fingermittelglied) und der Phalanx distalis (Fingerendglied). Nur im synergistischen und koordinativen Zusammenspiel dieser drei Gelenke kann der Finger in seiner Gesamtfunktion den mannigfaltigen Bewegungsanforderungen des täglichen Lebens vollständig nachkommen.

5.1 Aufbau und Funktion der MCP-Gelenke

Die in der gleichen Ebene und parallel verlaufenden Mittelhandknochen bilden am distalen Ende, mit ihren Caput ossis metacarpi, den distalen Teil der MCP II-V-Gelenke. In der Horizontalebene stehen die Metakarpalköpfchen in einem beweglichen Querbogen zueinander (Chase 1990). Aus mechanischer Sicht gleicht es einem Ei- bzw. Ellipsoidgelenk (Tamai et al. 1988) und lässt somit Bewegungen der Abduktion/Adduktion bezogen auf die Querachse, der Extension/Flexion bezogen auf die Längsachse, sowie die aus beiden Bewegungsachsen resultierende Zirkumduktionsbewegung zu (Tittel 1994). Die runde asymmetrische Form des Caput ossis metacarpi ist an der Palmarfläche gegenüber der dorsalen Fläche stärker ausgebildet (Matthjis et al. 2003). Daraus resultiert eine größere Kontaktfläche der konkaven Basis in Palmarflexion gegenüber der Dorsalextension (Weeks 1981) und es erklärt die unterschiedlichen Knorpelstärken von 1,4 mm palmar zu 0,5 mm dorsal (Tamai et al. 1988). Die Köpfe des II. und III. Metakarpalknochens der proximalen Phalangen sind im Sinne einer leichten Supination (d. h. für den Spitzgriff) und die des IV. und V. Finger im Sinne einer leichten Pronation (d. h. für das Umfassen von Gegenständen) geformt (Matthjis et. al. 2003). Die starke radiale und palmare Prominenz des II. Mittelhandknochens nimmt in ulnarer proximaler Richtung ab. Am stärksten ausgeprägt ist sie in Höhe der Capita IV und V, wodurch eine ulnare Abweichung der konkaven Basis der proximalen Phalanx erfolgt (Backhouse 1969). Durch die Einbindung der supinatorischen Bewegung der Os metacarpale IV und V (Mattjis et al. 2003) wird die Zirkumduktionsbewegung des vierten und insbesondere des fünften Fingergrundgelenks (d. h. die Greifläche) vergrößert, ohne die Längsachse der Flexion im Wesentlichen zu verändern, womit das Umfassen von größeren Gegenständen möglich wird. Das gleiche gilt in umgekehrter Weise für den Spitzgriff, d. h. das Os metacaraple II steht etwas in Pronation und der Zeigefinger rotiert während der Flexion etwas in Supination (Orset et al. 1991).

Die distalen konkaven Basen der proximalen Phalangen liegen korrespondierend gegenüber den Gelenkflächen der Capiti ossis metacarpi. Diese eiförmigen Gelenkpfannen sind im Bezug zur Gesamtfläche kleiner ausgebildet als die Köpfe der Metakarpalknochen. In dorsopalmarer Richtung ist die Ausdehnung der Längsachse wesentlich geringer gegenüber der radioulnaren Querachse, die in etwa der Breitenausdehnung der Kopfgelenksfläche entspricht (Schmidt u. Lanz 2003). Innerhalb der Basis der proximalen Phalanx sind drei Höcker eingelassen; ein dorsaler dient der Insertion des medialen Strecksehnenanteils sowie ein palmar radial und palmar ulnar gelegener Höcker für die Insertion der Kollateralbänder (Landsmeer 1955).

Aufgrund einer eher lockeren Gelenkkapsel werden die MCP-Gelenke hauptsächlich von den Kollateralbänder, unter Berücksichtigung einer palmaren und dorsalen Bindegewebsplatte stabilisert (Matthis et al. 2003; Abb. 5.1).

■ **Kollateralbänder**

Die Kollateralbänder werden unterteilt in die tiefe Schicht mit dem Lig. collaterale und der oberflächlichen Schicht der Lig. collaterale accessorium et. Lig. phalangoglenoidale (sog. phalangeale Manschette – Tagoshi et al. 1998).

5.1 Aufbau und Funktion der MCP-Gelenke

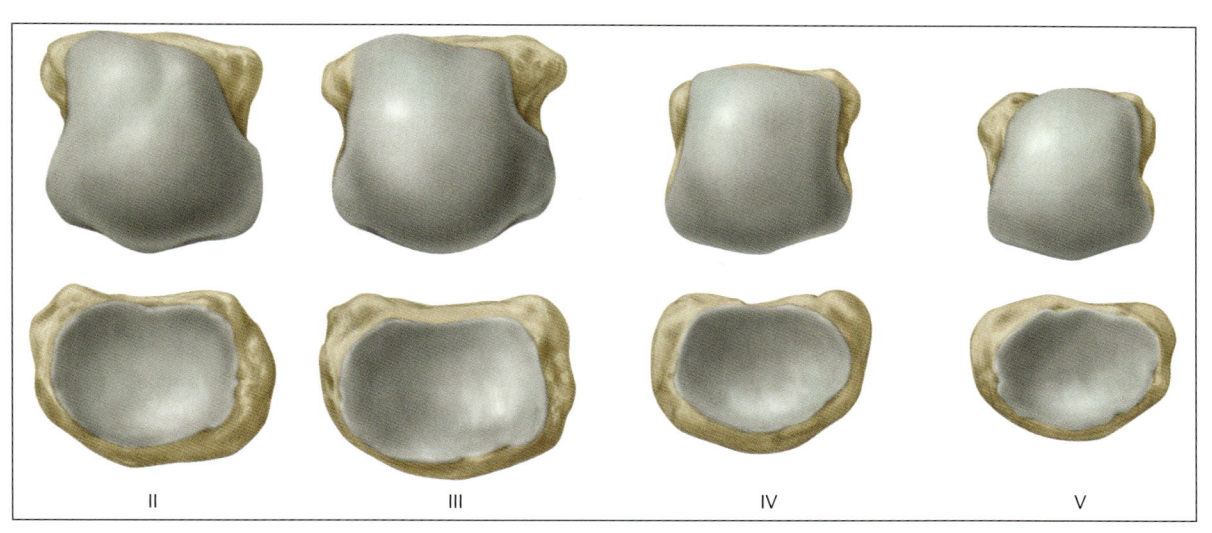

Abb. 5.1 Die Articulatio der MCP II–V-Gelenke.

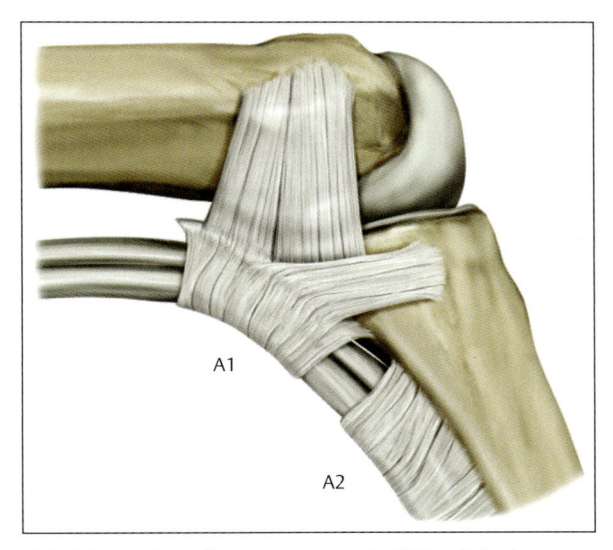

Abb. 5.2 Der Kapselbandapparat der MCP II–V-Gelenke (aus: Prometheus. LernAtlas der Anatomie, 2007).

Das Lig. collaterale entspringt von der Tuberositas radialis und ulnaris, verläuft als kräftiges 3 mm starkes bzw. 8 mm breites Band (Smith u. Peimer 1977) schräg von dorsal-proximal nach distal-palmar. Es hat zwei Ansätze: einerseits setzt es mit einem radial – lateralen Teil an der volaren Basis der Phalanx an und andererseits mit einem distal – lateralen Anteil an der palmaren Bindegewebsplatte (Landsmeer 1955). Das radiale Kollateralband ist am Zeige- und Mittelfinger kräftiger ausgeprägt als das Ulnare (Kraemer u. Gilula 1996). Bei der Extension ist es mehr entspannt und bei der Flexion angespannt, wobei sich die Spannung von den palmaren Fasern zu den Dorsalen ausweitet (Schmidt u. Lanz 2003). Die Dehnbarkeit der Lig. collaterale beträgt in Flexionsstellung ca. 3 bis 4 mm (Minami et al. 1984; Abb. 5.2).

Das dünnere Lig. collaterale accessorium entspringt unmittelbar palmar-proximal von der Befestigung des Lig. collaterale und zieht unter einer stetigen Verbreiterung fächerförmig (Chase 1990) in den seitlichen Rand der palmaren Platte ein (Abb. 5.3). Diese Fasern haben eine geringere Steifigkeit gegenüber dem Lig. collaterale

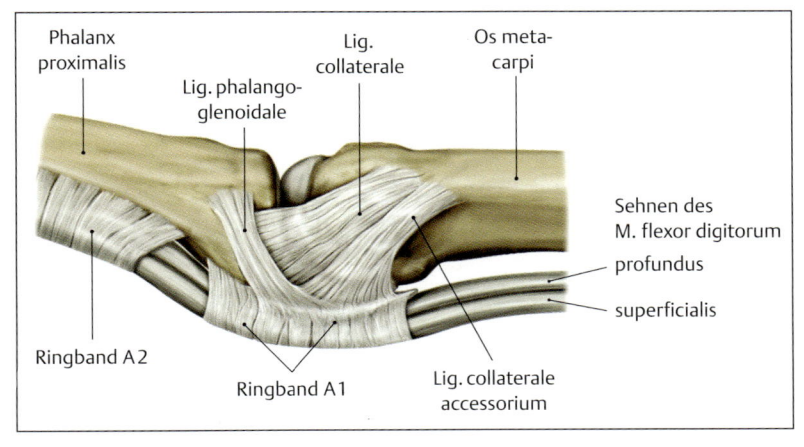

Abb. 5.3 Die Funktion des Kapselbandapparats der MCP II–V-Gelenke (aus: Prometheus. LernAtlas der Anatomie, 2007).

und können sich somit in der Flexion fächerförmig entfalten (Matthjis et al. 2003). Während der Extension geraten sie ebenfalls unter Spannung, erlauben aufgrund ihres steilen Verlaufswinkels kleine Dreh- und Verschiebebewegungen der palmaren Platte und erhalten somit die Ab- und Aduktionsfähigkeit bei der Fingerstreckung (Landsmeer u. Ansingh 1957).

Lig. phalangoglenoidale. Das am weitesten oberflächlich gelegene kapselverstärkende Band ist das Lig. phalangoglenoidale (Hakstian u. Tubiana 1967). Es entspringt seitlich von der Basis der Grundphalanx und zieht schräg über die Ansatzfasern des Lig. collaterale nach palmar und proximal hinweg, um einerseits in die palmare Platte und andererseits in das Ringband A1 einzustrahlen (Schmidt u. Lanz 2003). Dieses Ligament wirkt synergistisch mit dem Lig. collaterale accessorium Zugkräften entgegen, welche bei der Beugung über die Ringbänder der Sehnenscheide nach palmar gerichtet sind (Schmidt u. Lanz 2003). Diese Zügeleinrichtung (sog. Nockenwelleneffekt – Chase 1990) verhindert ein Kippen oder Verkanten der proximalen Gelenkspfanne des MCP-Gelenks während Flexionsbewegungen und erhält somit ein homogenes Gleiten beider Gelenkspartner (Pahnke 1987).

In jeder Gelenksstellung der MCP-II bis V ist zu jedem Zeitpunkt einer Bewegung ein bestimmter Abschnitt des Kollateralbandkomplexes gespannt (Schultz et al. (1987). Während der maximalen Palmarflexion sind sowohl die tiefen als auch die oberflächlichen Kollateralbänder gespannt, folgedessen sind keine seitlichen Bewegungen möglich (Kapandji 1982).

Beachte: Das Knacken der Grundgelenke auf starken Zug lässt sich durch die Ansammlung von Wasserdampf und Blutgasen im Teilvakuum des Gelenksinnenraumes erklären (Roston u. Wheeler Haines 1947).

■ **Palmare und dorsale Bindegewebsplatte**

Die etwa 1,5 cm lange und 1 cm breite palmare Platte besteht distal aus einem dreiecksförmigen faserknorpeligen Gewebe von ca. 4 mm Stärke (Barton 1982) und proximal aus einem dünnen flexiblen Bindegewebe (Dubouset 1981). Der distale Abschnitt inseriert an der palmaren Seite des Collum ossis metacarpalis und der proximale Abschnitt zieht in den palmaren Rand des Gelenkknorpels der Phalanxbasis ein (Gad 1967). Nach dorsal nimmt die Kontaktfläche mit der proximalen Phalanx zu und kann als Fortsetzung der Gelenkfläche des Caput ossis metacarpalis gedeutet werden (Matthjis et al. 2003), d.h. sie ist eine Art Lambrum glenoidale welche die Gelenkpfanne vergrößert und dem Metakarpalkopf eine erweiterte Unterstützungsfläche bietet (Schmidt u. Lanz 2003). Des Weiteren ist die palmare Platte an der Bildung der fibrösen Anteile der Beugesehnenscheide beteiligt und wirkt ähnlich wie ein Meniskus (Matthjis et al. 2003), d.h. sie erhält den Abstand zwischen Fingerbeugesehnen und der Beugeachse (Schmidt u. Lanz 2003). Zudem verhindert sie unter Einbindung des Lig. transversum profundum eine übermäßige Hyperextension in den MCP-Gelenken (Schmidt u. Lanz 2003).

Die dorsale Bindegewebsplatte ist eine Verdickung der dorsalen Gelenkkapsel der MCP-Gelenke, die einerseits als Gleitlager der Fingerstrecksehnen dient und andererseits zur Verbesserung der Gelenkkongruenz beiträgt (Tagoshi et al. 1998).

■ **Lig. metacarpale transversum profundum et superficiale**

Das Lig. metacarpale transversum profundum spannt sich in radioulnarer Richtung palmar von den Fingergrundgelenken aus (Schmidt u. Lanz 2003). Es ist fest verwachsen mit der palmaren Platte sowie den Ringbändern A1 der Beugesehnenscheiden, stabilisiert den queren Hohlhandbogen und trägt zur Führung der Fingerbeugesehnen bei (Schmidt u. Lanz 2003). Auch nehmen Sehnenzüge der Mm. interossei über das Lig. metacarpale transversum profundum sowie tiefen metakarpokarpalen Faszienzügen Kontakt zum palmaren, ligamentären Kaspselsystem des Handgelenks auf (Gratzer et al. 2001). Zudem verklammert das tiefe Hohlhandband die Metakarpalknochen, die Palmaraponeurose sowie die Haut zu(mit)einander; insbesondere beim Festhalten von Gegenständen bzw. größerer Beanspruchung der Hand (Schmidt u. Lanz 2003). Es hat im distalen Bereich eine Breite von ca. 62 mm und eine Stärke von radialseitig ca. 0,6 mm und ulnarseitig ca. 0,3 mm (Bade et al. 1994).

Das Lig. metacarpale transversum superficiale hat keinen Kontakt zur Mittelhand und liegt direkt über den Basen der Fingergrundgelenke II-V unmittelbar unter der Haut (Grapow 1887). Es ist zusammen mit den longitudinalen Fasern der Palmaraponeurose an den Beugesehnen und der Haut befestigt (Weis-Walter 1989). Funktionell stabilisiert es eine übermäßige Abduktion der Finger (Dubousset 1981) und schränkt die Flexion von Zeige- und Mittelfinger bei gespreiztem Ring- und Kleinfinger ein (Schmidt u. Lanz 2003).

> **Klinik**
>
> Eine Schädigung einer oder mehrerer Strukturen im Bereich des gesamten Stabilisationssystems der MCP-Gelenke kann zu einer Ulnardeviation führen, da sich die nach ulnar gerichteten Kräfte im Gelenk stark verstärken würden und die Zügelung der Beugesehnen verloren geht (Flatt 1971).

5.2 Aufbau und Funktion der PIP-Gelenke

Die Fingermittelgelenke stellen gemeinsam mit den Fingergrundgelenken die wichtigste Funktionseinheit für das Greifen, Umgreifen bzw. für den Faustschluss dar, sie sind somit für das ungestörte Bewegen der Finger und der Hände von entscheidener Bedeutung (Leibovic u. Bowers 1994). Beim PIP-Gelenk handelt es sich um ein sog. Winkelgelenk bzw. Scharnier- oder Kondylengelenk (Ginglymusgelenk – Timm et al. 2003). Es lässt im Wesentlichen nur eine Bewegungsart im Sinne einer Beugung und Streckung zu (Tittel 1994), bei denen auch leichte Seitneigungen sowie Rotationen möglich sind (Schmidt u. Lanz 2003). Die Mittelgelenke des Zeige- und Mittelfingers weisen bei der Flexion nach ulnar und die des Ring- und Kleinfingers nach radial; bei leichter Supination vom PIP-II, III und V, sowie leichter Pronation vom PIP IV (Schmidt u. Lanz 2003). Somit macht lediglich das Kleinfingermittelgelenk mit dem Kleinfingermittelhandknochen eine gleichsinnige Rotation in Form einer Supination, wodurch der Kleinfinger mehr in die Hohlhand tendiert, dem Ringfinger näher anliegt und wesentlich zum kraftvollen Faustschluss beitragen kann. Das Gleiche gilt in umgekehrter Weise für die Extensionsbewegung.

Die Kräfte der Beugesehnen können sich über die Rotationen der Fingergelenke einerseits über die ulnare Ausrichtung des Zeige- und Mittelfinger auf das Os scaphoideum und andererseits über die mehr radiale Ausrichtung des Ring- und insbesondere des Kleinfingers auf das Os lunatum ausrichten (Koebke u. Pters 1991). Daraus resultiert eine gleichmäßige Kraftübertragung über die gesamte Radiusfläche. Aufgrund der eher zentralen, leicht radialen Lage der Strecksehnen vollzieht sich der Prozess während der Fingerextension über das Os capitatum. Dieses System der Kraftübertragung setzt ein stabiles Handgelenk voraus. Störungen innerhalb dieses Systems, können neben degenerativen Pathologien der Fingergelenke selbst, auch destruktive Veränderungen im Handgelenk fördern.

Bei den PIP-Gelenken weist der Gelenkkopf eine gekehlte, annähernd rinnenförmige Vertiefung (sog. Führungsrinne) mit einer Rolle bzw. Walze auf, in der sich die konkave Gelenkspfanne, in Gestalt einer Hohlrolle sowie entsprechender Führungsleiste, bewegen kann (Tittel 1994). Diese Scharniergelenke sind charakteristisch für einen kräftigen Bandapparat, der die Führung der Gelenkkörper sowie die Stabilität dieser Gelenke gewährleistet (Tittel 1994).

■ **Articulatio interphalangealis proximalis**

Der proximale Gelenkkörper (Caput phalangis proximalis) ist wie eine trapezförmige Rolle gestellt, deren Kondylen sich asymmetrisch (Ash u. Unsworth 1996) nach radial und ulnar erheben und durch eine seichte interkondyläre Rinne getrennt sind (Abb. 5.4). Beim Zeigefinger ist der ulnare höher als der radiale Kondylus; beim Mittelfinger, Ringfinger und Kleinfinger verhält sich das in umgekehrter Weise (Simmons u. de la Caffinière 1981). Daraus resultiert während der Flexion im Zeigefingermittelgelenk eine initiale Ulnarduktion und in den übrigen Fingermittelgelenken eine initiale Radialduktion im PIP V-Gelenk; für die Extension verhält sich diese Seitbewegung in entgegengesetzter Folge (Matthijs et al. 2003).

Die interkondyläre Rinne zieht folgedessen im Caput des PIP II-Gelenks von dorsal-radial nach palmar-ulnar und in der Basis des PIP V-Gelenks von palmar-ulnar nach dorsal-radial (Kucynski 1975). Die Breite der Kondylen ist größer als ihre Höhe, wodurch bei seitlichen Belastungen eine stabile Situation entsteht (Matthijs et al. 2003).

Die Basis des PIP II-V-Gelenks wird aus der medialen Phalanx gebildet, die mit zwei konkaven Facetten mit dem Caput phalangis proximalis artikulieren (Matthies et al. 2003). Zwischen beiden Facetten befindet sich eine abgerundete Erhebung, welche sich analog in die Rinne des proximalen Phalanxköpfchens einfügt (Matthis et al. 2003) und als Art Führungsschiene während der Flexions- und Extensionsbewegung fungiert (Matthijs et al. 2003). Die Gelenkpartner sind annähernd gleich breit, wobei die Basis phalangis media lediglich die Hälfte der Gelenkfläche des Caput phalangis bedeckt (Schmidt u. Lanz 2003). Die Knorpeldicken schwanken an den Phalangenköpfen zwischen 0,5 mm und 1 mm und an den Basisflächen zwischen 0,2 mm und 0,5 mm (Fick 1904).

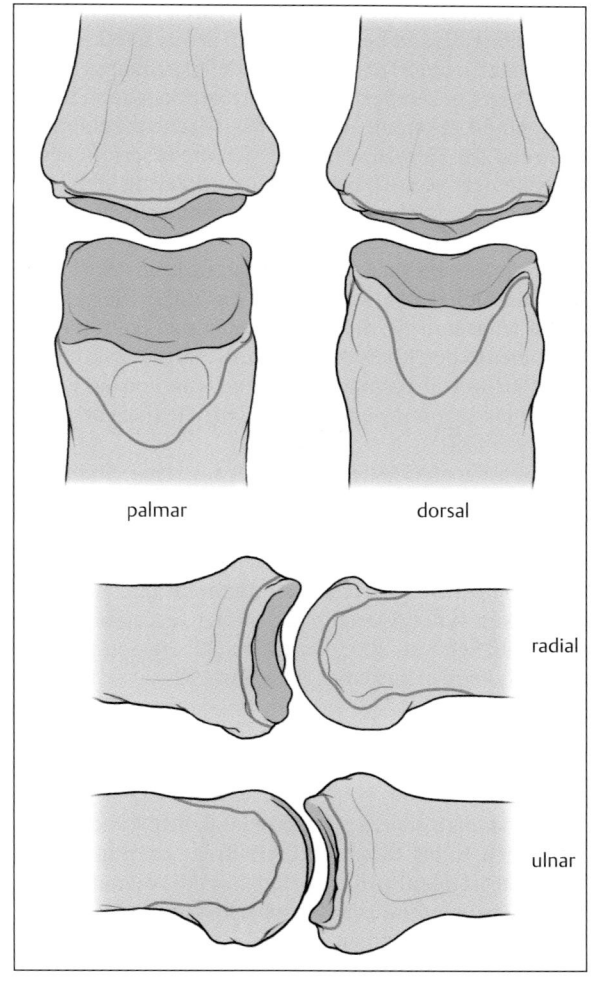

Abb. 5.4 Die Articulatio der PIP II-V-Gelenke.

Wie auch das Caput der proximalen Phalanx besitzt auch die Mittelphalanx zwei laterale für die Insertion der Kollateralbänder und ein dorso-mediales Tuberculum für die Insertion der Dorsalaponeurose (Landsmeer 1955). Die eher schlaffe Gelenkkapsel wird durch einen komplexen Bandapparat bestehend aus den Kollateralbändern, die palmare und dorsale Faserknorpelplatte, den Ring- und Kreuzbändern und der Dorsalaponeurose unter Berücksichtigung des Lig. retinaculum (Band von Landsmeer) stabilisiert.

Die Kollateralbänder des PIP-Gelenks

Die Kollateralbänder des PIP-Gelenks bestehen aus den Ligg. collaterale, Ligg. collaterale accessoria und die Ligg. phalangoglenoidale (Abb. 5.**5**).

Die Ligg. collaterale entspringen unterhalb sowie von den lateralen Tuberculi des proximalen Phalanxköpfchen (Matthijs et al. 2003). Ein Zügel verläuft linear zur lateralen Basis der Mittelphalanx und ein weiterer Zügel zieht schräg nach distal-palmar an das kleine Tuberculum laterale an der Basis des PIP-Gelenks sowie zieht es mit einigen Fasern in das Ringband A4 ein (Schmidt u. Lanz 2003). Das Kollateralband besteht aus sich etwas überkreuzenden dorsalen oberflächlichen und tiefen palmaren Fasern (Hintringer u. Leixnering 1991). In Streckstellung ist der tiefe Anteil gespannt und der Oberflächige entspannt; während der Flexion verhalten sich die Fasern in genau umgekehrter Weise (Hintringer u. Leixnering 1991).

Die Ligg. collaterale accessoria entspringen etwas weiter proximal und palmar vom Grundgliedkopf und verbreitern sich fächerförmig bis zu ihrem Ansatz an der palmaren Platte (Schmidt u. Lanz 2003). Die palmare Platte trägt nur geringfügig zur lateralen Stabilität des PIP-Gelenks bei (Rhee et al. 1992). Die akzessorischen Ligamente und die palmare Platte sind während der Extension unter Spannung und während der Flexion entspannt (Valentin 1981).

In den meisten Fällen sind auch sog. Ligg. phalangoglenoidalia vorhanden (Pahnke 1987). Sie ziehen von den seitlichen Vorsprüngen der Basis phalangis media zur palmaren Platte des PIP-Gelenks und überkreuzen dabei die eigentlichen Lig. collaterale (Schmidt u. Lanz 2003). Sie wirken synergistisch mit den Ligg. accessoria (Prescher und Schmidt 2003). In 15° bis 20° Flexion sind alle Kollateralbänder gespannt (Valentin 1981).

Die palmare und dorsale Faserknorpelplatte

Sie verläuft palmarseitig zwischen dem Caput und der Basis phalangis media nach proximal. Ihre Kantenlänge beträgt ca. 10 bis 15mm und ihre Breite ca. 10mm (Mall 1994). Sie ist distal an der phalangis media nur lateral befestigt (Bowers 1987). Die dazwischen liegenden Anteile sind über einen dünnen Biegefalz mit dem Mittelglied verwachsen (Schmidt u. Lanz 2003). Vom proximalen Grundgliedschaft sowie vom Ringband A2 strahlen beid-

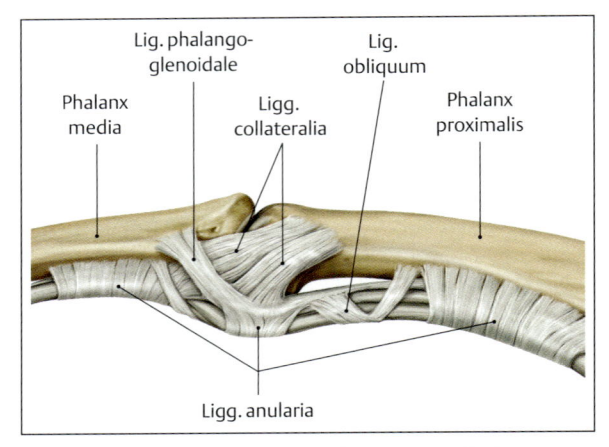

Abb. 5.**5** Der Kapselbandapparat der PIP II-V-Gelenke (aus: Prometheus. LernAtlas der Anatomie, 2007).

seits sog. Zügelbänder in die palmare Faserknorpelplatte ein und vergrößern deren Fläche mit oberflächlichen und tiefen Faseranteilen (Mall 1994). Funktionell vergrößert sie die zur Verfügung stehende Gelenkfläche und hemmt die Extension des Gelenks (Matthijs et al. 2003). Die zentrale Schicht bildet aus diagonal verlaufenden Fasern ein Gitterwerk, wodurch sie longitudinalen und Torsionsbelastungen wiederstehen kann (Matthijs et al. 2003). Die palmare Platte widersteht Zugbelastungen bis zu 19 kg ist somit erheblich stärker als die der MCP-Gelenke, deren Belastungsgrenze bei ca. 6Kg liegt (Weeks et al. 1981). Zudem dient sie als Aufhängung sowie Gleitlager der Flexorensehnen (Watanabe et al. 1994). In diesem Zusammenhang ist sie an der Bildung von fibrösen Anteilen der Beugesehnenscheide beteiligt und wirkt ähnlich wie ein Meniskus (Matthijs et al. 2003).

Die dorsale Platte befindet sich in Höhe des proximalen Interphalangealgelenks im Bereich des M. extensor digitorum communis (Matthijs et al. 2003) und ist über ein Vinculum breve mit dem M. flexor digitorum profundus über die palmare Platte verbunden (Lohmann 1986). Sie trägt zur Stabilisation der Strecksehne und des PIP-Gelenks bei (Slattery 1990).

Die Ring- und Kreuzbänder

Jeder Finger besitzt fünf Ringbänder A1 bis A5 (A = engl. anular = rund) sowie drei Kreuzbänder C1 bis C3 (C = engl. cross bands oder cruciform bands = Kreuzbänder; Matthjis et al. 2003). Sie werden von der fibrösen Schicht der Sehnenscheiden gebildet (Schmidt u. Lanz 2003) und haben die Aufgabe, die Beugesehnen am Fingerskelett zu führen und gleiten zu lassen (Schmidt et al. 1983). Zwischen den A1 bis A5 sowie C1 bis C3 Bändern liegen freie Zwischenräume um die feinen Bewegungen der Finger nicht zu behindern (Abb. 5.**6**). Damit erhalten Sie einerseits die Position der Beugesehnen gegenüber der Längsachse jedes einzelnen Fingergelenks und andererseits vermeiden sie während der Fingerflexion den Bogenseh-

5.2 Aufbau und Funktion der PIP-Gelenke

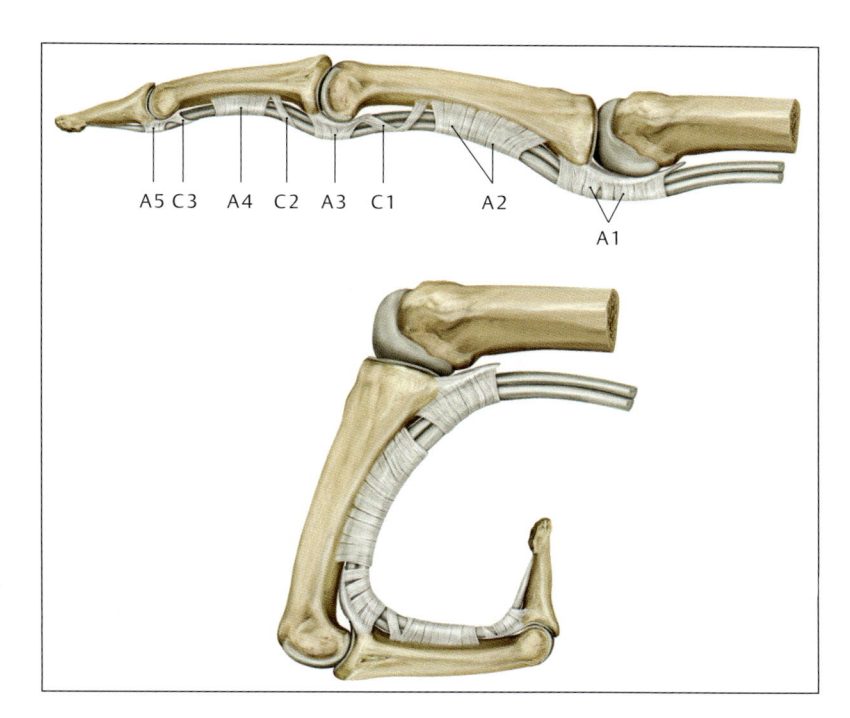

Abb. 5.6 Die Ring- und Kreuzbänder (aus: Prometheus. LernAtlas der Anatomie, 2007).
A1–5 = Ringbänder (Ligg. anularia);
C1–3 = Kreuzbänder
(Ligg. obliqua bzw. cruciata)

neneffekt der Beugesehnen (Matthijs et al. 2003). Zudem ist das Gewebe der Ring- und Kreuzbänder teilweise mit Faserknorpel durchzogen (Schmidt u. Lanz 2003) und kann gemeinsam mit den Sehnenscheiden den von den Sehnen übertragenen Druck optimal aufnehmen (Greulich 1982) bzw. die Muskelkräfte auf die Fingerknochen übertragen (Spinner 1984).

Fünf Ringbänder und ihre Funktion. Die Ringbänder bestehen aus straff gefasertem Bindegewebe und verteilen sich palmar über den gesamten Finger.

- **A1-Ringband:** Das A1-Ringband befindet sich 5mm proximal des MCP-Gelenks und inseriert sowohl an der palmaren wie auch an der proximalen Phalanx (Matthijs et al. 2003). Zudem ist dieses Band und die Beugesehnen mit dem Lig. metacarpeum transversum profundum verbunden (Schmidt u. Lanz 2003). Aufgrund dieser komplexen Einbindung der Sehnen in die bindegewebigen Strukturen des metacarpalen Hohlhandbogens hat der Verlust des Ringbandes A1 keinen einschränkenden Einfluss auf die Beugefunktion des Fingers (Low et al. 1998). Somit ist das Ringbad A1 im Vergleich gegenüber den weiteren vier Anular pulleys funktionell eher unbedeutend.
- **A2-Ringband:** Die A2 Führungshülse ist das längste und stärkste Ringband am Finger. Mit einer länge von ca. 18mm entspringt es palmar in der Schaftmitte der proximalen Phalanx nach distal ziehend (Matthijs et al. 2003). Distal ist es stärker ausgebildet, wird aber proximal durch faserknorpeliges Gewebe gefestigt. Die A2- und A4-Ringbänder übertragen gemeinsam optimal die Muskelkräfte auf die Fingerknochen und stellen somit die ungehinderte Fingerbeugung sicher (Spinner 1984). Zudem verhindern sie in jeder Flexionsstellung den Bogensehneneffekt und sind gegenüber den weiteren drei Anular pulleys von entscheidender Bedeutung (Simmons u. de la Caffinière 1981).
- **A3-Ringband:** Das sehr kurze A3 Ringband bedeckt das PIP-Gelenk und entspringt von dessen palmarer Platte sowie aus der Gelenkkapsel (Matthijs et al. 2003). Es besteht aus einem etwas lockeren Bindegewebe um die Feinbeweglichkeit des Fingermittelgelenks nicht zu beeinträchtigen (Schmidt u. Lanz 2003).
- **A4-Ringband:** Die A4 Führungshülle liegt mit einer Länge von ca. 6-7mm in Höhe des mittleren Drittels der palmaren Mittelphalanx und bildet die wichtigste funktionelle Unterstützung für die Sehne des M. flexor digitorum profundus. Es wirkt synergistisch mit dem A2 Ringband und gemeinsam stellen sie den funktionellen Bewegungsfluss der Fingerflexion sicher (Schmidt u. lanz 2003).
- **A5-Ringband:** Das A5 Ringband ist eine Verdickung der Sehnenscheide in Höhe des DIP-Gelenks und ist mit der palmaren Platte sowie der Gelenkkapsel verwachsen (Matthijs et al. 2003). Es entspricht von seinem Aufbau dem gleichen lockeren Bindegewebe der A3 Führungshülse, da es ebenso die Feinbeweglichkeit des Fingerendgelenks nicht behindern soll (Schmidt u. Lanz 2003).

Drei Kreuzbänder und ihre Funktion. Die drei Kreuzbänder sind schmaler als die Ringbänder und verlaufen kreuzförmig oder schrägverlaufend zwischen den Ringbändern. Diese Bänder sind nicht immer vorhanden, manchmal liegen nur einige kreuzförmige Fasern vor (Knott u. Schmidt 1986). Sie lösen sich vom Periost der

Fingerknochen zwischen den Ringbändern A2 und A3, A3 und A4 sowie A4 und A5 ab. Sie umlaufen jeweils die Sehnenscheide nach distal und strahlen in die Gelenkkapseln der Articulationes interphalangeales ein (Schmidt u. Lanz 2003).

Die Dorsalaponeurose

Bei der Aponeurosis dorsalis digiti manus handelt es sich um eine kompliziert dreieckig aufgebaute Bindegewebsplatte auf der Dorsalseite des Fingers (Prescher u. Schmidt 2003; Abb. 5.7; Abb. 5.8). Ohne mit dem Grundgelenk verwachsen zu sein zieht sie von proximal breit nach distal schmal geformt und setzt jeweils an den Basen der distalen Gelenkpartner des PIP und DIP-Gelenks an (Hochschild 1998). Nach dem Überqueren des metakarpophalangealen Gelenkspalts teilt sich die Sehne des M. extensor digitorum über dem proximalen Drittel der Grundphalanx in drei Faserzüge auf: In den unpaarigen Tractus intermedialis und den paarigen Tractus lateralis (Schmidt u. Lanz 2003). Am Zeigefinger ist neben dem M. extensor digitorum profundus noch der M. extensor indicis proprius und am Kleinfinger der M. extensor digiti minimi an der Bildung der Dorsalaponeurose beteiligt (Prescher u. Schmidt 2003).

Tractus intermedialis. Der unpaarige Pars intermedialis zieht mit ihren Längszügeln nach distal und setzt dort an den Basen der Mittel- und Endgelenke (Prescher u. Schmidt 2003), im Nagelhalfter sowie im Periost auf der dorsalen Seite der distalen Phalanx an (Hoch et al. 1999). Die paarige Pars lateralis weicht einerseits nach radial und andererseits nach ulnar fächerförmig auseinander (Schmidt u. Lanz 2003) und vereinigt sich mit der Sehne der Mm. lumbricales et interossei zum Tractus lateralis, um gemeinsam an die Basis des Endgelenks zu ziehen und mit der Pars intermedialis dort anzusetzen (Prescher u. Schmidt 2003). Dieser gemeinsame Ansatz wird als Pars terminalis bezeichnet (Schmidt u. Lanz 2003).

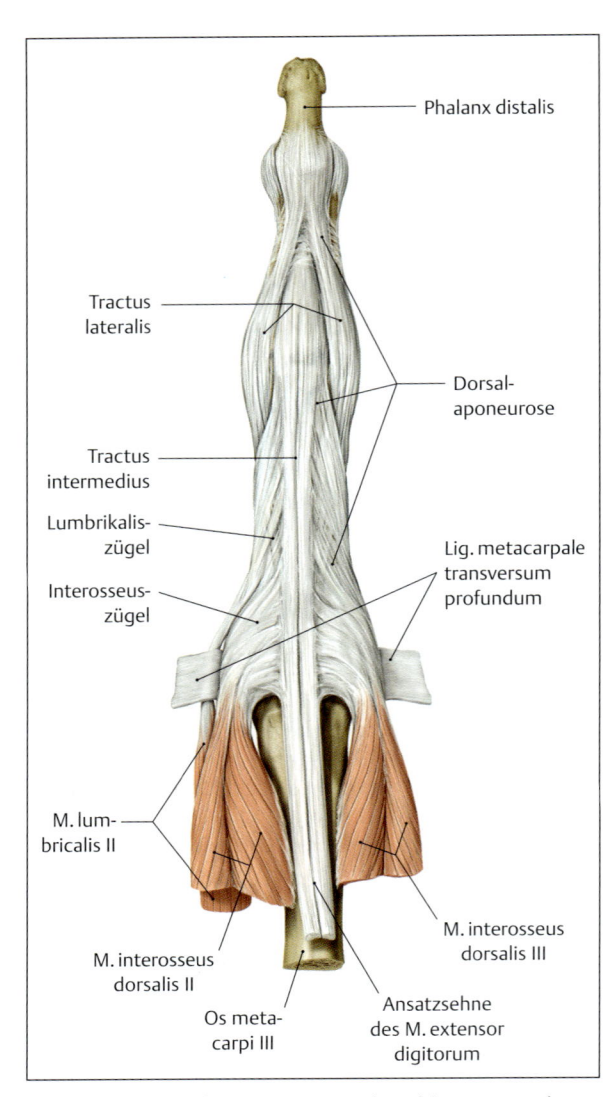

Abb. 5.7 Die Dorsalaponeurose von dorsal (aus: Prometheus. LernAtlas der Anatomie, 2007).

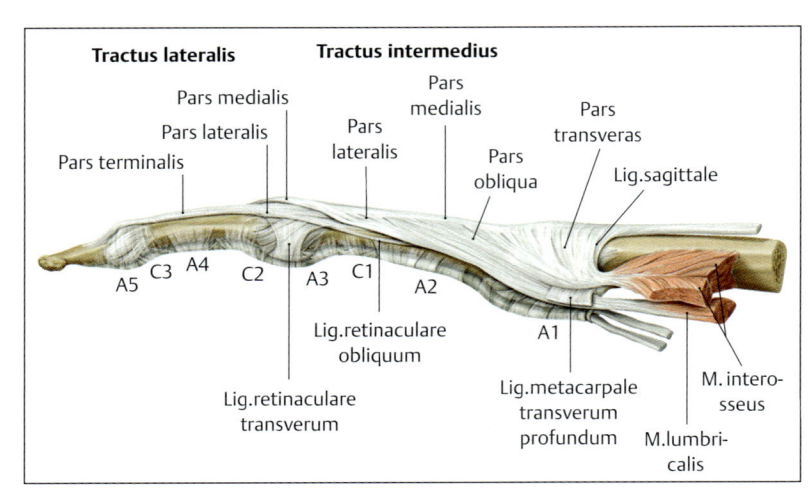

Abb. 5.8 Die Dorsalaponeurose von lateral (aus: Prometheus. LernAtlas der Anatomie, 2007).

Tractus lateralis. In Höhe des distalen Drittels der Grundphalanx entspringt aus der Pars intermedialis der Tractus lateralis und vereint sich unmittelbar distal des PIP-Gelenks wieder mit der Pars intermedialis des Tractus intermedialis (Schmidt u. Lanz 2003). Durch diesen komplexen Aufbau können sowohl die langen Fingerstrecker als auch die Mm. interosseii sowie die Mm. lumbricales auf alle Fingergelenke einwirken. Da der Randzug beim Mittel- und Endgelenk dorsal der Bewegungsachse der beiden Gelenke verläuft, bewirken die Muskeln in den PIP- und DIP-Gelenken eine Streckung (Prescher u. Schmidt 2003). Beim Grundgelenk liegt der Randzug palmar der Bewegungsachse woraus eine Beugung der MCP-Gelenke resultiert (Prescher u. Schmidt 2003).

Die Lamina intertendinea superficialis hilft die Dorsalaponeurose zu zentrieren und gibt dem M. extensor digitorum communis einen wichtigen weiteren Ansatzpunkt (Landsmeer 1949). Sie entspringt mit quer nach radial und ulnar verlaufenden Fasern, die nach distal kontinuierlich in die Pars obliqua der Lamina intertendinea superficialis übergehen (Schmidt u. Lanz 2003). Hierbei handelt es sich um eine dreieckige Faserplatte, welche den Raum zwischen dem Tractus intermedialis und dem Tractus lateralis ausfüllt (Prescher u. Schmidt 2003). Zudem verbindet es sich mit dem Sagittalband, dem Lig. collaterale accessorium sowie der palmaren Platte der MPC-Gelenke, dem Lig. metacarpale transversum und der Interosseussehne (Schmidt u. Lanz 2003). Diese Faserkonstruktion zügelt das Ausmaß der Verschieblichkeit des Tractus lateralis während der Beugung- und Streckung (Schultz et al. 1981).

Eine weitere Lamina triangularis verhindert den Bogenseneneffekt bei einer Hyperextension der Fingergelenke (Engelhardt u. Schmidt 1987). Sie liegt zwischen dem Ansatz des Tractus intermedianus an der Basis des PIP-Gelenks und den dort zusammenlaufenden Anteilen des Tractus lateralis (Prescher u. Schmidt 2003).

Im Gegensatz zum Grundgelenk, an dem die Gelenkkapsel gut von dem darüber hinweg ziehenden Streckapparat abgegrenzt werden kann, sind alle Strukturen an den Mittel- und Endgelenken mit der Streckaponeurose fest verschmolzen.

Eine weitere wichtige funktionelle Einheit stellt das paarige Lig. retinaculare obliquum (sog. Band von Landsmeer) dar (Schmidt u. Lanz 2003). Das radiale Band ist etwas länger und stärker ausgeprägt als das Ulnare (El-Gammal et al. 1993). Dieses Ligament entspringt von einem kleinen Knochenvorsprung im distalen Drittel des Grundgliedes sowie aus dem Ringband A2 und zieht schräg nach distal dorsal, wo es sich dem Tractus lateralis anschließt (van Zwieten 1980). Es liegt palmar zur Drehachse des Mittelgelenks und inseriert mit der Streckaponeurose dorsal von der Bewegungsachse des Endgelenks (Schmidt u. Lanz 2003). Dieses Band unterstützt die Bewegungen im Mittel- und Endgelenk durch ein passives Anspannen und Entspannen. Bei Streckung im PIP-Gelenk spannt es sich an und unterstützt dadurch die Streckung im DIP-Gelenk; dem gegenüber wird eine Beugung im Endgelenk erst bei Beugung im Mittelgelenk möglich. Zudem unterstützt es die Seitenstabilität des proximalen Interphalangealgelenks.

Das Lig. retinaculare transversum ist ein sehr oberflächlich gelegener Bandzug. Er entspringt aus dem Ringband A3 sowie der Gelenkkapsel und zieht in den Tractus lateralis ein. Er hemmt bei der Fingerextension die Dorsalverschiebung der Seitenzügel und zentriert dabei die Dorsalaponeurose. Des Weiteren wirkt er stabilisierend auf die Beuge- und Streckbewegungen im PIP-Gelenk aus (Schmidt u. Lanz 2003).

5.3 Aufbau und Funktion der DIP-Gelenke

Die DIP-Gelenke gleichen den PIP-Gelenken; insgesamt sind die Gelenksstrukturen nur kleiner gestaltet (Abb. 5.9). Die distalen Basen besitzen wie die PIP-Gelenke zwei konkave Facetten, wobei die Erhebungen nicht

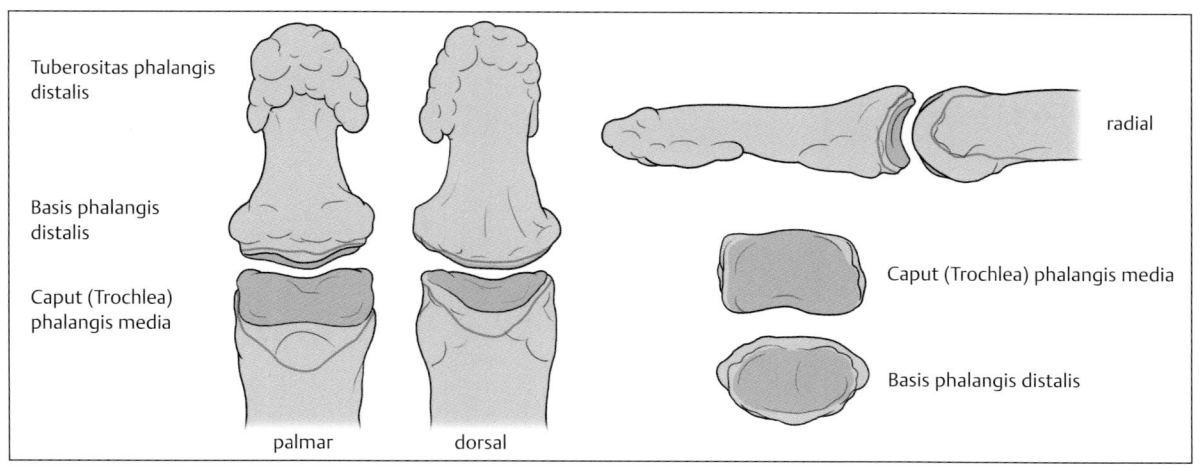

Abb. 5.9 Die Articulatio der DIP II-V Gelenke.

besonders ausgeprägt sind und folgedessen auch laterale Translationen zulassen (Matthijs et al. 2003). Auch ist im Vergleich die Basis etwas breiter als das Caput der proximalen Phalanx (Kenesi 1981). Am dorsalen Anteil der Phalanxbasis befindet sich ein vorstehende Lippe, welche für die Gelenksfunktion ohne Bedeutung ist (Matthijs et al. 2003). Radial und ulnar finden sich zwei konkave Facetten, die durch eine Leiste getrennt sind (Matthijs et al. 2003). Korrespondierend fügt sich eine Rinne zwischen die Kondylen des Caput der Mittelphalanx in diese Leiste ein (Gigis et al. 1982). Der radiale Kondylus ist höher als der Ulnare des Zeigefingers und somit genau konform zu allen PIP-Gelenken (Ash u. Unsworth 1996). Somit sind in diesem Gelenk, neben der Extension und Flexion, auch eine Ab- und Adduktion sowie Rotation möglich (Gigis et al. 1982). Konform zu den Mittelgelenken resultiert daraus ebenfalls eine Supination für den Zeigefinger (Orset u. Lebreton 1991); Funktionen, die für den Spitzgriff sowie für das feinmotorische Greifen von besonderer Wichtigkeit sind.

Das Lig. collaterale zeigt in der Regel einen flacheren Verlauf im Vergleich zum PIP-Gelenk, während das akzessorische Seitenband dagegen etwas steiler verläuft und häufig proximale und palmare Anteile des Kollateralbandes bedeckt (Abb. 5.10). Phalangoglenoidale Bänder kommen in den meisten Fällen nicht vor (Pahnke 1987). Im Bereich der proximalen Basis entspringt die palmare Platte direkt aus dem vierten Ringband sowie aus Teilen der Sehne des M. flexor digitorum superficialis und besitzt in diesem Teil keine knöcherne Insertion (Bowers 1987). Aus diesem Grunde tendiert das DIP-Gelenk eher

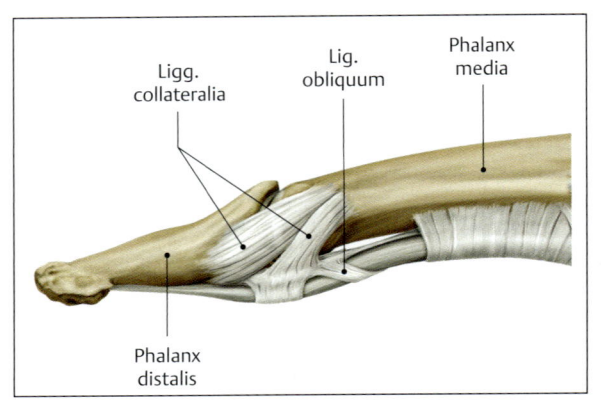

Abb. 5.10 Der Kapselbandapparat der DIP II-V Gelenke (aus: Prometheus. LernAtlas der Anatomie, 2007). A = Ringbänder; C = Kreuzbänder

zu einer Hyperextension als das PIP-Gelenk (Landsmeer 1976).

■ **Bewegungsgrade der MCP-, PIP- und DIP-Gelenke (Abb. 5.11)**

- **Bewegungsausmaß der MCP-Gelenke II–V:** Flexion 90° und Extension 40° sowie Abduktion 15° und Adduktion 15°
- **Bewegungsausmaß der PIP-Gelenke II–V:** Flexion 130° und Extension 0°
- **Bewegungsausmaß der DIP-Gelenke II–V:** Flexion 90° und Extension 30°

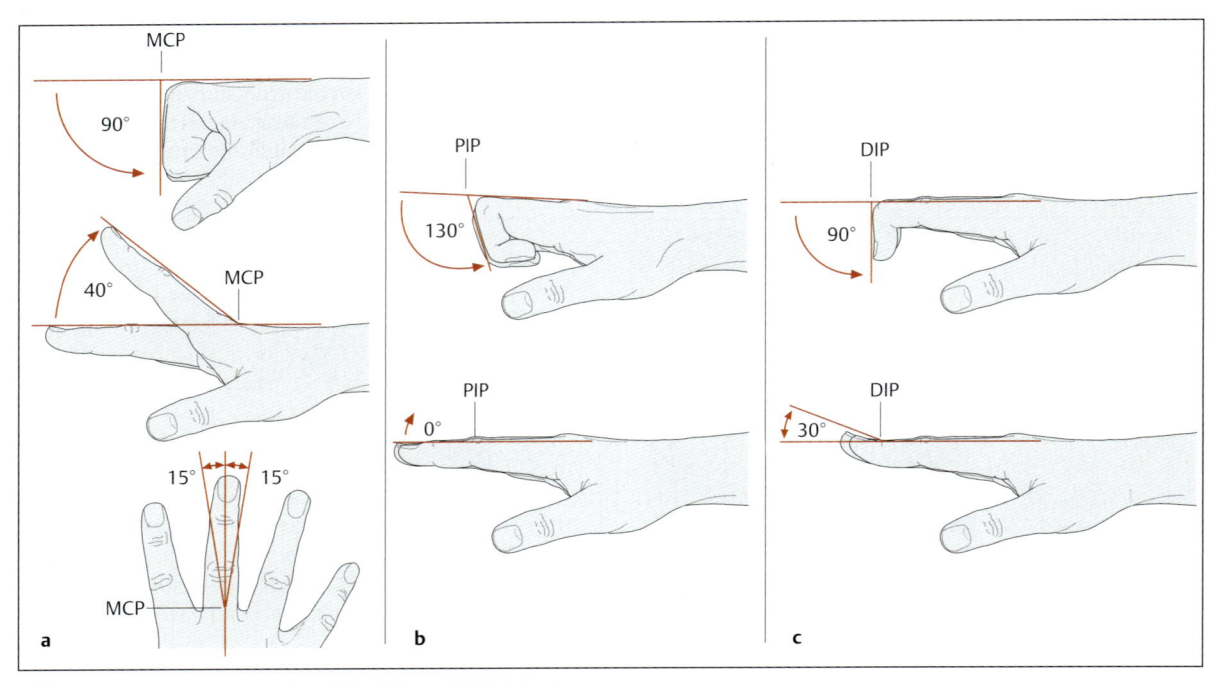

Abb. 5.11 Bewegungsgrade der MCP-, PIP- und DIP-Gelenke.

Extrinsische Streck- und Beugemuskulatur der Finger

Neben den Mm. intersossei, den Mm. lumbricales und der Hypothenarmuskulatur ist die extrinsische Streck- und Beugemuskulatur von besonderer Bedeutung. Erst im Zusammenspiel mit den intrinschen Muskeln können sie ihre Funktion auf die Fingergelenke übertragen.

Extrinsische Streckmuskulatur der Langfinger

Die extrinsische Streckmuskulatur setzt sich aus den in der oberflächlichen Schicht gelegenen M. extensor digitorum communis sowie dem M. extensor indicis proprius und dem in der tiefen Schicht gelegenen M. extensor digiti minimi zusammen (Prescher u. Schmidt 2003; Abb. 5.12).

M. extensor digitorum communis. Dieser Muskel hat einen flächenhaften Ursprung vom Epicondylus lateralis humeri, dem Lig. collaterale radiale, dem Lig. anulare radii und von der Fascia antebrachii (Prescher u. Schmidt 2003). Er bildet mit seinen Sehnen die Dorsalaponeurose des zweiten bis fünften Fingers und ist mit Faserzügeln an der Basen der MCP-Gelenke verhaftet (Platzer 1991). Distal der Streckaponeurose sind die Strecksehnen III bis V mit dem Connexus intertendinei verwachsen (Patzer 1991). Somit schränkt es die eigenständigen Bewegungen des dritten bis fünften Fingers ein (Prescher u. Schmidt 2003) und wirkt unterstützend bei der Stabilisation des distalen Hohlhandbogens mit (Platzer 1991). Der M. extensor digitorum communis streckt die Finger II bis V aus jeder Position des Handgelenks und ist an deren Abduktion beteiligt (Platzer 1991). Des Weiteren kann er bei flektiertem Handgelenk die Langfinger im PIP- sowie DIP-Gelenk extendieren und ist an der Ulnarduktion und der Dorsalflexion des Handgelenks beteiligt (Prescher u. Schmidt 2003).

M. extensor indicis proprius. Der M. extensor indicis proprius entspringt vom distalen Drittel der Facies dorsalis ulnae und der Membrana interossea und setzt gemeinsam mit dem M. extensor digitorum communis in der Dorsalaponeurose des Zeigefingers an (Platzer 1991). In 10% der Fälle ist noch ein M. extensor digiti brevis manus vorhanden der in die Sehne des M. extensor indicis proprius einstrahlt (Prescher u. Schmidt 2003). Er übt funktionell die isolierte Zeigefingerstreckung aus und führt diesen an den Mittelfinger heran (Prescher u. Schmidt 2003). Des Weiteren wirkt er in geringem Maße an der Dorsalflexion des Handgelenks mit (Platzer 1991).

M. extensor digiti minimi. Entspringt aus den gemeinsamen Ursprüngen des M. extensor digitorum communis und zieht häufig doppelsehnig in die Dorsalaponeurose ein (Platzer 1991). Er streckt sowie abduziert den Kleinfinger und ist an der Ulnarduktion als auch an der Dorsalflexion des Handgelenks beteiligt.

Extrinsische Beugemuskulatur der Langfinger

Die extrinsische Beugemuskulatur wird in vier Schichten unterteilt (Prescher u. Schmidt 2003). Der M. flexor digitorum superficialis liegt in der zweiten Schicht und der M. flexor digitorum profundus in der dritten Schicht (Prescher u. Schmidt 2003; Abb. 5.13; Abb. 5.14).

M. flexor digitorum superficialis. Der dreiköpfige M. flexor digitorum superficialis entspringt mit seinem Caput humerale vom Epicondylus medialis humeri, mit seinem Caput ulnae vom Processus coronoideus ulnae und dem Caput radiale von der Facies anterior radii unterhalb der schrägen Insertionslinie des M. pronator teres (Prescher u. Schmidt 2003). Er zieht mit vier Sehnen in die Hohlhand und setzt mit jeweils einer Sehne an den seitlichen palmar gelengenen Knochenleisten der entsprechenden Phalanx media II–V an (Prescher u. Schmidt 1993). Kurz vor Erreichen der Insertionspunkte zwischen dem Ringband A1 und A2 spaltet sich jede Sehne in zwei langgezogene spiralig gedrehte Schenkel auf (sog. Hiatus tendineus – Schmidt u. Lanz 2003), bilden gemeinsam eine dünne Sehnenplatte aus sich überkreuzenden Fasern (sog. Chiasma tendineum – Camper 1760) und setzen weiterlaufend an schmalen Knochenleisten sowie dem Ringband A4 der Mittelphalanx an (Schmidt u. Lanz 2003). Durch diesen gleithülsenähnlichen Schlitz zieht die Profundussehne hindurch in Richtung ihrer Insertion. Funktionell ist der M. flexor digitorum superficialis ein kräftiger Beuger in den MCP- und PIP-Gelenken und untersützt in geringem Maße die Handgelenksflexion (Prescher u. Schmidt 2003).

Der M. flexor digitorum profundus. Der M. flexor digitorum profundus entspringt aus den proximalen zwei Dritteln der Facies anterior ulnae und der angrenzenden Partie der Membrana interossea sowie mit 2 Zacken aus der Tuberositas ulnae (Prescher u. Schmidt 2003). Die vier Sehnen liegen in einer Ebene parallel nebeneinander, treten durch die Seitenschenkel des M. flexor digitorum superficialis hindurch um schließlich an den Basen der Endphalanx von Digg. II–V anzusetzen (Prescher u. Schmidt 2003). Dieser Muskel beugt die Finger II–V in den Grund- Mittel- und Endgelenken, wobei die Kraftentfaltung bei zunehmender Dorsalflexion des Handgelenks zunimmt (Prescher u. Schmidt 2003). Zudem ist er an der Beugung und ulnaren Seitbewegung des Handgelenks beteiligt.

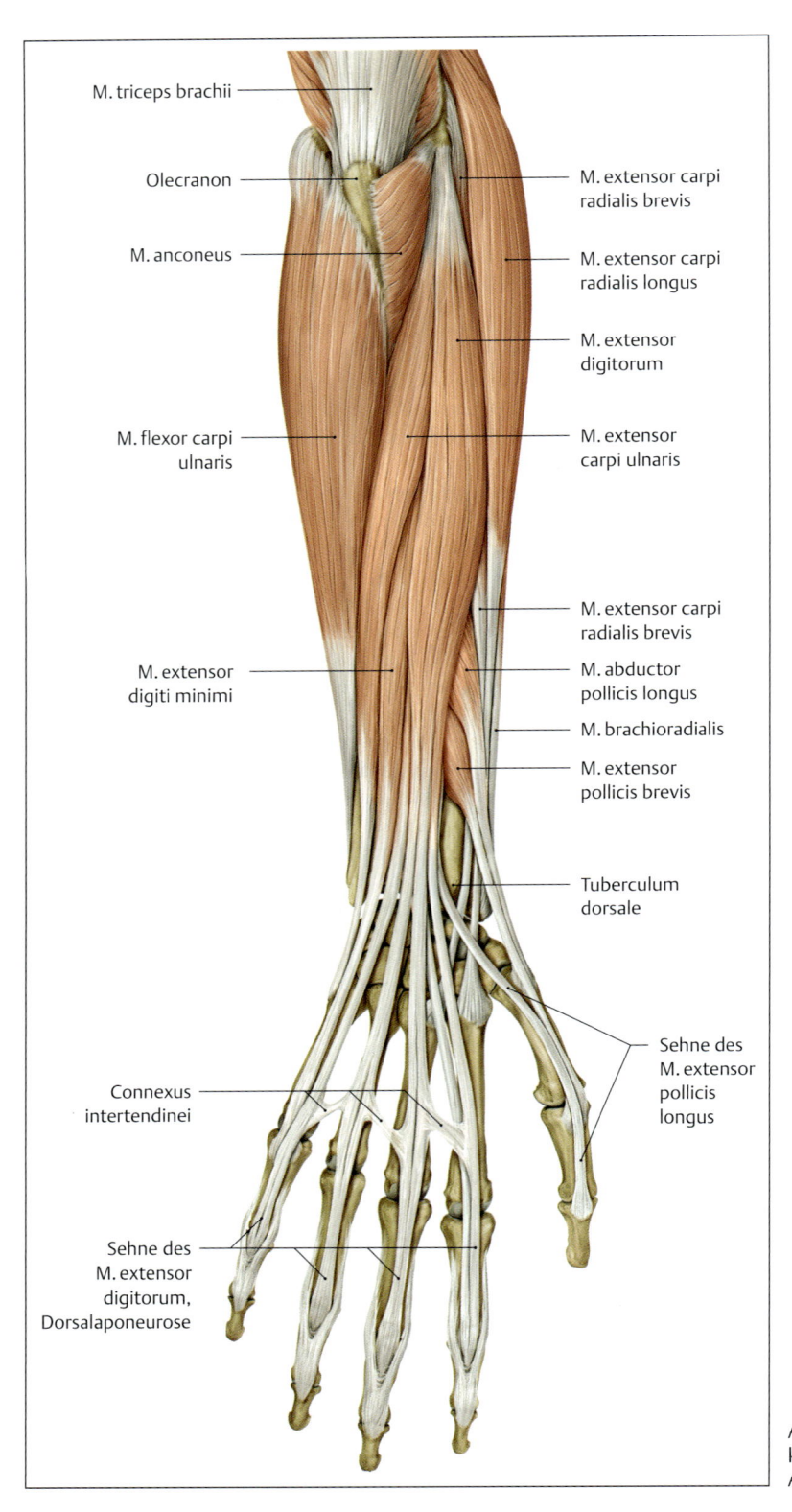

Abb. 5.12 Die extrinsische Fingermuskulatur (aus: Prometheus. LernAtlas der Anatomie, 2007).

5.3 Aufbau und Funktion der DIP-Gelenke

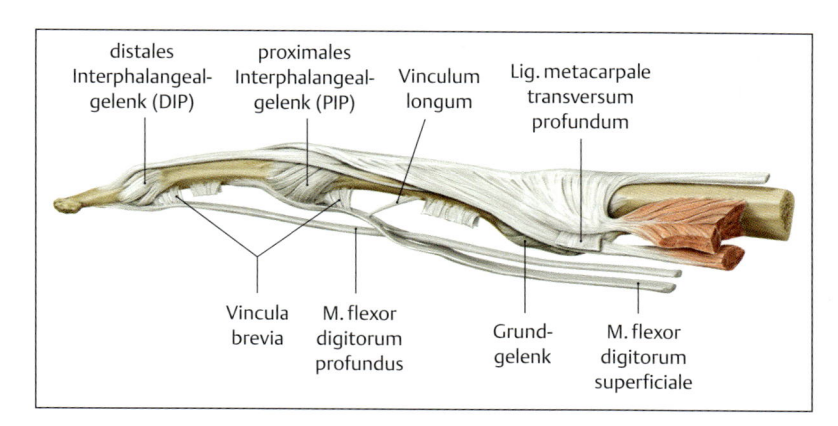

Abb. 5.13 Strukturen des Fingers im Überblick (aus: Prometheus. LernAtlas der Anatomie, 2007).

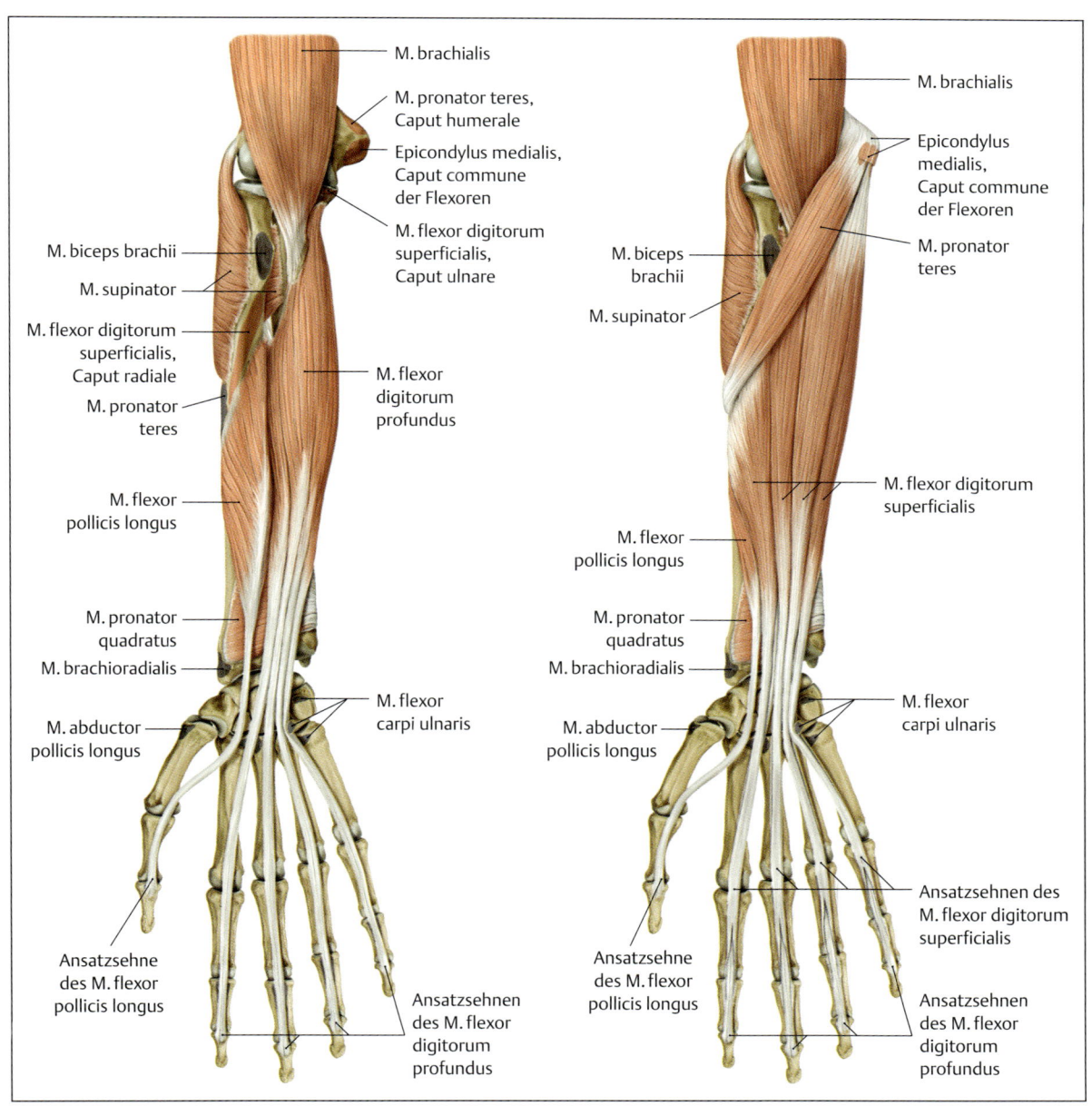

Abb. 5.14 Die palmare extrinsische Fingermuskulatur (aus: Prometheus. LernAtlas der Anatomie, 2007).

Tab. 5.1 Alle extrinsichen und intrinsischen Muskeln der Hand im Überblick (aus Schünke M, Schulte E, Schumacher U et al: Prometheus: Allgemeine Anatomie und Bewegungssystem, 2. Aufl. Thieme, Stuttgart 2007)

Muskel	Ursprung	Ansatz	Funktion	Innervation
M. pronator teres	• Caput humerale: Epicondylus medialis des Humerus • Capus ulnare: Proc. coronoideus der Ulna	Facies lateralis radii (distal vom Ansatz des M. supinator)	• Ellenbogengelenk: schwacher Beuger • Unterarmgelenke. Pronation	N. medianus (C6)
M. flexor digitorum superficialis	• Caput humerale: Epicondylus medialis des Humerus • Caput ulnare: Proc. coronoideus der Ulna • Caput radiale: distal der Tuberositas radii	an den Seiten der Mittelphalangen des 2.–5. Fingers	• Ellenbogengelenk: schwacher Beuger • Handgelenke, Grund- und Mittelgelenke der Finger II–V: Flexion	N. medianus (C7–Th1)
M. flexor carpi radialis	Epicondylus medialis des Humerus	Basis des Os metacarpi II (manchmal auch zusätzlich Os metacarpi III)	• Handgelenke: Flexion, Radialabduktion • Ellenbogengelenk: schwache Pronation	N. medianus (C6–8)
M. flexor carpi ulnaris	• Caput humerale: Epicondylus medialis des Humerus • Caput ulnare: Olecranon der Ulna	Hamulus ossis hamati, Basis des Os metacarpi V	Handgelenke: Flexion, Ulnarabduktion	N. ulnaris (C7–Th1)
M. palmaris longus	Epicondylus medialis des Humerus	Palmaraponeurose	• Ellenbogengelenk: schwacher Beuger • Handgelenke: Palmarflexion, Spannen der Palmaraponeurose	N. medianus (C8–Th1)
M. flexor digitorum profundus	proximale ⅔ der Beugeseite der Ulna sowie angrenzende Membrana interossea	Palmarseite der Endphalangen der 2.–5. Finger	Handgelenke, Grund- Mittel- und Endgelenke der Finger II–V: Flexion	• N. medianus (radialer Teil, 2. und 3. Finger), C7–Th1 • N. ulnaris (ulnarer Teil, 4. und 5. Finger), C7–Th1
M. flexor pollicis longus	mittlere Vorderfläche des Radius, angrenzende Membrana interossea	Palmarseite der Endphalanx des Daumens	• Handgelenke: Flexion und Radialabduktion • Daumensattelgelenk: Opposition • Daumengrund- und Endgelenk: Flexion	N. medianus (C6–8)
M. pronator quadratus	distales Viertel der Vorderfläche der Ulna	distales Viertel der Vorderfläche des Radius	Pronation, sichert das distale Radioulnargelenk	N. medianus (C8–Th1
M. brachioradialis	laterale Seite des distalen Humerus, Septum intermusculare laterale	Proc. styloideus radii	• Ellenbogengelenk: Flexion • Unterarmgelenke: Semipronationsstellung	N. radialis (C5–7)
M. extensor carpi radialis longus	laterale Seite des distalen Humerus (Crista supracondylaris lateralis), Septum intermusculare laterale	dorsale Basis des Os metacarpi II	• Ellenbogengelenk: schwacher Beuger • Handgelenke: Dorsalextension (Faustschlusshelfer), Radialabduktion	N. radialis (C5–7)
M. extensor carpi radialis brevis	Epicondylus lateralis des Humerus	dorsale Basis des Os metacarpi III	• Ellenbogengelenk: schwacher Beuger • Handgelenke: Dorsalextension (Faustschlusshelfer), Radialabduktion	N. radialis (C5–7)

Fortsetzung Tab. 5.1

Muskel	Ursprung	Ansatz	Funktion	Innervation
M. extensor digitorum	Caput commune (Epicondylus lateralis des Humerus)	Dorsalaponeurose des 2.–5. Fingers	• Handgelenke: Dorsalextension • Grund-, Mittel- und Endgelenke des 2.–5. Fingers: Extension, Spreizen der Finger	N. radialis (C6–8)
M. extensor digiti minimi	Caput commune (Epicondylus lateralis des Humerus)	Dorsalaponeurose des 5. Fingers	• Handgelenke: Dorsalextension, Ulnarabduktion • Grund-, Mittel- und Endgelenk des 5. Fingers: Extension, Abspreizen des 5. Fingers	N. radialis (C6–8)
M. extensor carpi ulnaris	Caput commune (Epicondylus lateralis des Humerus), Caput ulnare (Dorsalseite der Ulna)	Basis des Os metacarpi V	Handgelenke: Dorsalextension, Ulnarabduktion	N. radialis (C6–8)
M. supinator	Olecranon der Ulna, Epicondylus lateralis, Lig. collaterale radiale, Lig. anulare radii	Radius (zwischen der Tuberositas radii und dem Ansatz des M. pronator teres)	Unterarmgelenke: Supination	N. radialis (C5, 6)
M. abductor pollicis longus	Dorsalflächen von Radius und Ulna, Membrana interossea	Basis des Os metacarpi I	• proximales Handgelenk: Radialabduktion • Daumensattelgelenk: Abduktion	N. radialis (C6–8)
M. extensor pollicis brevis	Dorsalfläche des Radius und Membrana interossea (distal vom M. abductor pollicis longus)	Basis der Grundphalanx des Daumens	• proximales Handgelenk: Radialabduktion • Daumensattel- und Grundgelenk: Extension	N. radialis (C6–8)
M. extensor pollicis longus	Dorsalfläche der Ulna und Membrana interossea	Basis der Endphalanx des Daumens	• Handgelenke: Dorsalextension und Radialabduktion • Daumensattelgelenk: Adduktion • Grund- und Endgelenk des Daumens: Extension	N. radialis (C6–8)
M. extensor indicis	Dorsalfläche der Ulna, Membrana interossea	Dorsalaponeurose des 2. Fingers	• Handgelenke: Dorsalextension • Grund-, Mittel- und Endgelenke des 2. Fingers: Dorsalextension	N. radialis (C6–8)
M. abductor pollicis brevis	Os scaphoideum, Retinaculum musculorum flexorum	Basis der Daumengrundphalanx (über das radiale Sesambein)	• Daumensattelgelenk: Abduktion • Daumengrundgelenk: Flexion	N. medianus (C6, 7)
M. adductor pollicis	• Caput transversum: palmare Seite des 3. Mittelhandknochens • Caput obliquum: Os capitatum, Basis ossis metacarpi II+III	Basis der Daumengrundphalanx (über das ulnare Sesambein)	• Daumensattelgelenk: Adduktion, Opposition • Daumengrundgelenk: Flexion	N. ulnaris (C8–Th1)

Fortsetzung Tab. 5.1

Muskel	Ursprung	Ansatz	Funktion	Innervation
M. flexor pollicis brevis	• Caput superficiale: Retinaculum mm. flexorum	Basis der Daumengrundphalanx (über das radiale Sesambein)	• Daumensattelgelenk: Flexion, Opposition • Daumengrundgelenk: Flexion	• N. medianus, C6–Th1 (Caput superficiale) • N. ulnaris, C8–Th1 (Capus profundum)
M. opponens pollicis	Os trapezium	radialer Rand des 1. Mittelhandknochens	Daumensattelgelenk: Opposition	N. medianus (C6, 7)
M. abductor digiti minimi	Os pisiforme	ulnare Basis der Grundphalanx und Dorsalaponeurose des 5. Fingers	• Kleinfingergrundgelenk: Flexion, Abspreizen des Kleinfingers (Abduktion) • Kleinfingermittel- und -endgelenk: Extension	N. ulnaris (C8–Th1)
M. flexor digiti minimi	Hamulus ossis hamati, Retinaculum mm. flexorum	Basis der Grundphalanx des 5. Fingers	Kleinfingergrundgelenk: Flexion	N. ulnaris (C8–Th1)
M. opponens digiti minimi	Hamulus ossis hamati	ulnarer Rand des 5. Mittelhandknochens	zieht das Os metacarpi nach palmar (Opposition)	N. ulnaris (C8–Th1)
M. palmaris brevis	ulnarer Rand der Palmaraponeurose	Haut des Hypothenars	spannt die Palmaraponeurose (Schutzfunktion)	N. ulnaris (C8–Th1)
Mm. lumbricales I–IV	radiale Seiten der Sehnen des M. flexor digitorum	• I: Dorsalaponeurose des 2. Fingers • II: Dorsalaponeurose des 3. Fingers • III: Dorsalaponeurose des 4. Fingers • IV: Dorsalaponeurose des 5. Fingers	• Fingergrundgelenke des 2.–5. Fingers: Flexion • Mittel- und Endgelenke des 2.–5. Fingers: Extension	• N. medianus, C8–Th1 (Mm. lumbricales I+II) • N ulnaris, C8–Th1 (Mm. lumbricales III+IV)
Mm. interossei dorsales I–IV	zweiköpfige von einander zugekehrten Seiten der Ossa metacarpi I–V	• Dorsalaponeurose des 2.–4. Fingers, Basis der proximalen Phalanx • I: radiale Seite der 2. Phalanx proximalis (Zeigefinger) • II: radiale Seite der 3. Phalanx proximalis (Mittelfinger) • III: ulnare Seite der 3. Phalanx proximalis (Mittelfinger) • IV: ulnare Seite der 4. Phalanx proximalis (Ringfinger)	• Fingergrundgelenke des 2.–4. Fingers: Flexion • Mittel- und Endgelenke des 2.–4. Fingers: Extension, Spreizen der Finger (Abduktion des 2. und 4. Fingers vom Mittelfinger)	N. ulnaris (C8–Th1)
Mm. interossei palmares I–III	• I: ulnare Seite des 2. Mittelhandknochens (Zeigefinger) • II. radiale Seite des 4. Mittelhandknochens (Ringfinger) • III: radiale Seite des 5. Mittelhandknochens (Kleinfinger)	Dorsalaponeurose und Basis der proximalen Phalanx des jeweiligen Fingers	• Fingergrundgelenk des 2., 4. und 5. Fingers: Flexion • Mittel- und Endgelenk des 2., 4. und 5. Fingers: Extension, Schließen der gespreizten Finger (Adduktion des 2., 4. und 5. Fingers zum Mittelfinger	N. ulnaris (C8–Th1)

Anatomie in vivo der Strukturen von Unterarm und Hand

Die Anatomie in vivo dient dem Transfer vom theoretischen anatomischen Wissen in die Vorgehensweisen therapeutischen Handelns. Sie stellt die Fähigkeit dar Strukturen des menschlichen Organismus zu erspüren, zu lokalisieren und damit zu bestimmen. Auch verschafft sie dem Anwender einen Eindruck spezifische Gewebe in ihrem Aufbau zu vergleichen und hilft physiologische von pathologischen Gewebsveränderungen zu unterscheiden. Somit stellt die Anatomie in vivo die Basis einer gezielten Befundung und der damit verbundenen Therapie dar. Ohne die Fähigkeit theoretische sowie anatomische Kenntnisse am lebenden Organismus umzusetzen, ist keine adäquate gewebespezifische Therapie durchführbar. Die Unkenntnis über die Lage und das Gefühl von Muskeln, von Sehnen- und Sehnenscheiden mit deren Ursprüngen und Ansätzen, von Gelenksstrukturen, Faszien, etc. führt häufig zu einer unkontrollierten, unspezifischen sowie sporadischen und nicht angemessenen Wahl von Therapietechniken; bzw. wird zum Ausdruck unqualifizierten therapeutischen Handelns. Somit ist eher eine unverhältnismäßig lange Therapiedauer bzw. eine Verschlimmerung des Krankheitsprozesses zu erwarten, was nicht im Sinne einer verantwortungsvollen therapeutischen Arbeit am Patienten sein kann.

Unter der Anatomie in vivo wird das gezielte systematische Umsetzen des topographisch-anatomischen Wissens, in eine gezielte Palpation am lebenden menschlichen Körper, verstanden (Reichert 2003). Dem Therapeuten soll im Folgenden mit der Anatomie in vivo eine systematische Methodik an die Hand gegeben werden, um alle für die handtherapeutische Arbeit wichtigen Strukturen schnell und sicher aufzufinden. Die gezielte Palpation von Strukturen an der Hand findet sich in vier wichtigen Bereichen aus der handtherapeutischen Praxis wieder:

1. Sie dient der Lokalisation, Differenzierung und der Lage bestimmter Gewebe am Unterarm und dem direkten, inspektorischen und palpatorischen Vergleich der Gewebe untereinander.
2. Somit wird die Anatomie in vivo ein wesentlicher Teil der Untersuchung sowie der Behandlung von Haut, Muskeln, Sehnen, Sehnenscheiden und Gelenken etc..
3. Für die Befundung und Behandlung hilft sie gezielt die pathologischen Strukturen zu erfassen, denen dann mit gezielten, abgestimmten Griffen begegnet werden kann (z.B. Gelenkspieltestung des Handgelenks).
4. Damit wird sie Gegenstand einer professionellen, genau auf das geschädigte Gewebe bezogenen, therapeutische Vorgehensweise.
5. Die tägliche Auseinandersetzung mit der Anatomie in vivo am Patienten ist die Grundlage für die Lokalisation und Differenzierung zwischen Geweben (z.B. Muskeltonus) und basiert auf Erfahrung, die auch bei langjährig tätigen Therapeuten stetige Weiterentwicklung notwendig macht.

Daraus ergibt sich die Summenformel der Anatomie in vivo:

Anatomie in vivo
= anatomische Topographie x Technik x Erfahrung   (1)

Fazit: Die Anatomie in vivo beschäftigt sich mit dem Ertasten sowie der Darstellung der sichtbaren, bzw. nichtsichtbaren, ableitbaren Körperstrukturen des lebenden Organismus. Sie hilft die theoretischen, anatomischen Grundlagen am Lebenden zu verstehen und stellt die Basis für funktionelle und kinetische Denkweisen im Sinne der Homöokinese dar. Da nicht alle Strukturen des menschlichen Organismus zu palpieren sind, ist eine detaillierte Kenntnis der anatomischen Gegebenheiten unerlässlich. Nur durch sie kann die Lage und der Verlauf der nicht sichtbaren Strukturen abgeleitet werden. Damit wird erst durch die „Anatomie in vivo" eine adäquate Diagnostik und Therapie möglich.

6 Praktische Grundlagen für die Anatomie in vivo

Die Fingerbeeren stellen quasi das Werkzeug für die Durchführung der Anatomie in vivo dar. Neben dem Gesicht, der Zunge mit dem Mund besitzen (Bartels u. Bartels 2004) die Fingerspitzen mit ca. 300 Rezeptoren pro cm^2 Haut die meisten Propriozeptoren (Kandel et al. 2000). Aufgrund seiner großen Mobilität ist der Zeigefinger der wichtigste Finger für die Anatomie in vivo. Mittels eines gesetzten Drucks der Fingerbeere versucht der Palpierer das darunter liegende Gewebe zu ertasten, zu analysieren und einer spezifischen Gewebsstruktur zuzuordnen. Die gesetzte Druckstärke in Verknüpfung des entgegengesetzten Widerstands der Struktur gibt einen direkten Hinweis über die Art des Gewebes. Die Einteilung nach Dos Winkel et. al. (1985) hilft, die Eigenschaften und die Art der gefühlten Struktur zuzuordnen:

1. Hart ist alles, was durch den Druck der Hand des Palpierenden nicht verformbar ist (Knochen oder Horn).
2. Fest-elastisch ist das, was leicht federnd nachgibt, ohne jedoch deutlich verformbar zu sein (z. B. Sehnen oder Ligamente).
3. Fest ist alles, was leicht nachgibt, aber dennoch nicht elastisch ist (z. B. hypertone Muskulatur oder Tumore).
4. Weich sind alle leicht verformbaren Gewebe (z. B. Muskulatur oder Fettgewebe).

Hierbei ist die Wahl des angemessenen Drucks für den Palpierer von entscheidener Bedeutung; d.h. so viel wie nötig und so wenig wie möglich (Reichert 2003). Für die Oberflächenpalpation bzw. die Palpation von Muskeltonus gilt es minimalinversiven Druck auszuüben und für die Tiefenpalpation bzw. von Knochen ist mit starkem Druck vorzugehen. Für die Orientierung hilft die Beobachtung des eigenen Fingernagels; bei starkem Druck ist der Nagel weiss, bei feinfühligem Druck bleibt er rot.

Nicht alle Gewebsstrukturen lassen sich in einer Region palpieren. Somit ist es wichtig die topographische Anatomie zu beherrschen, um mit ihrer Hilfe die Lokalisation der gut tastbaren Strukturen von den nicht tastbaren Geweben ableiten zu können.

7 Praktische Vorgehensweise der Anatomie in vivo am Unterarm

Eine gute Hilfe für die Orientierung der Muskeln am Unteram ist zunächst die Lokalisation der Handwurzelknochen und die sechs dorsalen sowie drei palmaren Sehnenfächer im Bereich des Handgelenks. Mit der Lokalisation dieser Strukturen kann die oberflächliche sowie die tiefe extrinsische Streck- und Beugemuskulatur der Hand abgeleitet und deren Lage beurteilt werden. Für die Ausgangsstellung der Palpation ist die Hand in einer entspannten Position zu lagern. Es ist absolut notwenig, dass jegliche Aktivität vermieden wird, da sonst die darüber liegenden Sehnen bzw. Muskeln unter Spannung geraten und somit ein gezieltes Aufsuchen der tiefer liegenden Strukturen nicht möglich wäre. Für die Lage- bzw. Richtungsangaben werden die Begriffe radial (daumenwärts), ulnar (kleinfingerwärts), distal (vom Körper weg) proximal (zum Körper hin), dorsal (auf den Handrücken zeigend) und palmar (zur Handinnenfläche zeigend) verwendet (Reichert 2003). Für die bildliche Darstellung der palpierbaren Gewebe werden die Strukturen mittels Kajalstift markiert bzw. eingezeichnet.

7.1 Anatomie in vivo des distalen Radioulnargelenks und des Handgelenks

Für die dorsale Lokalisation des Radioulnargelenks und der einzelnen Handwurzelknochen gilt es zunächst die Begrenzungsflächen des Handgelenks sichtbar zu machen. Hierfür wird der Unterarm des zu Palpierenden in entspannter Pronation eingestellt. Für die proximale Begrenzung des Carpus sind die Strukturen des Processus styloideus radii, des Tuberculum von Listeri und des Tuberculum styloideus ulnae mit dem Caput ulnae zu ertasten. Mit diesen drei Orientierungspunkten lässt sich die radiocarpale Gelenklinie ableiten und die Lage des distalen Radioulnargelenks sowie der Gelenkspalt des proximalen Handgelenks kennzeichnen.

■ Processus styloideus radii

Der Zeigefinger wird seitlich über die Tabatière nach proximal in Richtung Speiche geführt. Die Tabatière wird radialseitig aus den Sehnen des M. abductor pollicis longus sowie des M. extensor pollicis brevis gebildet (Abb. 7.1). Ulnarseitig wird sie von der Sehne des M. extensor pollicis longus begrenzt. Bei der Daumenextension ist die Tabatière als Grube gut sichtbar. Die Palpation des großen, stumpfen Fortsatzes des Radius ist als deutlicher, knöcherner Rand fühlbar und wird mittels Kajalstift markiert.

■ Tuberculum von Listeri

In mittleren Bereich des Radius, etwas proximal/ulnar vom Processus styloideus radii gelegen, befindet sich das Tuberculum von Listeri. Hierbei wird der palpierende Zeigefinger zwischen dem Os metacarpale II und III zum distalen Ende des Radius geführt. Das Tuberculum von Listeri ist unmittelbar auf der beginnenden dorsalen Radiusfläche als prominenter Knochenhöcker zu spüren. Gleitet der Zeigefinger von diesem Punkt ein wenig nach distal, so stößt er direkt auf den proximalen Gelenksrand der Articulatio radiocarpalis. Somit können mit dem Kajalstift gleich zwei Markierungspunkte festgehalten werden; zum einen das Tuberculum von Listeri und zum anderen der proximale Gelenkspalt des Handgelenks.

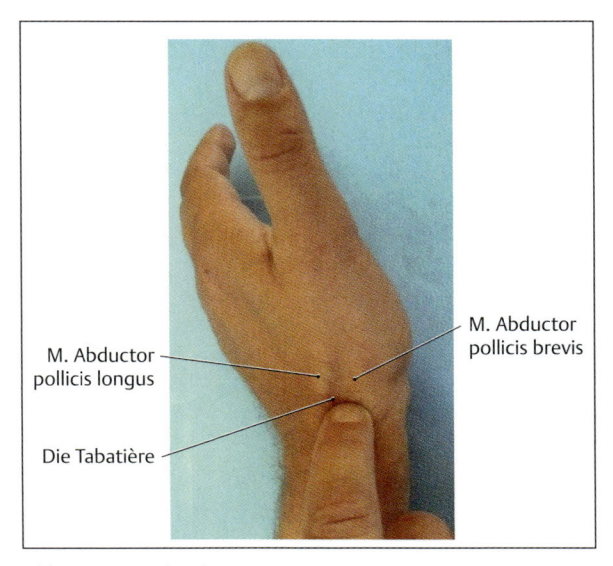

Abb. 7.1 Die Tabatière.

▪ Processus styloideus ulnae mit dem Caput ulnae

Das Caput ulnae ist gut sichtbar und wird mittels des Kajalstiftes kreisrund eingezeichnet. Im Anschluss wird der palpierende Zeigefinger seitlich am Hypothenar nach proximal in Richtung des Ulnarköpfchens geführt. Am Caput ulnae kann der Processus styloideus ulnae als stiftförmiger Fortsatz gut getastet werden und wird als weiterer Orientierungspunkt eingezeichnet.

Werden alle Markierungspunkte verbunden, so wird die radiokarpale Gelenkslinie sichtbar (Abb. 7.2). Hierbei wird deutlich, daß die Ausrichtung des Gelenksspaltes nicht exakt rechtwinklig zum Unterarm eingestellt ist, sondern von radial nach ulnar in ca. 15° nach proximal verläuft.

Wird der palpierende Zeigefinger vom Ulnarköpfchen nach radial bewegt, gelangt der Fingernagel direkt zwischen die Ulna und den Radius, d.h. über den Gelenkspalt des distalen Radioulnargelenks (Abb. 7.3).

Die metacarpale Gelenkslinie wird über die drei Orientierungspunkte dargestellt: Das proximale Ende des Os metacarpale I, dem Tuberculum ossis metacarpalis III und das proximale Ende des Os metacarpale V. Diese Knochenpunkte werden ertastet und mittels Kajalstift sichtbar gemacht.

▪ Proximales Ende des Os metacarpale I

Der Palpationsfinger wird in der Tabatière plaziert. Während der alternierenden Reposition und Opposition des Daumens, ist der prominente Teil des proximalen Endes des Os metacarpale I zu ertasten und kann als erster Fixierungspunkt mittels Kajalstift markiert werden.

▪ Tuberculum ossis metacarpalis III

Über den Mittelfinger und das Os metacarpale III wird der palpierende Zeigefinger nach proximal in Richtung Handgelenk geführt. Unmittelbar nach der Basis des Metacarpaleknochens ist eine deutliche Grube fühlbar, in der das Os capitatum lokalisiert wird. Somit liegt der zweite Makierungspunkt unmittelbar vor der Vertiefung des Os capitatum und wird eingezeichnet.

▪ Proximales Ende des Os metacarpale V

Über den seitlichen Teil des Kleinfingers, weiterlaufend über dem Hypothenar wird die palpation nach proximal fortgeführt. Kurz hinter dem Os metacarpale V ist eine kleine Vertiefung zu ertasten, in die laterale Fläche des Os hamatums liegt. Die Fläche vor der Hamatummulde wird als dritter Markierungspunkt eingezeichnet (Abb. 7.4).

Im Anschluss werden die drei Knochenpunkte verbunden und die metacarpale Gelenkslinie wird sichtbar. Zwischen dieser und der proximalen radiokarpalen Gelenkslinie lässt sich die Lage von sieben Handwurzelknochen annähernd exakt ableiten und ertasten (Abb. 7.5). Der achte Handwurzelknochen, d.h. das Os pisiforme ist nur von palmar fühlbar. Eine Lokalisation ist indirekt über das Os triquetrum allerdings auch von dorsal möglich.

Ausgangspunkt für die Palpation der dorsalen sieben Handwurzelknochen ist das Os capitatum (Abb. 7.6). Mit seiner Grube hebt es sich von allen Karpalknochen hervor

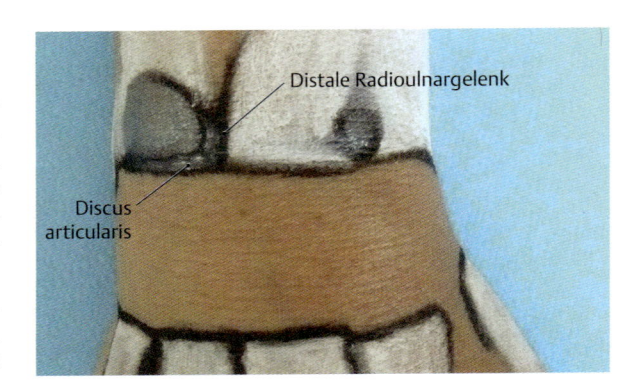

Abb. 7.3 Distales Radioulnargelenk.

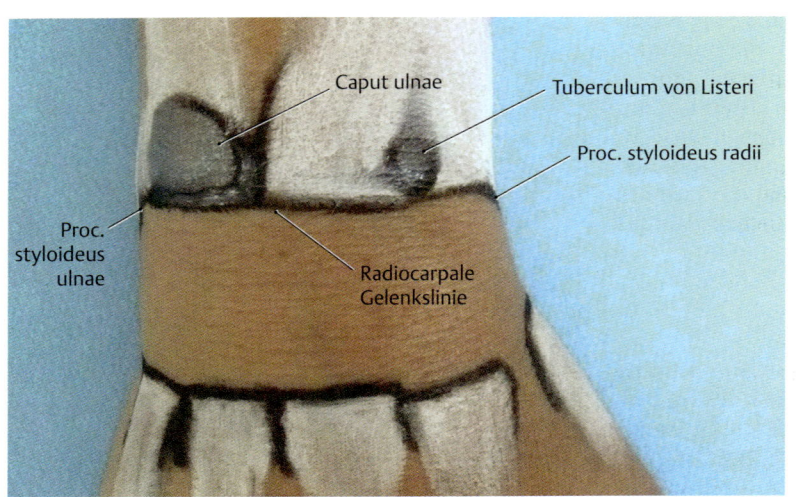

Abb. 7.2 Radiocarpale Gelenkslinie und deren Strukturen.

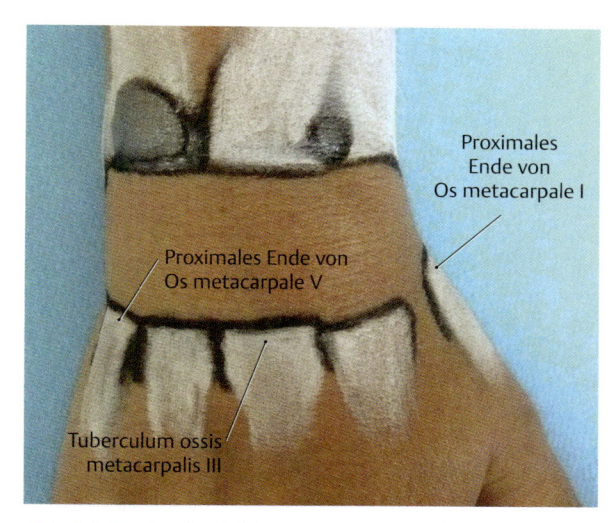

Abb. 7.4 Proximaler Teil der Ossa metacarpalia.

(Bildbeschriftungen: Proximales Ende von Os metacarpale I; Proximales Ende von Os metacarpale V; Tuberculum ossis metacarpalis III)

und ist somit einfach zu ertasten. Proximal des Os capitatums befindet sich das Os lunatum, radialseitig das Os trapezoideum und ulnarseitig das Os hamatum. Nach der Palpation dieser Handwurzelknochen wird radialseitig über dem Os trapezoideum das Os trapezium ergriffen (Abb. 7.**7**). Zwischen dem Os trapezium und dem Radius liegt das Os scaphoideum. Seitlich können diese beiden Knochen auch gut über die Tabatière gefühlt werden. Dafür werden beide Zeigefinger des Palpierers in diese Vertiefung gestellt, wobei der proximale Zeigefinger Kontakt zum Scaphoid und der Distale Kontakt zum Trapezium aufnimmt. Während einer abwechselnden Ab- und Adduktion des Handgelenks fühlt der den Processus styloideus radii hinabgleitende und tief palpierende Finger den Gelenkspalt zwischen dem Os scaphoideum und dem Radius. Hier befindet sich gleichzeitig das nicht palpable Lig. collaterale carpi radiale. In Abduktionsstellung der Hand lässt sich einen Fingerbreit weiter distal der Gelenkspalt zwischen dem Scaphoid und dem Trapezium wahrnehmen (Winkel et. al. 1985; Abb. 7.**8**). In Höhe des Processus styloideus radii, unter der Sehne des M. abductor pollicis longus, im lateralen Bereich der Tabatière, ist zudem die A. radialis mit ihrem Puls zu ertasten.

Im Anschluss wird über das Os capitatum zum Os hamatum gegriffen. Vor bzw. proximal von diesem Knochen mannifestiert sich das Os triquetrum mit dem palmar liegenden Os pisiforme (Abb. 7.**9**). Proximal des Os triquetrums liegt der Discus articularis mit der Ulna diesem Handwurzelknochen an.

Zwischen den proximalen Handwurzelknochen Os triquetrum, Os lunatum und Os scaphoideum und der Ulna sowie dem Radius ist der Gelenkspalt des proximalen Handgelenks lokalisiert. Zwischen den proximalen Handwurzelknochen auf der einen Seite und dem Os hamatum, Os capitatum, Os trapezoideum und Os trapeziumauf der anderen Seite ist der s-förmige Gelenkspalt des distalen Handgelenks palpierbar. Alle Handwurzelknochen sowie die beiden Gelenkspalte werden mittels Kajalstift markiert.

Das sichere Palpieren der Handwurzelknochen ist die Grundvoraussetzung jeder Befundung und Therapie beider Handgelenke. Fehlerhaftes Greifen, bzw. das Auslassen der Mobilisation zwischen den einzelnen Karpalknochen (sog. Gelenkspielmobilisation) führt zu ungenügenden Ergebnissen bis hin zur Verschlimmerung der bereits vorhandenen Pathologie.

7.2 Anatomie in vivo der sechs dorsalen Sehnenfächer

Das Retinaculum extensorum enspringt mit seinem zentralen Teil vom Processus styloideus radii (Abb. 7.**10**). Mit einer Breite von ca. 2,5 cm verläuft es nach proximal und haftet sich über dem Proc. styloideus ulnae bis zur palmaren Fläche des Os triquetrums an. Seine Fasern strahlen um bis zu ca. 5 cm nach proximal und distal aus. Es bildet sechs osteofibröse Kanäle und ist mit den darin verlaufenden Sehnen bzw. Sehnenscheiden, mit den darunterliegenden Knochen und dem distalen Radioulnargelenk verwachsen (Schmidt u. Lanz 2003). Durch das Retinaculum extensorum behalten alle extrinsischen

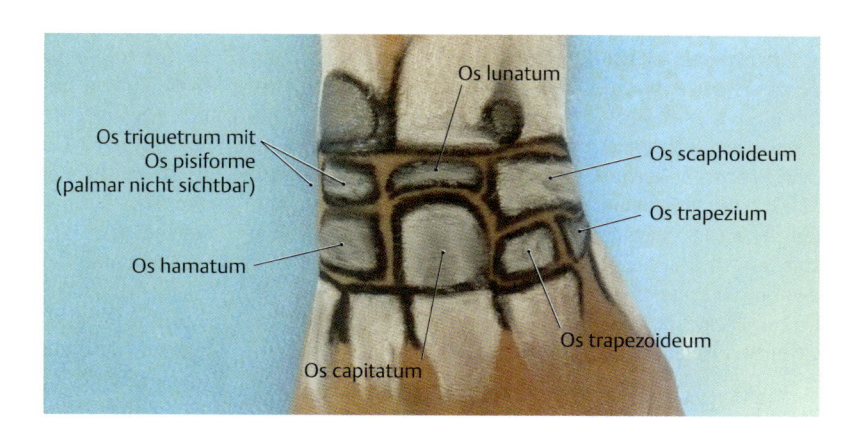

Abb. 7.5 Die Handwurzelknochen.

(Bildbeschriftungen: Os lunatum; Os triquetrum mit Os pisiforme (palmar nicht sichtbar); Os hamatum; Os capitatum; Os scaphoideum; Os trapezium; Os trapezoideum)

Os capitatum   Os lunatum   Os trapezium   Os scaphoideum

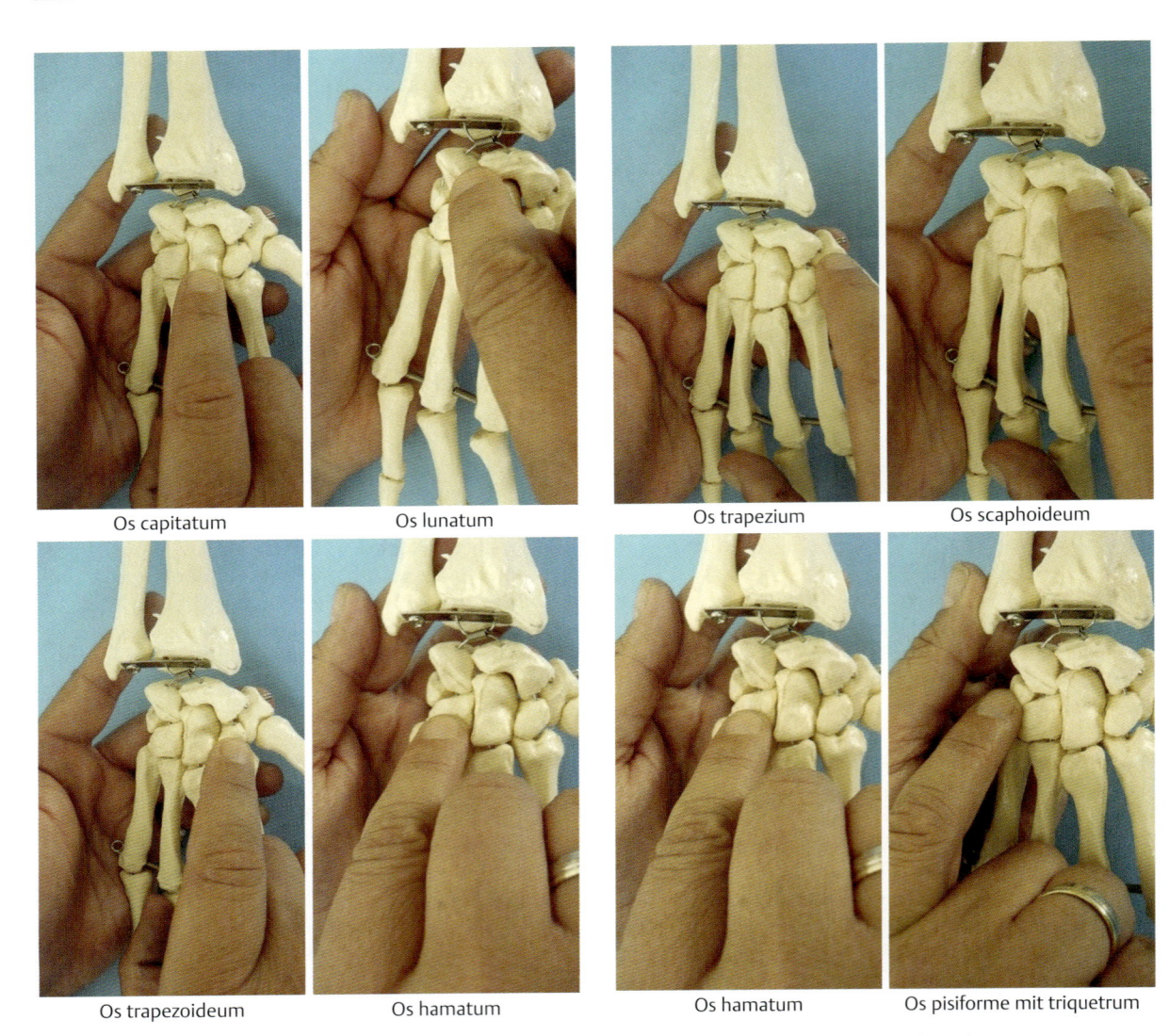

Os trapezoideum   Os hamatum   Os hamatum   Os pisiforme mit triquetrum

Abb. 7.**6** Palpation der Handwurzelknochen I.   Abb. 7.**7** Palpation der Handwurzelknochen II.

Strecksehnen der Hand ihre Beziehung zum Unterarm, auch während ausgiebiger Bewegungen der Hand; auch unter Berücksichtigung der Pro- und Supination (Reichert 2003; Abb. 7.**11**).

Mittels eines Kajalstiftes wird die radiale Begrenzung der zentralen Fasern des Retinakulums vom Processus sytoloideus ausgehend 2,5 cm nach proximal eingezeichnet. Danach erfolgt von der ulnaren Seite des Triquetrums und dem Processus styloideus ulnae ausgehend eine weitere Markierung 3,5 cm nach proximal. Die Markierungen beider Seiten werden flächig verbunden. In serialer Abfolge sind anschließend alle sechs Sehnenfächer von radial nach ulnar zu lokalisieren und entsprechend ihrer ungefähren Länge, sowie in ihrem Verlauf in das Retinaclum extensorum einzuzeichnen (Abb. 7.**12**).

■ Erstes dorsales Sehnenfach

Der Zeigefinger palpiert entlang der radialen Seite des Handgelenks zum Processus styloideus radii an die abgeflachte Radiuskante. Von dieser Fläche der Speiche verläuft nach proximal in ca. 1,5 cm Länge, sowie mit einer Breite von ca. 8 mm, das 1. dorsale Sehnenfach mit den Sehnen des M. abductor pollicis longus und des M. extensor pollicis brevis (Abb. 7.**13**). Gegenüber den übrigen dorsalen Sehnenfächern liegt dieses Sehnenfach mehr seitlich (radial). Beide Sehnen bilden im Bereich des Os metacarpale I mit der Sehne des M. extensor pollicis longus die Tabatière, wobei nur der Anteil des kurzen Daumenstreckers sichtbar ist, da der Sehnenanteil des langen Daumenabspreizers darunter liegt. Erst bei der aktiven Reposition werden beide Sehnenanteile inspektorisch lokalisierbar und bilden eine kleinere Vertiefung,

7.2 Anatomie in vivo der sechs dorsalen Sehnenfächer

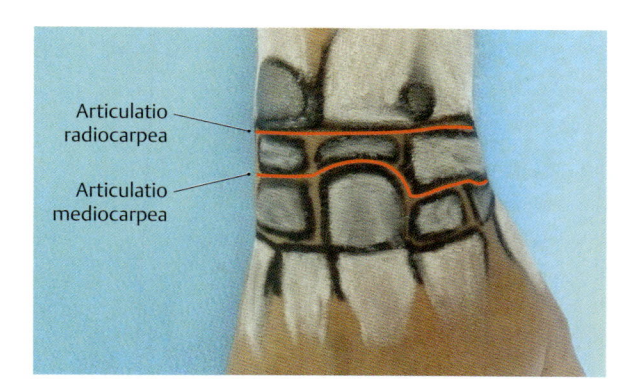

Abb. 7.8 Proximales und distales Handgelenk.

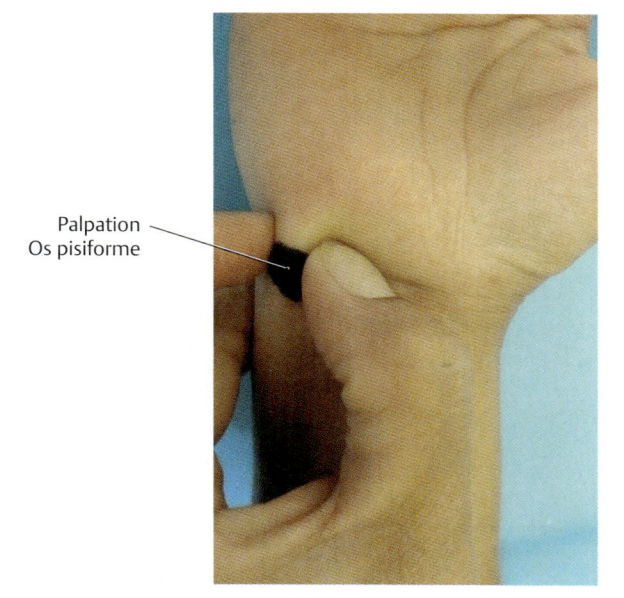

Abb. 7.9 Palpation des Os pisiforme.

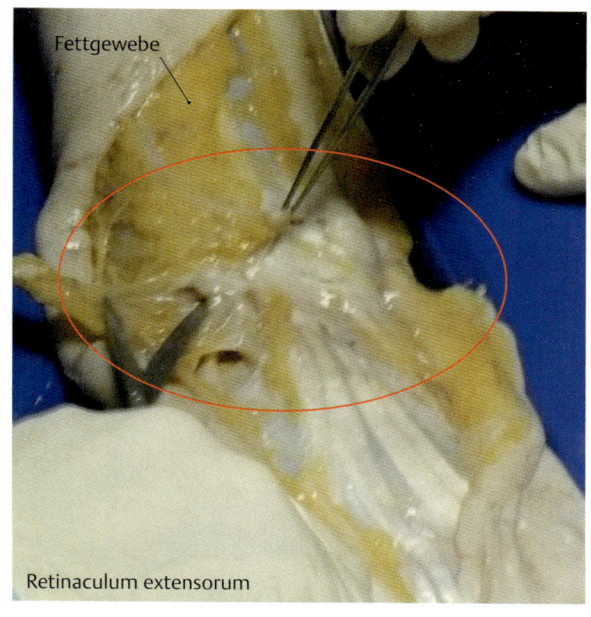

Abb. 7.10 Retinaculum extensorum am Präparat.

die Petit Tabatière. Der M. abductor pollicis longus hat seinem Ansatz an der Basis des Os metacarpale I und der M. extensor pollicis brevis an der dorsalen Basis der Grundphalanx I (Abb. 7.13).

Klinik

Das Kompressionssyndrom des Ramus superficialis nervi radialis am distalen Unterarm wird häufig mit einer Sehnenscheidenentzündung des 1. dorsalen Sehnenfachs (de Quervain) verwechselt (Merle u. Rehart 2009). In vielen Fällen verläuft dieser Nervenast im Bereich des Processus styloideus radii, wo es durch eine verstärkte Palpation zu einer Nervenirritation, in Form von Parästhesien sowie Schmerzen kommen kann (Abb. 7.14). Die Ursache für ein solches Kompressionssyndrom kann ein zu eng getragenes Uhrband bzw. das Anlegen von Handschellen sein (sog. handcuff neuropathy – Massey u. Plett 1978). Die Symptome werden ähnlich der Tendovaginitis des 1. dorsalen Strecksehnenfachs mit dem Finkelsteintest ausgelöst. Daher ist differentialdiagnostisch die Applikation des Tinel-Zeichens (beklopfen des Nervens) sowie eine reine Ulnarduktion des Handgelenks auszuführen. Bei einem Kompressionssyndrom des Ramus superficialis nervi radialis wird diese Testung (Tinel-Zeichen) im Vergleich zum De Quervain deutlich die betreffenen Symptome (Schmerzen im dorsalen Hand- und Daumenbereich mit Parästhesien) hervorrufen (Merle u. Rehart 2009).

■ Zweites dorsales Sehnenfach

Das Tuberculum von Listeri (Tuberculum dorsale radii) begrenzt auf der ulnaren Seite das zweite, dorsale Sehnenfach (Abb. 7.15). Es zieht von der distalen Radiusepiphyse, mit einer Breite von ca. 10mm, etwa 25mm nach proximal. Bei jüngeren Menschen ist bei leichten Streckbewegungen der v-förmige Ansatz der Mm. extensor carpi radialis longus et brevis an den Os metacarpale II und III sichtbar.

■ Drittes dorsales Sehnenfach

Ulnarseitig vom Tuberculum von Listeri ist das dritte Sehnenfach lokalisiert (Abb. 7.15). Es verläuft bogenförmig um den Knochenhöcker in einer Länge von ca. 25mm und liegt dem 2. Sehnenfach auf. Es dient dem M. extensor pollicis longus als Umlenkrolle, wodurch erst eine Reposition ermöglicht wird. Bei leichten Streckbewegungen ist die Sehne am Tuberculum von Listeri gut palpierbar.

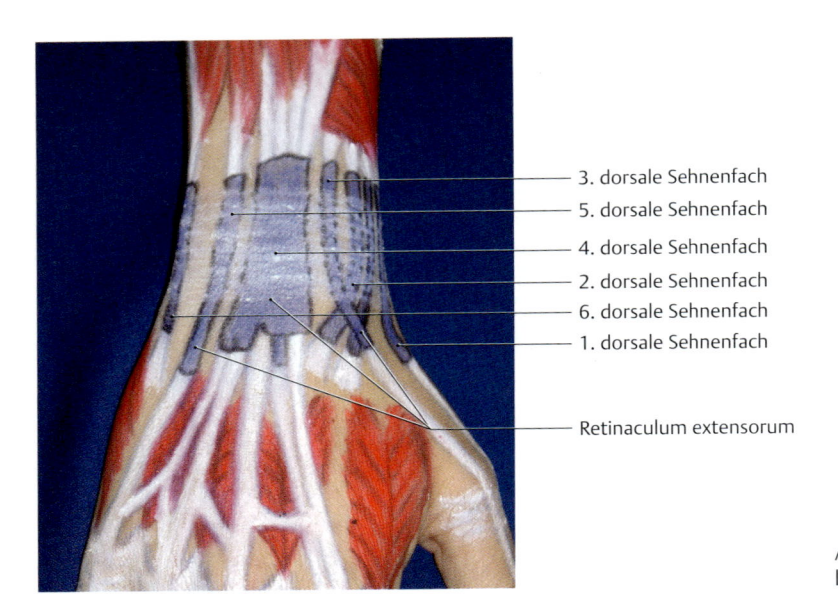

Abb. 7.11 Übersicht über die sechs dorsalen Sehnenfächer.

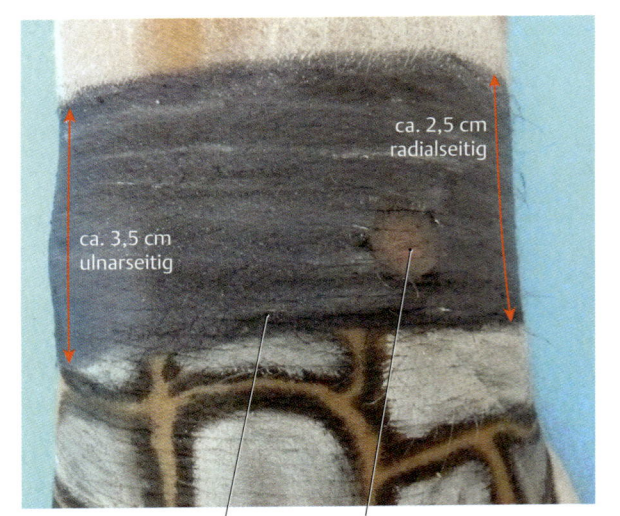

Abb. 7.12 Das Retinaculum extensorum.

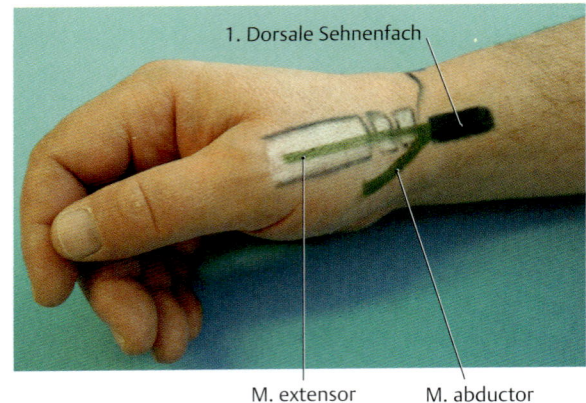

Abb. 7.13 Erstes dorsales Sehnenfach.

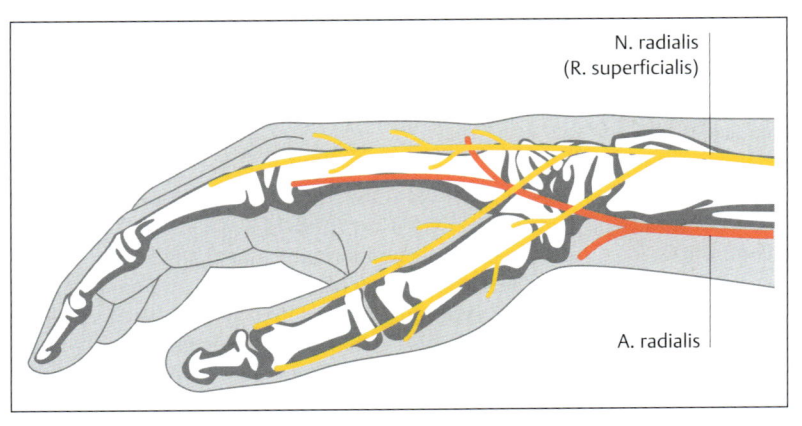

Abb. 7.14 Ramus superficialis nervi radialis (Reichert 2003).

7.2 Anatomie in vivo der sechs dorsalen Sehnenfächer

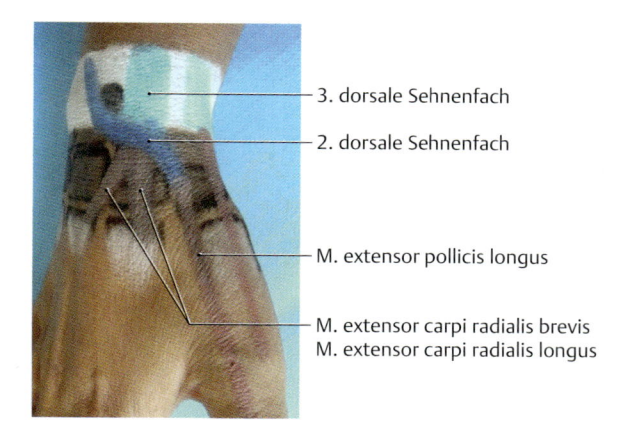

Abb. 7.15 Zweites und drittes dorsales Sehnenfach.

(Labels: 3. dorsale Sehnenfach; 2. dorsale Sehnenfach; M. extensor pollicis longus; M. extensor carpi radialis brevis; M. extensor carpi radialis longus)

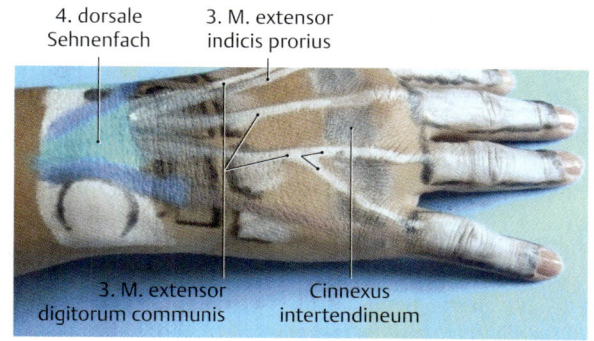

Abb. 7.16 Viertes dorsales Sehnenfach.

(Labels: 4. dorsale Sehnenfach; 3. M. extensor indicis prorius; 3. M. extensor digitorum communis; Cinnexus intertendineum)

Viertes dorsales Sehnenfach

Das vierte dorsale Sehnenfach liegt direkt dem dritten Sehnenfach ulnarseitig an (Abb. 7.16). Mit einer Länge von ca. 25 mm und einer Breite von ca. 10 mm beginnt dessen Verlauf 5 mm vor dem Retinaculum extensorum nach proximal. Im distalen Bereich über dem Handrücken läuft die Sehnenscheide in einem Rezessus fächerförmig aus, wobei sie radial ca. 46 mm, medial ca. 49 mm und ulnar ca. 57 mm Breite aufweist (Schmidt u. Lanz 2003). In einer gemeinsamen Scheide führt sie die 3 Sehnen des M. extensor digitorum und die darunterliegende, am Boden des Sehnenfaches verlaufende Sehne des M. extensor indicis proprius; sie läuft schräg nach distal radial. Der Verlauf der Fingerstrecksehnen durch das 4. Sehnenfach ist bei leichten alternierenden Extensionsbewegungen der Finger (Klavierspielen) gut sichtbar (Abb. 7.17). Die Sehne des M. extensor indicis proprius liegt auf dem Handrücken ulnar von der Sehne des M. extensor digitorum des Zeigefingers. Bei Streckung des Zeigefingers mit begleitenden, seitlichen Bewegungen des Palpationsfingers ist sie zu spüren und gelegentlich auch zu sehen (Reichert 2003). Alle drei Strecksehnen werden im distalen Bereich der Ossa metacarpalia mit dem Connexus intertendineum verbunden und bilden mit diesem Ligament eine funktionelle Einheit. Daher sind isolierte Bewegungen zwischen allen vier Langfingern nicht möglich. Allerdings können der Zeigefinger durch den M. extensor indicis proprius und der Kleinfinger durch den M. extensor digiti minimi differenziert agieren. Die erste Sehne des gemeinsamen Fingerstreckmuskels zieht zum Zeigefinger, die zweite Sehne zum Mittelfinger und die dritte Sehne teilt sich im Connexus intertendineum in zwei Äste bevor jeder Ast jeweils Kontakt zum Ring- und Kleinfinger aufnimmt.

Klinik

Bei dislozierten, distalen Radiusfrakturen in Höhe des Tuberculum dorsale radii, entsteht gelegentlich eine Sehnenruptur des M. extensor pollicis longus, aufgrund einer Einblutung im dritten dorsalen Sehnenfach (Pechlaner et al. 1998). Da die Sehnenstümpfe bei dieser Verletzung häufig retrahieren und stark degenerativ verändert sind, wird die Sehne des M. extensor indicis proprius auf die des langen Daumenstreckers umgelegt (Pechlaner et al. 1998).

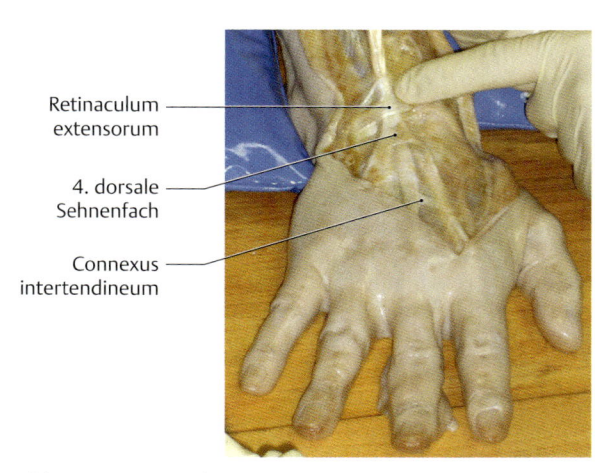

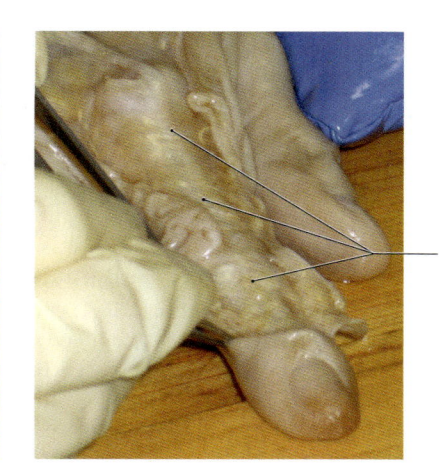

Abb. 7.17 Die Dorsalaponeurose am Präparat.

(Labels: Retinaculum extensorum; 4. dorsale Sehnenfach; Connexus intertendineum; Dorsalaponeurose)

Fünftes dorsales Sehnenfach

Direkt radialseitig neben dem Caput ulnae, oberhalb des Gelenkspalts des distalen Radioulnargelenkes, lokalisiert sich das fünfte Sehnenfach (Abb. 7.**18**). Ca. 17 mm vom Gelenkspalt des proximalen Handgelenks entspringt es mit einer Länge von ca. 29 mm nach distal. Es ist das Längste aller dorsalen Fächer und führt die Sehne des M. extensor digiti minimi in Richtung seiner Insertion an der Dorsalaponeurose des Kleinfingers. Unter leichter Aktivität des Muskels ist die Sehne in ihrem gesamten Verlauf gut zu palpieren. Damit es zu keiner Verwechslung mit den Sehnen des M. digitorum communis kommt, empfiehlt es sich den gemeinsamen Fingerstrecker mittels einer reziproken Hemmung zu inhibieren. Hierzu wird der Proband gebeten, die Fingerbeeren II bis IV gegen eine Unterlage zu drücken und anschließend nur den Kleinfinger zu strecken, wodurch die Palpation der Sehne des Kleinfingerstreckers erleichtert wird (Reichert 2003). Die Sehne des fünften Fachs gilt als Leitstruktur für das Auffinden des Gelenkspalts vom distalen Radioulnargelenk (DRUG).

Sechstes dorsales Sehnenfach

Direkt unlarseitig vom Ulnarköpfchen liegt das sechste, dorsale Sehnenfach mit der Sehne des M. extensor carpi ulnaris (Abb. 7.**19**). Mit einer Länge von ca. 21 mm und einer Breite von ca. 6 mm zieht es durch eine Knochenrinne zwischen dem Caput ulnae und dem Processus styloideus ulnae. Es erstreckt sich bis zur Basis vom Os metacarpale V sowie zu dessen weiteren Ansätzen am Os pisiforme, am Hamulus ossis hamati und zum Lig. pisometacarpale. Aufgrund der großen Bewegungsfreiheit dieses Sehnenfaches rotiert es bei Supination etwas nach radial auf das Ulnarköpfchen. Am besten lässt sich das Sehnenfach direkt proximal und distal des Caput ulnae tasten.

> **Klinik**
> Bei der Tendovaginitis stenosans (de Quervain) des ersten, dorsalen Sehnenfachs handelt es sich um die am häufigsten anzutreffende Sehnenscheidenentzündung aller sechs dorsalen Sehnenfächer. (Schiltenwolf 2003); am zweithäufigsten werden solche Entzündungsprozesse im fünften Sehnenfach (Kleinfinger) angetroffen, seltener im zweiten, dritten und sechsten Fach (Rudigier 2006). Die Tendovaginitis des vierten Strecksehnenfachs tritt in der Regel nicht auf. Pathologien in diesem Sehnenfach werden durch den Muskelbauch des M. extensor indicis proprius verursacht, dem sog. Extensor-indicis-Syndrom (Heuck, Schmitt u. Hahn 2004). Der Befund von Sehnenscheidenentzündungen erfolgt über die spezifische Dehnung des betroffenen Fachs. Im Falle der Tendovaginitis de Quervain wird der Daumen maximal adduziert und gleichzeitig das Handgelenk ruckartig nach ulnar abduziert (Finkelstein-Zeichen – Schiltenwolf 2003).

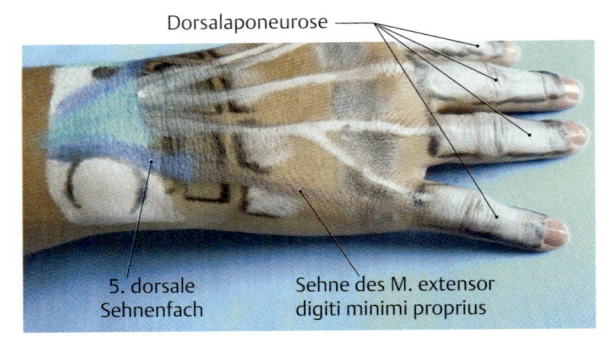

Abb. 7.**18** Fünftes dorsales Sehnenfach.

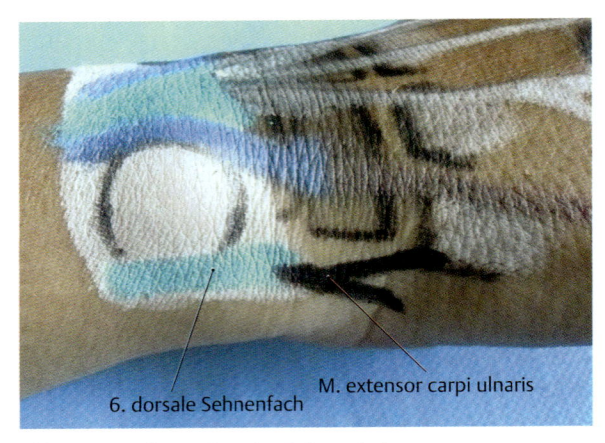

Abb. 7.**19** Sechstes dorsales Sehnenfach.

7.3 Anatomie in vivo der extrinsischen, dorsalen Unterarmmuskulatur

Die oberflächliche, dorsale Muskulatur im Unterarmbereich mit dem M. brachioradialis, den Mm. extensor carpi radialis longus et brevis, dem M. extensor digitorum communis, dem M. extensor digiti minimi proprius und dem M. extensor carpi ulnaris entspringt komplett im Bereich des lateralen Epicondylus (Abb. 7.**20**). Ihre Muskelbäuche manifestieren sich bis zum unteren Teil des Unterarms, wobei die Muskelbäuche von proximal nach distal zunehmend abflachen. Der sehr tief liegende M. supinator lässt sich in seinem Ursprungsgebiet nicht palpieren, somit ist ein Hypertonus von diesem Muskel schwer zu beurteilen. Die tiefe, distal lokalisierte, dorsale Muskulatur mit dem M. abductor pollicis longus, den Mm. extensor pollicis brevis et longus und dem M. extensor indicis lassen sich aufgrund der dünnen, auslaufenden Schicht der oberflächlich gelegenen Muskeln nur bedingt lokalisieren und ertasten.

Mit Hilfe des M. extensor digitorum communis lassen sich alle oberflächlichen Muskeln des Unterarms palpieren. Mit leichten Fingerstreckbewegungen wird dieser Muskel durch leichte Kontraktionen im Bereich des la-

7.4 Anatomie in vivo des palmaren Handgelenks

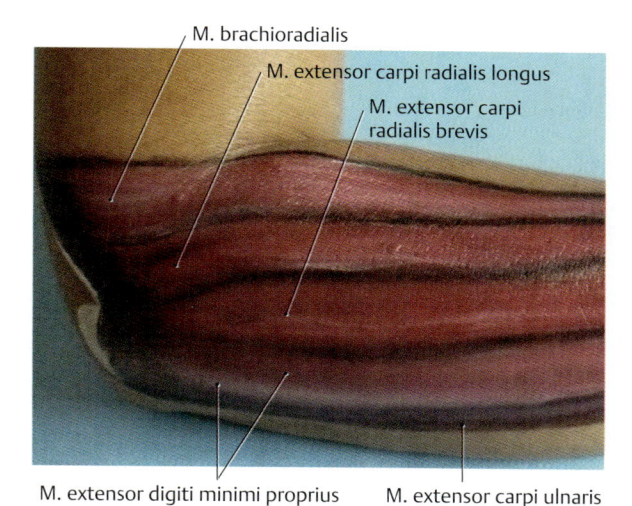

Abb. 7.20 Übersicht der extrinsischen dorsalen oberen Unterarmmuskulatur.

(Labels: M. brachioradialis; M. extensor carpi radialis longus; M. extensor carpi radialis brevis; M. extensor digiti minimi proprius und M. digitorum communis; M. extensor carpi ulnaris)

teralen Epicondylus gut sichtbar. Nach der Lokalisation des Muskels wird der Ringfinger des Untersuchers, nach proximal zeigend, auf diesem Muskel abgelegt (Abb. 7.21). Die anderen Finger der Hand des Palpierenden werden wie folgt auf den Unterarm gelegt: Unter dem Ringfinger befindet sich neben dem M. extensor digitorum communis der M. extensor digiti minimi proprius. Da beide Muskeln eine gemeinsame Ursprungssehne besitzen und mehr oder weniger miteinander verwachsen sind, lassen sich beide nicht getrennt ertasten. Unter dem Kleinfinger lässt sich der M. extensor carpi ulnaris, unter dem Mittelfinger der M. extensor carpi radialis brevis, unter dem Zeigefinger der M. extensor carpi radialis longus und unter dem Daumen der M. brachioradialis erspüren.

Dieser Ringfingerpalpationsgriff eignet sich auch zum ertasten der tiefen, dorsalen Muskulatur (Abb. 7.22). Hierfür wird der Daumen in eine Reposition gebracht, wodurch die Sehne des M. extensor pollicis longus gut sichtbar wird. Der palpierende Ringfinger folgt dieser Sehne in Richtung Ulna, wobei der Kleinfinger dem Ul-

narköpfchen anliegt. Unter dem Ringfinger lokalisiert sich somit der M. pollicis longus, unter dem Kleinfinger der M. extensor indicis proprius, unter dem Mittelfinger der M. extensor pollicis brevis und unter dem Zeigefinger der M. abductor pollicis longus. (!!)

Somit dient der Ringfingerpalpationsgriff als gute Hilfe für die Lokalisation und die Beurteilung des Tonus der oberflächlichen und tiefen dorsalen Unterarmmuskulatur.

7.4 Anatomie in vivo des palmaren Handgelenks, der drei palmaren Sehnenfächer sowie der palmaren Nerven- und Gefäßstrukturen

Palmarseitig lassen sich ulnar das Os pisiforme, der M. flexor carpi ulnaris mit der A. ulnaris sowie der Hamulus ossis hamati ertasten (Abb. 7.23). Medial sind der M. palmaris longus und radialseitig das 1.palmare Sehnenfach mit der Sehne des M. flexor carpi radialis zu ertasten. Dieser legt sich lateral die A. radialis an und ist hier mittels Kajalstift einzeichnen (Abb. 7.24).

Im Anschluss können von diesen Strukturen ulnarseitig das Os triquetrum, das Os hamatum mit dem N. ulnaris (Loge de Guyon), radialseitig das Os trapezium, das Os trapezoideum, das Os triquetrum und medial das Os capitatum sowie das Os lunatum abgeleitet werden. Daraus lässt sich das Retinaculum flexorum mit dem Canalis carpi (Karpaltunnel) sowie ulnarseitig das 3. palmare Sehnenfach des M. flexor digitorum superficialis et profundus und radialseitig das 2. palmare Sehnenfach des M. flexor pollicis longus lokalisieren.

Gegenüber der dorsalen Fläche der Hand lassen sich palmarseitig weniger Strukturen direkt palpieren. Dennoch ist es sehr wichtig, die ungefähre Lage der nicht tastbaren Strukturen zu kennen, da z.B. bei einem Nervenkompressionssyndrom des N. medianus nur ein gezielter Provokationstest durch manuellen, punktuellen Druck (Tinel-Zeichen) diese Pathologie erkennen lässt.

Zunächst gilt es das gut tastbare Os pisiforme aufzusuchen. Dieser Knochen befindet sich in Höhe der distalen

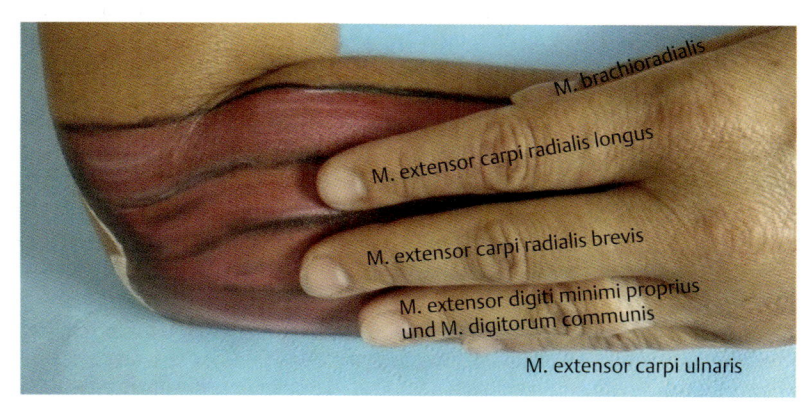

Abb. 7.21 Ringfingerpalpationsgriff dorsale extrinsische obere Unterarmmuskulatur.

(Labels: M. brachioradialis; M. extensor carpi radialis longus; M. extensor carpi radialis brevis; M. extensor digiti minimi proprius und M. digitorum communis; M. extensor carpi ulnaris)

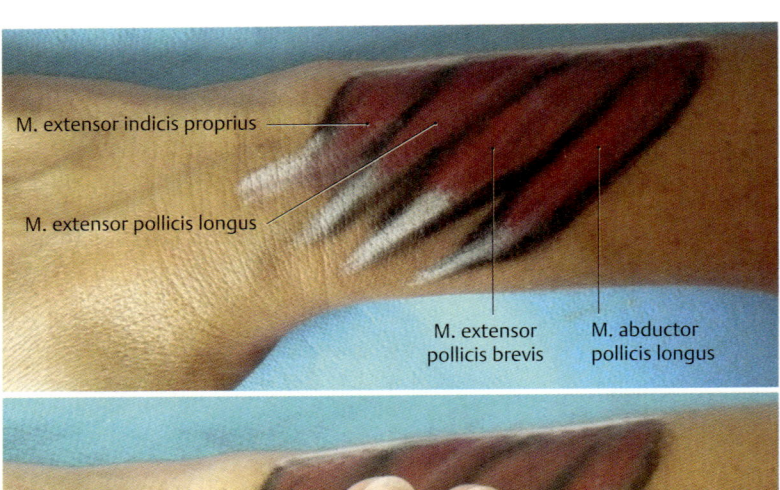

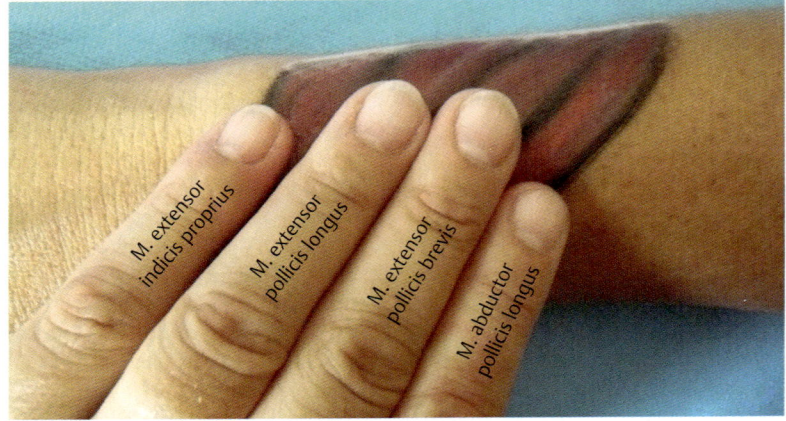

7 Praktische Vorgehensweise der Anatomie in vivo am Unterarm

Abb. 7.22 Ringfingerpalpationsgriff dorsale extrinsische untere Unterarmmuskulatur.

- M. extensor indicis proprius
- M. extensor pollicis longus
- M. extensor pollicis brevis
- M. abductor pollicis longus

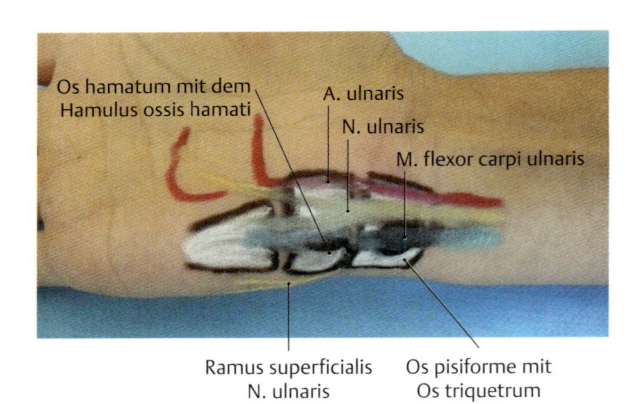

Abb. 7.23 Palmare ulnare Palpationsfläche.

- Os hamatum mit dem Hamulus ossis hamati
- A. ulnaris
- N. ulnaris
- M. flexor carpi ulnaris
- Ramus superficialis N. ulnaris
- Os pisiforme mit Os triquetrum

Handgelenksfalte, an der Außenseite des proximalen Endes der Handkante (Winkel et al. 1985). Es ist über dem Os triquetrum als kugelförmiges Sesambein in die Sehne des M. flexor carpi ulnaris eingelassen und bei entspanntem Muskel frei in alle Richtungen verschieblich. Die Hand wird in eine Pronationsstellung mit leichter Flexion eingestellt und das Os pisiforme mittels des Spitzgriffes fixiert. Aus dieser Position ist die Mobilität des Os pisiforme gut prüfbar. Direkt proximal des Erbsenbeins lokalisiert sich die Sehne des M. flexor carpi ulnaris. Sie zieht über das Os pisiforme, den Hamulus ossis hamati, zu ihrer Insertion an der palmaren Basis vom Os metacarpale V. Gut tastbar wird die Sehne von diesem Muskel bei einer isometrischen Ulnarduktion des Handgelenks. Radialseitig des M. flexor carpi ulnaris verläuft der N. ulnaris (nicht tastbar) und im Anschluss die A. ulnaris (der eher schwache Puls ist gut fühlbar). Im Bereich des Os pisiforme und dem Hamulus ossis hamati manifestiert sich die Loge de Guyon, in der sich der N. ulnaris sich in seinen sensiblen, oberflächlichen Ast, den Ramus superficialis und seinem tiefen, motorischen Ast, den Ramus profundus teilt. Der Ramus superficialis gibt zwischen dem Os pisiforme und dem Hamulus ossis hamati ulnarseitig einen Ast für die sensible versorgung des Hypothenars ab. Der Hauptast verläuft radialseitig am Hamulus ossis hamati vorbei und teilt sich im Anschluss in seine weiteren Äste für die taktile Versorgung der Finger V und IV1/2 (Abb. 7.23). Eine provokative Kompression zwischen dem Pisiforme und dem Hamulus ossis hamati führt zu Parästhesien im Bereich des Hypothenars und direkt radial des Hamulus ossis hamati in den Fingern V–IV1/2.

Klinik

Dauerhafte Druckeinwirkungen (z. B. Fahrradfahren) im Bereich der Loge de Guyon können zu Parästhesien im Bereich des Kleinfingerballens, der Finger V–IV1/2 bzw. des gesamten Versorgungsgebietes des N. ulnaris führen (ggf. unter Mitbeteiligung der vom N. ulnaris versorgten intrinsischen Handmuskulatur).

Auf der radialen Seite ist die Sehne des M. flexor carpi radialis gut sichtbar und zieht im Bereich des Handgelenks in ihr 1. palmares Sehnenfach. Direkt lateral von dieser Sehne verläuft die A. radialis und ist als starker Puls auf dem flachen palmaren Plateau des Radius sehr deutlich zu spüren. Im Bereich des Handgelenks wird sie kurz vor dem Tuberculum des Scaphoids nach dorsal abgelenkt. Folgt man der Sehne des M. flexor carpi radialis von proximal nach distal, so kann man das Tuberculum ossis scaphoidei in Höhe des Os pisiforme gut palpieren. Bei einer Radialduktion der Hand kippt das Scaphoid nach palmar und bei einer Ulnarduktion nach dorsal, diese Kippbewegungen sind deutlich wahrzunehmen.

Die A. radialis zieht über das Scaphoid in die Tabatière, unterquert hierbei die Sehne des M. extensor pollicis longus, zieht über dem Intermetacarpalraum I/II wieder zurück nach palmar und mündet schließlich in den Arcus palmaris profundus ein (Helmsberger u. Schmitt 2004). Bei entspannter Muskulatur kann der Puls im Bereich der Tabatière schwach wahrgenommen werden.

Im medialen, palmaren Handgelenksbereich lokalisiert sich gut sichtbar die Sehne des M. palmaris longus (ist bei ca. 15 % der Bevölkerung nicht vorhanden (Reimann et al. 1944). Bei einer leichten Flexion mit Opposition von Daumen- und Kleinfinger lässt sie sich sehr gut palpieren. Für die Funktionen der Hand ist der M. palmaris longus ein eher unbedeutender Muskel. Die Strukturen des M. flexor carpi radialis, der A. radialis und des M. palmaris longus werden auch als radiales Trio bezeichnet (Firbas 1992; Abb. 7.**24**).

Lateral distal vom Scaphoid liegt das von palmar nicht tastbare Os trapezium und distal vor dem Scaphoid das Os trapezoideum (Abb. 7.**25**). Medial neben dem Scaphoid lokalisiert sich das Os lunatum und neben dem Os trapezoideum das Os capitatum. Diese beiden Handwurzelknochen (Os capitatum/Os lunatum) sind aufgrund der überdeckenden Weichteile innerhalb des Canalis carpi von palmar nicht palpierbar.

Der sehr bedeutsame Canalis carpi formt sich aus den acht Handwurzelknochen. Die radiale Begrenzung bilden die Tuberculi ossis scaphoidei et trapezii, die ulnarseitige Begrenzung das Os pisiforme und der Hamulus ossis hamati (Abb. 7.**26**). Das Dach des Carpaltunnels wird aus dem Os lunatum und dem Os capitatum gebildet. Den Boden des Tunnels überspannt das Retinaculum flexorum, dabei entspringt es jeweils von der beschriebenen, radialen sowie ulnaren Begrenzung. Zwischen den komplexen Anteilen des M. flexor carpi ulnaris und des M. palmaris longus befindet sich im tiefen Canalis carpi das dritte, palmare Sehnenfach mit seinen je vier Sehnen des M. flexor digitorum superficialis et profundus. Auch dieses Sehnenfach kann nicht palpiert werden. Auf der medialen, ulnaren Seite des M. palmaris longus verläuft der N. medianus und zieht, dem dritten, palmaren Sehnenfach aufliegend, direkt in den Canalis carpi ein, wo er sich in seine motorischen als auch sensiblen Äste teilt

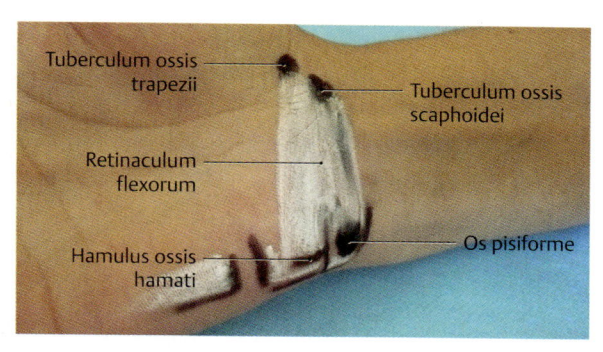

Abb. 7.**25** Das Retinaculum flexorum.

> **Klinik**
>
> Die häufigste Pathologie im Bereich des Canalis carpi stellt das Karpaltunnelsyndrom (CTS) dar. Eine solche Kompressionsneuropathie des N. medianus kann entweder durch eine Einengung des Tunnelquerschnitts oder durch eine Volumenzunahme seines Inhalts verursacht werden (Buchberger u. Schmitt 2004). In bis zu 85 % der Fälle wird beim CTS eine Tendovaginitis bzw. chronische Fibrosierung des dritten, palmaren Sehnenfachs gefunden; meist als Folge von repetitiven Stress (Buchberger u. Schmitt 2004).

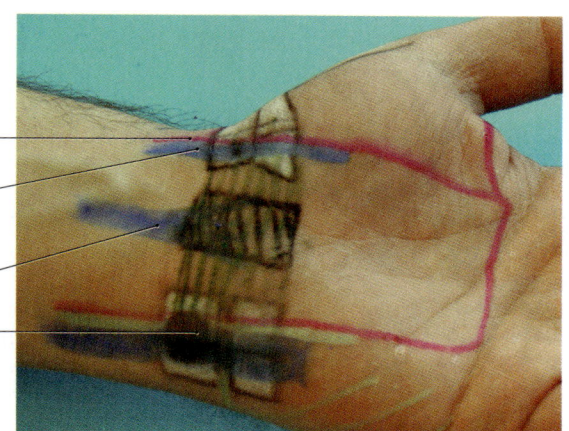

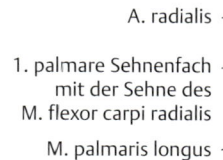

Abb. 7.**24** Das radiale Trio.

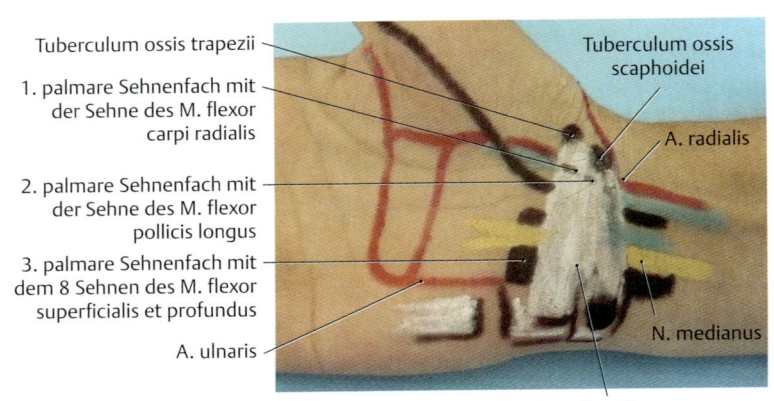

Abb. 7.26 Die 3 palmaren Sehnenfächer.

(Abb. 7.27). Der M. palmaris longus und der N. medianus werden auch als medianes Duo bezeichnet (Firbas 1992). Zwischen dem Flexor carpi radialis und dem M. palmaris longus lokalisiert sich ebenfalls im Karpaltunnel im zweiten palmaren Sehnenfach der nicht sicht- und tastbare M. pollicis longus.

7.5 Anatomie in vivo der extrinsischen, palmaren Unterarmmuskulatur

Die tiefe Schicht der palmaren Unterarmmuskulatur mit dem M. flexor digitorum profundus, dem M. pollicis longus sowie dem M. pronator quadratus sind nicht palpierbar. Die oberflächliche Muskelschicht des Unterarms mit dem M. flexor carpi ulnaris, dem M. flexor digitorum superficialis, dem M. palmaris longus, dem M. flexor carpi radialis und dem M. pronator teres lassen sich bedingt lokalisieren und erspüren (Abb. 7.28). Hierbei hilft die Anwendung des Kleinfingerflächengriffs unter leichter, aktiver Ausführung der jeweiligen Funktion des betreffenden Muskels.

Der Palpierende legt die Basis seines fünften Mittelhandknochens auf dem medialen Epikondylus ab. Unter dem Kleinfinger befindet sich der M. flexor carpi ulnaris, dem Ringfinger der M. flexor digitorum superficialis, dem Mittelfinger der M. palmaris longus, dem Zeigefinger der M. flexor carpi radialis und unter dem Daumen der M. pronator teres.

7.6 Anatomie in vivo der Mittelhand, des Daumens und der Langfinger

Die Ossa metacarpalia sind dorsal gut palpierbar, palmar jedoch nur indirekt zu fühlen. Die Basis ossis metacarpalia I bildet mit dem Os trapezium das Sattelgelenk. Der Gelenkspalt ist im distalen Teil der Tabatière gut zu ertasten (Abb. 7.29). Während der Daumenextension stösst hierbei die Basis des 1. Mittelhandknochens gegen den Finger des Palpiererenden. Gleitet der Finger etwas nach radial distal, so wird bei einer aktiven Reposition der konvexe Teil der Metacarpalbasis I fühlbar. Unter dem palmaren Anteil des Daumengrundgelenkes, im distalen Bereich des ersten Metakarpalknochens, lassen sich das radiale und ulnare Sesambein palpieren. Am radialen Kondylus des Os metacarpale I inseriert der M. abductor pollicis brevis und am ulnaren Kondylus der M. adductor pollicis.

Die Basis vom Os metacarpale II artikuliert mit dem Os trapezium und dem Os trapezoideum. Die unbewegliche Articulatio carpometacarpalis II lässt sich auf dem Handrücken distal des Os trapezoideums gut palpieren. Die Basis des Os metacarpale III fällt durch ihren radial gelegenden Processus styloideus auf, welcher unbeweglich mit dem Os capitatum artikuliert und distal auf dem Handrücken gut tastbar ist. Die Basis des des Os metacarpale IV hat sowohl mit dem Os capitatum als auch

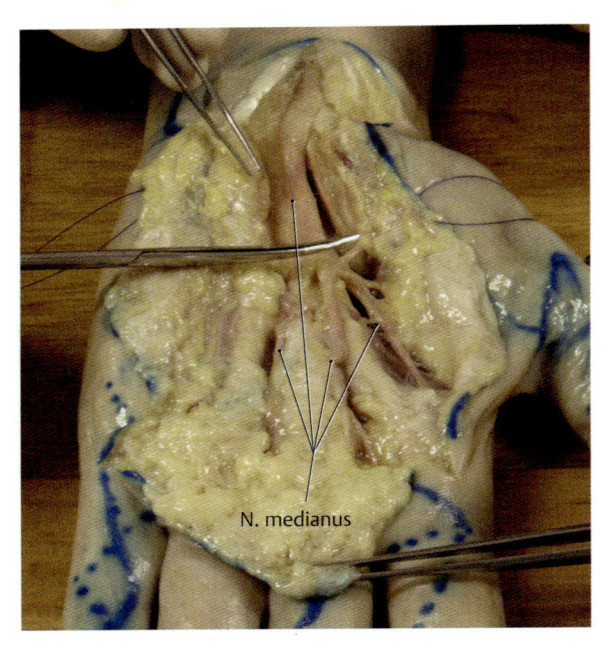

Abb. 7.27 N. medianus am Präparat.

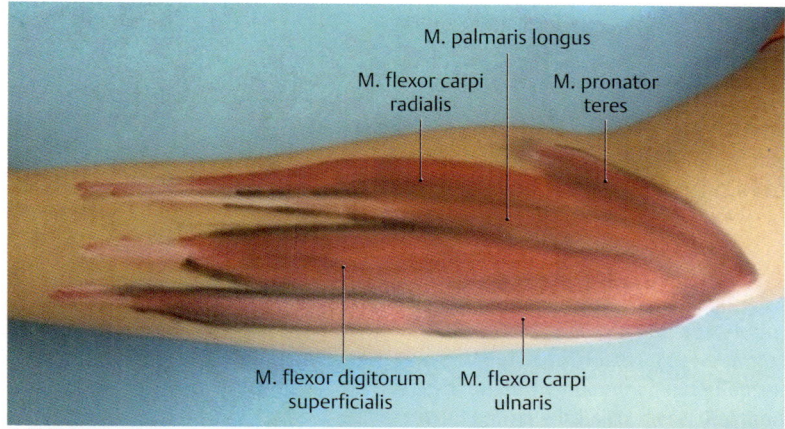

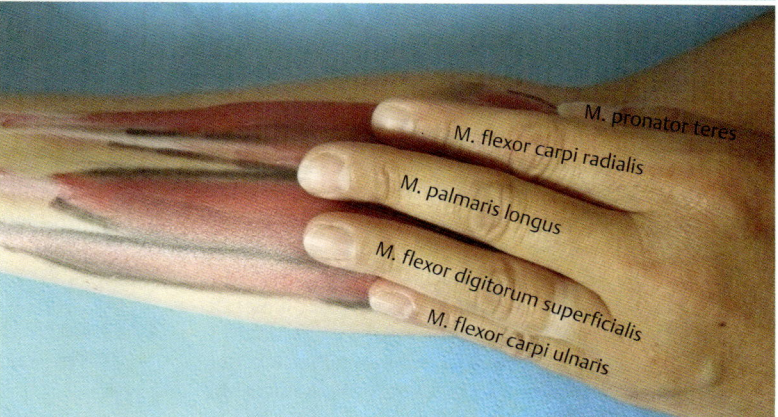

Abb. 7.28 Übersicht über die palmare extrinsische Unterarmmuskulatur.

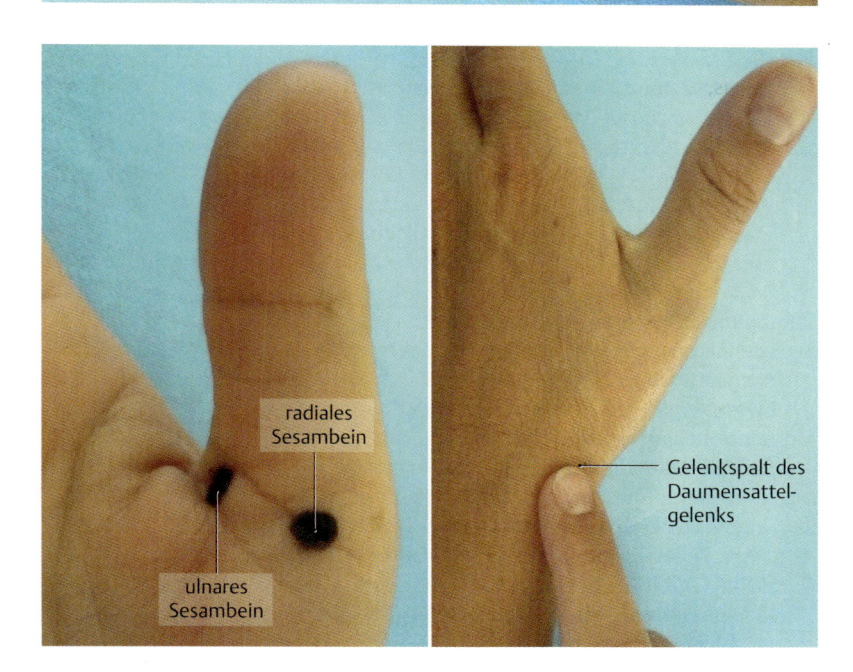

Abb. 7.29 Gelenkspalt Sattelgelenk – radiales und ulnares Sesambein.

mit dem Os hamatum eine gemeinsame Gelenkfläche. Mit seiner geringfügigen Beweglichkeit ist es ebenfalls am Handrücken gut zu erspüren. Die Basis des Os metacarpale V hat nur eine Kontaktfläche zum Os hamatum.

Es ist gegenüber allen übrigen Mittelhandknochen am beweglichsten und lässt sich in der gleichen Vorgehensweise wie die übrigen Metakarpalknochen palpieren. Der Kopf des Os metacarpale V gleitet unter der Palpation

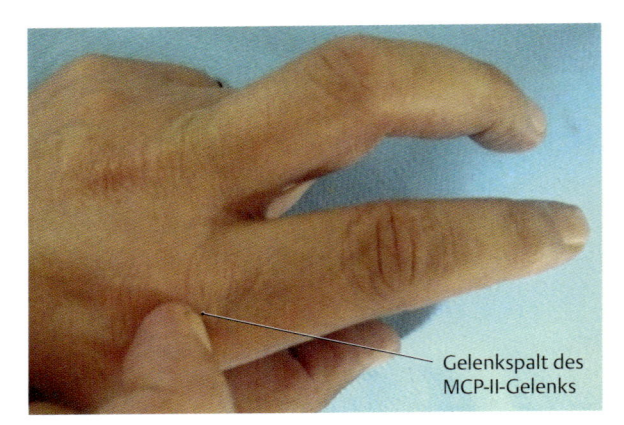

Abb. 7.30 Gelenkspalt des MCP-II-Gelenks.

bei gleichzeitiger Rotation etwas nach palmar (Winkel et al. 1985).

Distal an den Mittelhandknochen II–V befinden sich die Capita metacarpalium. Legt man den Zeigefinger an die Basis der jeweiligen Grundpalanx, ist bei leichten Streck- und Beugebewegungen des entsprechenden Fingers, der Gelenkspalt der Articulatio metacarpophalangealis (MCP) zu ertasten (Abb. 7.30).

Die Aponeurosis palmaris ist eher nicht zu palpieren, da sie ein fest verwachsenes Gebilde mit der palmaren Leistenhaut bildet. Im Bereich der palmaren Platte lassen sich bei gutem Gefühl und entspannter Muskulatur die Ringbänder A1 der Finger II bis V erspüren (Abb. 7.31).

Klinik

Häufig kommt es zu einer Tendovaginitis stenosans (sog. schnellende Finger) im Bereich des ersten Ringbandes. Am häufigsten sind Patienten jenseits des 50. Lebensjahrs betroffen (Rudigier 2006). Hierbei handelt es sich bei Erwachsenen eher um eine Verdickung der Flexorensehne mit ihrem Gleitgewebe (Rudigier 2006). Ätiologisch wird ein degenerativer Prozess in Verbindung mit vorübergehenden Überbelastungen zugrunde gelegt (Rudigier 2006). Proximal und distal des Ringbands bleibt die betroffene Sehne hängen. Im Anfangsstadium kann der Patient durch eine erhöhte Muskelkraft diese Blockade überwinden, wodurch bei einer Beugung bzw. Streckung das charakteristische Schnellen des betroffenen Fingers zustande kommt (Rudigier 2006). Im Spätstadium bleibt der Finger in einer Streck- bzw. häufiger in einer Beugestellung fixiert. Bei einer ausbleibenden, operativen Versorgung kann zusätzlich eine Kapselkontraktur in den benachbarten Fingergelenken hinzukommen (Rudigier 2006). Während des Schnappphänomens können gelegentlich kurzzeitige Schmerzen entstehen (Rudigier 2006). Eine Cortisonbehandlung mit Ruhigstellung bringt nur einen vorübergehenden Erfolg, sodass die operative Ringbandspaltung die optimale Versorgung dieses Krankheitsbildes darstellt.

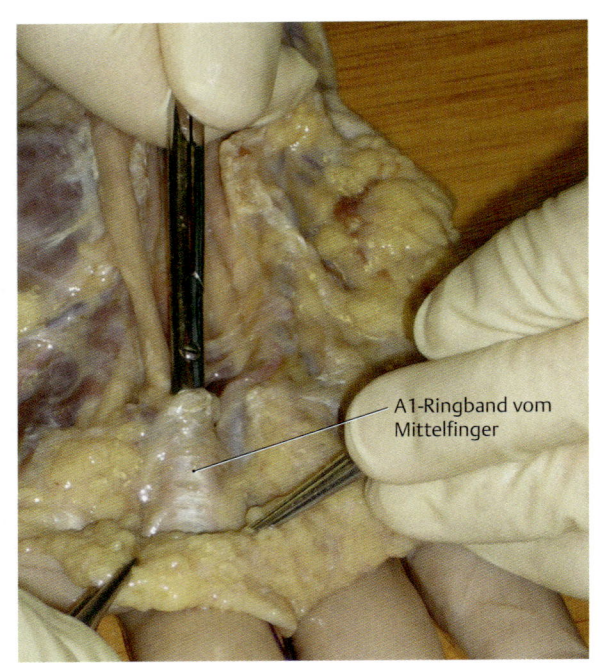

Abb. 7.31 A1-Ringband vom Mittelfinger.

7.7 Intrinsische Muskulatur der Hand von Thenar, Mittelhand und Hypothenar

Die gesamte Muskulatur des Thenars und des Hypothenars läßt sich gut palpieren. In der Mittelhand sind nur die dorsalen Mm. interossei palpierbar (Abb. 7.32). Die Mm. interossei palmaris werden von der derben Palmaraponeurose überlagert und die Mm. lumbricales liegen zwischen den Interosseusmuskeln.

Der M. adductor pollicis und der M. interosseus dorsalis I sind in der Schwimmfalte zwischen dem Daumen und dem Zeigefinger gut tastbar. Mittels des Zeigefingerflächengriffs lassen sich alle weiteren intrinsischen Muskeln des Daumens lokalisieren (Abb. 7.33). Der Zeigefinger

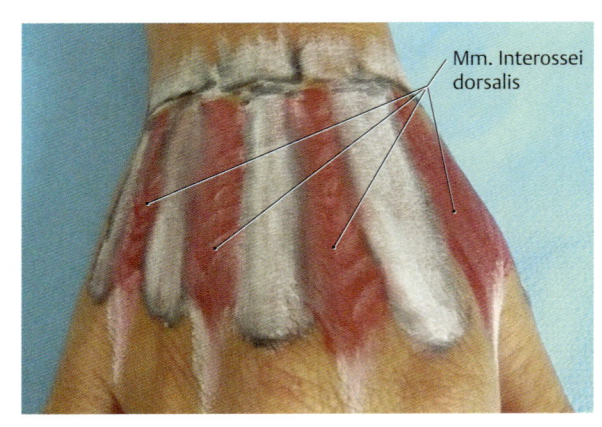

Abb. 7.32 Mm. interossei dorsalis.

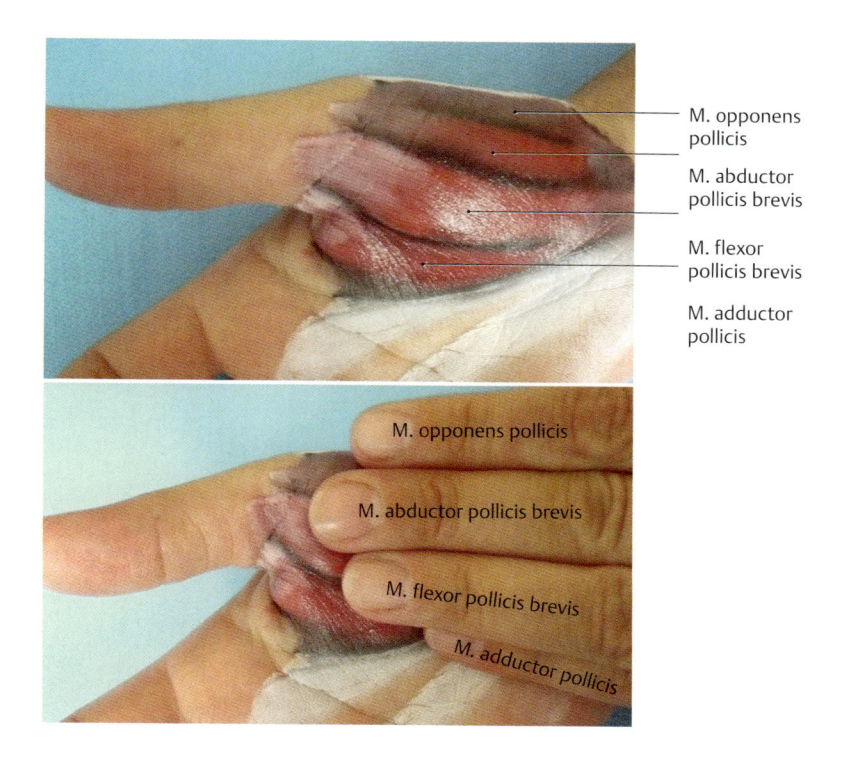

7.6 Anatomie in vivo der Mittelhand, des Daumens und der Langfinger

Abb. 7.33 Zeigefingerflächengriff Thenarmuskulatur.

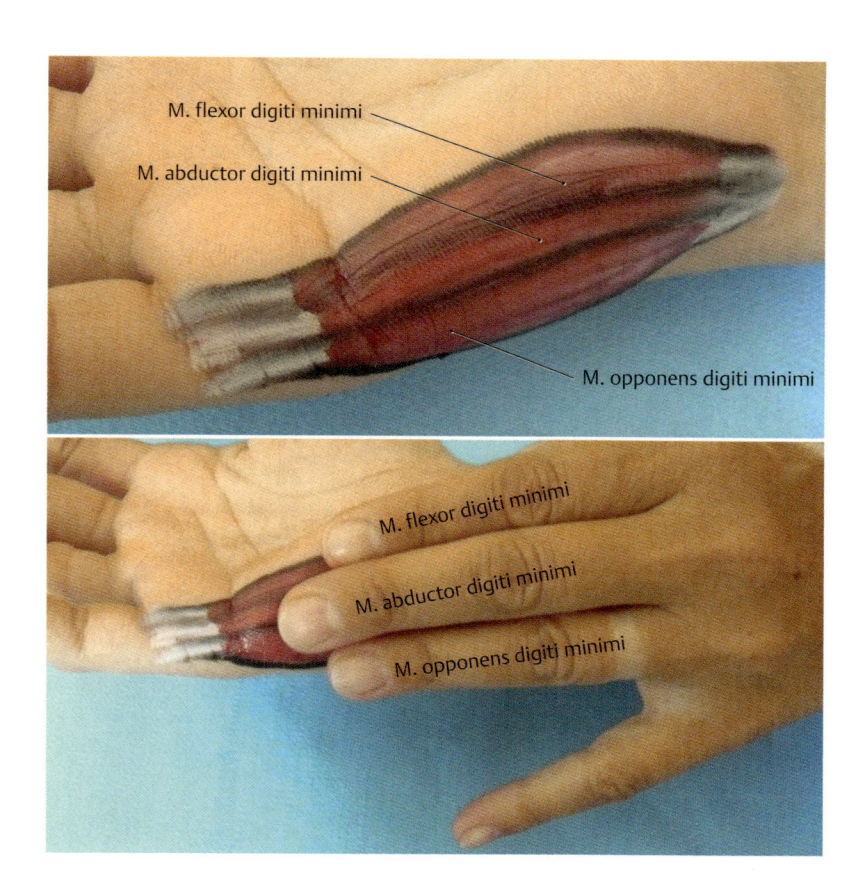

Abb. 7.34 Ringfingerflächengriff Hypothenarmuskulatur.

wird an die laterale, radiale Fläche des Os metacarpale I gelegt. Unter ihm befindet sich der M. opponens pollicis, unter dem Mittelfinger der M. abductor pollicis brevis, unter dem Ringfinger der M. flexor pollicis brevis und unter dem Kleinfinger das Caput transversum des M. adductor pollicis.

Die dorsalen Mm. interossei lassen sich problemlos zwischen den Os metacarpale II-V ertasten. Für die Hypothenarmuskulatur hilft der Ringfingerflächengriff die einzelnen Muskeln zu differenzieren (Abb. 7.**34**). Der Ringfinger wird lateral auf dem Hypothenar gelegt, wobei der Kleinfinger ohne Kontakt bleibt. Unter dem Ringfinger lokalisiert sich der M. abductor digiti minimi, unter dem Mittelfinger der M. flexor digiti minimi und unter dem Zeigefinger der M. opponens digiti minimi. Muskuläre Pathologien sind im Hypothenarbereich eher die Ausnahme.

8 Literatur

[1] Aebriot J.H. (1981). The metacarpophalangeal joint of the thumb. In: Tubiana R. – ed. The hand, Vol. 1. Philadelphia PA Saunders

[2] Appell H.J., Stang-Voss C. (2008). Funktionelle Anatomie, 4. vollständig überarbeitete Auflage, Springer Medizin Verlag Heidelberg, 60–61

[3] Ash H.E., Unsworth A. (1996). Proximal interphalangeal joint dimensions for the design of a replacement prosthesis, Proceedings Institution of Medical Engineers 210, 95–108

[4] Ateshian G.A., Rosenwasser M.P., Mow V.C. (1992). Curvature characteristics and congruence of the thumb carpometacarpal joint: Differences between female and male joints, J. Biomech. 25, 591–607

[5] Bade H., Schubert M., Koebke J. (1994). Functional morphology of the deep transverse metacarpal ligament, Ann. Anat. 176, 443–450

[6] Bartels R., Bartels H. (2004). Haut, Schmerz u. Lagesinn. In: Hrsg. Jürgens K.D. – Physiologie – Lehrbuch der Funktionen des menschlichen Körpers, 7. überarbeitete Auflage Elsevier Verlag München, 272

[7] Barton N.J. (1982). Fractures and joint injuries of the hand. In: Wilson J.N. – ed. Fractures and joint injuries 6e ed. New York, NY Churchill Livingstone

[8] Basmajian J.V. (1980). Electromyographie – Dynamic gross anatomy: A Review, Amer. J. Anat. 159, 245–260

[9] Batmanabane M., Malathi S. (1985). Movements at the carpometacarpal and metacarpophalangeal joint of the hand and their effect on the dimensions of the articular ends of the metacarpal bones, Anatomical Record. 213, 102–110

[10] Bausenhardt D. (1949/1950). Über das Carpo-Metacarpalgelenk des Daumens, Z. Anat. Entwickl. Gesch., 114, 159–250

[11] Baumann T.D., Gelbermann R.H., Mubarak S.J., Garfin S.R. (1981). The acute carpal tunnel syndrome, Clin. Orthop. 156, 151–156

[12] Bechmann I., Nitsch R. unter Mitarbeit Pera F., Winkelmann A., Stahnisch F. (2003). Zentrales Nervensystem, Systema nervosum centrale, Gehirn, Encephalon und Rückenmark, Medulla spinalis. In: Waldeyer Anatomie des Menschen – Hrsg. Fanghänel J., Pera F., Anderhuber F., Nitsch R. (2003), 17. völlig überarbeitete Auflage, Walter de Gruyter Verlag Berlin, 481

[13] Berger A., Towfigh, H., Hierner R. (2001). Rekonstruktive Eingriffe an der Hand. In: Schmit-Neuerburg K.P., Towfigh H., Letsch R. (2001) – Ellenbogen, Unterarm, Hand. In: Tscherne Unfallchirurgie Band 2 Hand, Springer Verlag Berlin, 519

[14] Berger R.A. (2001). The anatomy of the ligaments of the wrist and distal radioulnar joints. Clin. Orthop. 383, 32–40

[15] Berger R.A., Blair W.F. (1984). The radioscapholunate ligament: A gross and histologic description, Anat. Rec. 210, 393–405

[16] Berger R.A., Landsmeer J.M.F. (1990). The palmar radiocarpal ligaments. A study of adult and fetal human wrist joints, J. Hand Surg. 15A, 847–854

[17] Bert J.M., Linscheid R.L., McElfresh E.C. (1980). Rotatory contracture of the forearm, J. Bone. Joint Surg. 62A, 1163

[18] Bettinger P.C., Linscheid R.L., Berger R.A., Cooney W.P., An K.A. (1999). an anatomic study of the stabilizing ligaments of the trapezium and trapeziometacarpal joint, J. Hand Surg. 24 A, 786–798

[19] Böhler J., Ender H.G. (1986). Die Pseudarthrose des Scaphoids, Orthopädie 15, 109–120

[20] Böhringer G. (2001). In: Tscherne Unfallchirurgie. Schmit-Neuerburg K.-P., Towfigh H., Letsch R. (2001). In: Ellenbogen, Unterarm, Hand. Arthroskopie des Handgelenks, Band 1, Springer Verlag Berlin Heidelberg, 267–269

[21] Bonnel F., Mailhe P., Allieu Y., Rabischong R. (1981). The general anatomy and endoneural fascicular arrangement of the median nerve at the wrist, Anat. Clin. 2, 201–207

[22] Bonnel F., Alieu Y. (1984). Les articulations radio-cubito-carpienne et médio-carpienne. Organisation anatomique et bases bioméchaniques, Ann. Chir. Main. 3, 287

[23] Bowe A., Doyle L., Millender L.H. (1984). Bilateral partial ruptures of the flexor carpi radialis tendon secondary to trapezial arthritis, J. Hand Surg. 9A, 738–39

[24] Bowers W.H. (1987). The anatomy of the interphalangeal joint. In: The hand and upper limb Vol. 1: The interphalangeal joint. Ed.: Bowers W.H., Churchill Livingstone Edingburgh

[25] Buchberger W., Schmitt R. (2004). Karpaltunnelsyndrom. In: Hrsg. Schmitt R., Lanz – Bildgebende Diagnostik der Hand, 2. überarbeitete und erweiterte Auflage, Thieme Verlag Stuttgart, 508–509

[26] Buck-Gramcko D., Helbig B. (1994). Daumensattelgelenksarthrose, Hippokrates Verlag Stuttgart

[27] Camper P. (1760). Demonstrationum anatomico-pathologicarum liber primus. Continens brachii humani fabricum et morbos. Amstelaedami 4, 19 (zit. in Kaplan's functional and surgical anatomy of the hand, 3rd ed. Spinner M., Lippincott J.B. Philadelphia 1984

[28] Chase R.A. (1990). Anatomy and kinesilogy of the hand. In: Jupiter J.B. – ed. Flynn's hand surgery, 4e ed. Baltimore: Williams and Wilkins

[29] Bunnell S. (1970). Surgery of the hand. 5th ed. J.B. Lippincott, Philadelphia

[30] Cobb T.K., Dalley R.H., Posteraro R.H., Lewis R.C. (1993). Anatomy of the flexor retinaculum, J. Hand Surg. 18A, 91–99

[31] Cooney W.P., Lucca M.J. (1881). The kinesiology of the thumb trapeziometacarpal joint, J. Bone Joint Surg. (Am 1881 Dec., 63 (9), 1371–1381

[32] Darrow J.C.jr., Linscheid R.L., Dobyns J.H., Mann J.M., Wood M.B., Beckenbaugh R.D. (1985). Distal ulnar recession for disorders oft he distal radioulnar jouint, J. Hand Surg. 10A, 482–491

[33] De Krom M.C.T.F.M., Rensema J.W., Lataster L.M.A., Drukker J. (1987). The connective tissue apparatus in the region of the carpal tunnel, Verh. Anat. Ges. 81, 335–336

[34] Denman E. (1978). The anatomy of the space of Guyon, The Hand 10, 69–76

[35] Denman E. (1981). The anatomy of the incision for carpal tunnel decompression, The Hand 13, 17–28

[36] Dobyns J., Linscheid R. (1975). Traumatic instability oft he wrist, Instruct Course Lect 24, 182–199

[37] Drewniany J.J., Palmer A.K., Flatt A.E. (1985). The scaphotrapezial ligament complex, An anatomic and biomechanical study, J. Hand Surg 10A, 492–498

[38] Dubousset J.F. (1981). The digital joint. In: Tubiana R., – ed. The hand, Vol. 1 Philadelphia PA: Saunders W.B.

[39] Duchenne G.B.A. – De Boulogne (1867). Physiologie des mouvement. In: Réédition en facsimilié, Ann. Med. Physique, Lille 1959: Ed. Américane translated by E.B. Kaplan (1949). W.B. sanders Co. Philadelphia and London

[40] Eaton R.G. (1971). Joint injuries of the hand, C.C. Thomas Springfield

[41] Eaton R.G., Littler J.W. (1969). A study of the basal joint of the thumb, J. Bone Joint Surg. 51 (4), 661–668

[42] Eaton R.G., Littler J.W. (1973). Ligament reconstruction for the painful thumb carpometacarpal joint, J. Bone Joint Surg. Dec. 55(8), 1655–1666

[43] Eaton R.G., Littler J.W. (1985). Tendon interposition arthroplasty for degenerative arthtitis of the Trapeziometacarpal joint of the thumb, J. Hand Surg. 10A, 645–654

[44] Ebskov B. (1970). De motibus motorisbusque pollicis humani, Thesis University of Copenhagen

[45] Eckenstam F.A. (1992). Anatomy of the distal radioulnar joint, Clin. Orthop. 275, 14–18

[46] El-Bacha, A. (1981). The carpometacarpal joints (excluding the trapezio-metacarpal). In: The Hand Vol. 1 Ed.: Tubiana R., Saunders W.B., Philadelphia

[47] El-Gammal, T.A., Steyers C.M., Blair W.F., Maynard J.A. (1993). Anatomy of the oblique retinacular ligament of the index fingers, Bull. Hosp. Jt. Dis. 30, 39–47

[48] Engelhardt E, Schmidt H.M. (1987). Zur klinischen Anatomie der Dorsalaponeurose der Finger beim Menschen, Verh. Anat. Ges. 81, 311–313

[49] Epner R.A., Bowers W.H., Guilford W.B. (1982). Ulnar variance. The effect of wrist postioning and roentgen filming technique. J. Hand Surg. 7, 298–305

[50] Eyler D.L., Markee J.E. (1954). The anatomy and function of the intrinsic musculature of the fingers, J. Bone Jt. Surg. 36A, 1–9

[51] Fahrer M. (1980). The proximal end of the palmar aponeurosis, The Hand 12, 33–38

[52] Faller A., Schünke M., Schünke G. (2008). Der Körper des Menschen – Einführung in Bau und Funktion, 15. komplett überarbeitete Auflage, Thieme Verlag Stuttgart, 666–668

[53] Fick A. (1854). Die Gelenke mit sattelförmigen Flächen, Z. Med. Neue Folge 4, 314

[54] Fick R. (1904). Handbuch der Anatomie und Mechanik der Gelenke, 1. Teil – Anatomie der Gelenke. In: Bardelebens v.K. – Handbuch der Anatomie des Menschen, Gustav Fischer Verlag Jena

[55] Filler T.J., Peuker E.T., Pera F., Schulte E., Fanghängel J., Lemke C., Nägerl H. (2003). In. bauplan des menschlichen Körpers. In: Waldeyer Anatomie des Menschen – Hrsg. Fanghänel J., Pera F., Anderhuber F., Nitsch R. (2003), 17. völlig überarbeitete Auflage, Walter de Gruyter Verlag Berlin, 47

[56] Firbas W. (1992). Bewegungsapparat I Anatomie, Embryologie, Physiologie und Stoffwechselkrankheiten. In: Netter F.H. (1987). Farbatlanten der Medizin Band 7, Thieme Verlag Stuttgart, 46, 51–56, 60, 70

[57] Fischer, A. (1996). Die Ringbänder der digitalen Sehnenscheiden der menschlichen Hand, Med. Inaug.-Diss., Münster

[58] Fisk G.R. (1984). The influence of the transverse carpal ligament (flexor retinaculum) on carpal stability, Ann. Chir. Main 3, 297–299

[59] Fisk G.R. (1984). The wrist, J. Bone Jt. Surg. 66B, 396–407

[60] Flatt A.E. (1971). The pathmechanics of the ulnar drift. A biomechanical and clinical study, the University of Iowa, Iowa City Research Grant No. RD 2226M, Social and Rehabilitation Services

[61] Forstner H. (1987). The distal radio-ulnar joint. Morphologic aspects and surgical orthopedic consequences, Unfallchirurg. 90, 512–517

[62] Forwood M., Kippers V. (2000). Biomechanics of the thumb, The University of Queensland

[63] Frank W.E., Dobyns J. (1972). Surgial pathology of the collateral ligamentous injuries of the thumb, Clin. Orthop. 83, 102

[64] Fruhstorfer H. (2003). Somatoviszerale Sensibilität. In: Hrsg. Klinke R., Silbernagl S. (2003). Lehrbuch der Physiologie, 4. korrigierte Auflage Thieme Verlag Stuttgart, 555–562

[65] Gabl M., Zimmermann R., Angermann P., Sekora P., Maurer H., Steinlechner M., Pechlaner S. (1998). The interosseous membrane and ist influence on the distal radioulnar joint, J. Hand Surg. 23B, 179–182

[66] Gad P. (1967). The anatomy of the palmar parts of the capsules of the finger joints, J. Bone Joint Surg. 49B, 362–367

[67] Genda E., Horii E. (2000). Theoretical stress analysis in wrist joint – neutral position and functional position, J. Hand Surg. 25 B, 292–295

[68] Gigis P.I. (1982). The distal interphalangeal joints of human fingers, J. Hand Surg 7A, 171–177

[69] Goscicka D., Stepien J., Goscicka J. (1981). Der lange Hohlhandmuskel (M. palmaris longus) bei menschlichen Föten, Gegenbaurs morph. Jahrb. 127, 292–299

[70] Gosset J. (1967). Dupuytren's disease and the anatomy of the palmodigital aponeurosis, Ann. Chir. 21, 554–65

[71] Grapow M. (1887). Die Anatomie und physiologische Anatomie der Palmaraponeurose, Arch. Anat. Physiol., 143–158

[72] Gratzer J., Vökt C.A., Brenner P. (2001). Morphologische und funktionelle Zusammensetzung zwischen palmarer Platte der Metakarpophalangealgelenke und Binnenmuskulatur der Hand, Handchir. Mikrochir. Plast. Chir. 33, 299–309

[73] Gray H., Williams P., Warwick R., Dyson M., Bannister L.H. (1989). Gray's Anatomie. 37th ed. New York Chirchill Livingstone

[74] Greulich M. (1982). Experimentelle und klinische Untersuchungen zur Naht von Beugesehnen im Sehnenscheidenbereich der Finger, Habil.-Schrift, Würzburg

[75] Gschwend N. (1986). Rhizarthrose, Akt. Rheumatol. 11, 51–52
[76] Flatt A.E. (1974). The care of the rheumatoid hand, 3rd ed. C.V. Mosby St. Louis
[77] Hakstian R.W., Tubiana R. (1967). Ulnar deviations of the fingers, J. Bone Jt. Surg. 49A, 299–309
[78] Hara T., Horii E., An K.N., Cooney R.L., Linscheid R.L., Chao E.Y.S. (1992). Force distribution across wrist joint: application of pressure-sensitive conductive rubber, J. Hand Surg. 17A, 339–347
[79] Harris E.F., Aksharanugraha K., Behrents R.G. (1992). Metacarpophalangeal length changes in humans during adulthood: a longitudinal study, Am. J. Phys. Anthropol. 87, 263–275
[80] Hazelton F.T., Smidt G.L., Flatt A.E., Stephens R.I. (1975). The influence of wrist position on the force produced by the finger flexors, J. Biomech. 8, 301–306
[81] Helmberger T., Schmitt R. (2004). Arteriographie. In: Hrsg. Schmitt R., Lanz – Bildgebende Diagnostik der Hand, 2. überarbeitete und erweiterte Auflage, Thieme Verlag Stuttgart, 33–37
[82] Hempfling H. (1995). Farbatlas der Arthroskopie großer Gelenke Teil 1, Fischer Verlag Stuttgart
[83] Henle, J. (1872). Handbuch der Bänderlehre des Menschen, 2. Auflage, Vieweg Verlag Brauschweig
[84] Heuck A., Scmitt R., Hahn P. (2004). Tendinose und Tendovaginose. In: Hrsg. Schmitt R., Lanz – Bildgebende Diagnostik der Hand, 2. überarbeitete und erweiterte Auflage, Thieme Verlag Stuttgart, 325–326
[85] Hintringer W., Leixnering M. (1991). Knöcherne oder ligamentäre Verletzungen am Mittelgelenk und ihre Behandlung, Handchir. Mikrochir. Plast. Chir. 23, 59–66
[86] Hoch J., Fritsch H., Frenz C. (1999). Gibt es einen knöchernden Strecksehnenab- oder ausriß? Plastinationshistologische Untersuchung zur Insertion der Streckaponeurose und deren Bedeutung für die operative Therapie, Chirurg. 70, 705–712
[87] Hochschild J. (1998). Strukturen und Funktionen begreifen. 3. Unveränderte Auflage 2005, Thieme Verlag Stuttgart, 150, 171, 181, 204
[88] Hogikyan J.V., Louis D.S. (1992). Embryologic development and variations in the anatomy of the ulnocarpal ligamentous complex, J. Hand Surg. 17A, 719–723
[89] Hollister A., Giurintano D.J. (1995). Thumb movements, motions and moments, J. Hand Ther. 8, 106–114
[90] Hulsizer D., Weiss A.P., Akelmann E. (1997). Ulna-shortening osteotomy after failed arthroscopic debridement of the triangular fibrocartilage complex, J. Hand Surg. 22A, 694–698
[91] Ikebuchi Y., Murakami T., Ohtsuka A. (1988). The interosseus and lumbrical muscles in the human hand, with special reference to the insertions of the interosseus muscle, Acta Med. Okayama 42, 327–334
[92] Imaeda T., An K.N., Cooney W.P., Linscheid R. (1993). Anatomy of trapeziometacarpal ligaments, J. Hand Surg 18A, 226–231
[93] Jacobson M.D., Raab R., Fazeli B.M., Abrams R.A., Botte M.J., Lieber R.L. (1992). Arichtectural design of the human intrinsic hand muscles, J. Hand Surg. 17A, 804–809
[94] Johnson R.K., Shrewsbury M.M. (1976). The pronator quadrates in motions and in stabilization of the radius and ulna at the distal radio-ulnar joint, J. Hand Surg. 1, 205–209

[95] Jovers B. (1991). Zur Anatomie der Mittelhandstrukturen, Me. Inaug.-Diss. Würzburg
[96] Jürgens D. (2007). Der Bewegungsapparat. In: Mensch, Körper, Krankheit Hrsg. Huch, R., Jürgens D., Urban & Fischer Verlag München, Jena, 128
[97] Kahle W. (1991). Taschenatlas der Anatomie für Studium und Praxis, Band 3, 6. überarbeitete Auflage, Thieme Verlag Stuttgart, 70–77
[98] Kanaval A.B. (1939). Infections of the hand, 7th ed. Lea & Febiger, Philadelphia
[99] Kandel E.R., Schwartz J.H., Jessell T. (2000). Principles of Neural Science 4th ed. McGraw-Hill: New York, St. Louis, San Francisco, Auckland, Bogotá, Caracas, Lisbon, London, Madrid, Mexico City, Milan, Montreal, New Delhi, San Juan, Singapore, Sidney, Tokyo, Toronto
[100] Kapandji I.A. (1963). Physiologie articulaire, Fasc. 1. Maloine Paris
[101] Kapandji I.A. (1980). Funktionelle Anatomie der Gelenke, Band 1 obere Extremität, 3. Unveränderte Auflage als einbändige Sonderausgabe, Hippokrates Verlag Stuttgart, 138, 148, 190
[102] Kapandji I.A. (1981). Biomechanics of the interphalangeal joint of the thumb. In: Tibiana R. – ed. The hand Vol. 1, Philadelphia PA Sanders
[103] Kapandji I.A. (1982). The physiology of the joints, Vol. 1, 5. ed. New York, NY Churchill Livingstone
[104] Kapandji I.A. (1986). Biomechanik des Capus und des Handgelenkes, Orthopäde 15, 60–73, 144
[105] Kaplan E.B. (1984). Functional and surgical anatomy of the hand, 3rd ed. (edit. by M. Spinner, J.B. Lippincott Philadelphia
[106] Katzmann B.M., Klein D.M., Garven T.C., Caligiuri D.A., Kung J. (1999). Comparative histology of the annular and cruciform pulleys, J. Hand. Surg. 24B, 272–274
[107] Kauer J.M.G. (1979). The collateral ligament function in the wrist, Acta Morph. Neerl.-Scand., 252–253
[108] Kauer J.M.G. (1980). Functional anatomy of the wrist, Clin. Orthop. 149, 9–20
[109] Kauer J.M.G. (1987). Functional anatomy of the carpometacarpal joint of the thumb, Clin. Orthop. 220, 7–14
[110] Kaufmann P. (2005). Bewegungsapparat. In. Hrsg. Schiebler H.T. – Anatomie, 9. vollständig überarbeitete Auflage Springer Medizin Verlag Heidelberg, 269–272
[111] Keller H.P., Lanz U. (1984). Stenosierende Tendovaginose der Flexor carpi radialis-Sehne, Hanchirurgie 16, 236–237
[112] Kenesi C. (1981). The interphalangeal joints of the fingers, Anat. Clin. 3, 41–48
[113] Keon-Cohen B. (1951). De Quervain's disease, J. Bone Jt. Surg. 33A, 96–99
[114] Kihara H., Short W.H., Werner F.W., Fortino M.D., Palmer A.K. (1995). The stabilizing mechanism of the distal radioulnar joint during pronation and Supination, J. Hand Surg. 20a, 930–936
[115] Kim P.R., Giachino A.A., Uhthoff H.K. (1996). Histologic analysis of fetal ulnar variance, J. Hand Surg. 11A, 114–116
[116] Klein C. (1996). Klinische Anatomie des Muskelsehnenkomplexes des M. extensor carpi ulnaris, Med. Inaug.-Diss. Bonn
[117] Kline S.C., Moore J.M. (1992). The transverse carpal ligament – an important component of the digital flexor pulley system, J. Bone JT. Surg. 74A, 1478–1485

[118] Knott C, Schmidt H.M. (1986). Connective tissue reinforcing structures of the digital tendon sheaths of the human hand, Gegenbaurs Morphol. Jahrb. 132, 1–28
[119] Koebke J., Thomas W. (1979). Biomechanische Untersuchungen zur Ätiologie der Daumensattelgelenksarthrose, Z. Orthop. 117, 988–994
[120] Koebke J., Thomas W. (1979). Funktionell-morphologische Untersuchungen zur Daumensattelgelenksarthrose, Verh. Anat. Ges. 73, 181–84
[121] Koebke J., Thomas W., Winter H.J. (1982). Das Ligamentum metacarpeum dorsale I und die Arthrose des Daumensattelgelenkes, Morphol. Med. 2, 1–8
[122] Koepke J., Peters D. (1991). Zur Torsion der Ossa metacarpi II-V, Verh. Anat. Ges. 85 (Anat. Anz. Suppl. 170), 205–206
[123] Kraemer B.A., Gilula L.A. (1996). Anatomy affecting the metacarpal and phalangeal bones of the hand. In: Gilula L.A., Yin Y. – eds. Imaging of the wrist and hand, Philadelphia PA Sanders
[124] Krebs H. (1975.) Erfahrungen bei 350 operativ behandelten Dupuytrenschen Kontrakturen, Langenbecks Arch. Chir. 338, 67–80
[125] Kuczynski K. (1975). Less-known aspects of the proximal interphalangeal joints of the human hand. Hand 7, 31
[126] Kuhlmann J.N., gallaire M., Pineau H. (1978). Déplacements du scaphoide et du semi-lunaire au cours des mouvements du poignet, Ann. Chir. 32,9, 543–553
[127] Kuhlmann J.N. (1982). Experimentelle Untersuchungen zur Stabilität und Instabilität des Karpus. In: Frakturen, Luxationen und Dissoziationen der Karpalknochen – Nigst, H., Hippokrates Verlag Stuttgart
[128] Kuhlmann J.N., Tubiana R. (1983). Mécanisme du poignet normal. In: Le poignet. Eds.: Razemon J.P., Fisk G.R. Expansion Scientifique Francaise Paris
[129] Kummer B. (2005). Biomechanik – Form und Funktion des Bewegungsapparates, Deutscher Ärzteverlag Köln, 461, 470–471
[130] Lanz, T.v., Wachsmuth W. (1959). Praktische Anatomie 1. Band 3. Teil – Arm, 2. Auflage, Springer Verlag Berlin
[131] Lanz, T.v., Wachsmuth W. (1959). Praktische Anatomie 1. Band 4. Teil – Arm, 2. Auflage, Springer Verlag Berlin
[132] Landsmeer J.M.F. (1955). Anatomical and functional investigations of the human finger and its functional sugnificance, Acta Anat. 25 (suppl. 24), 1–69
[133] Landsmeer J.M.F., Ansingh H.R. (1957). X-ray observations on rotations of the fingers in the metacarphophalangela joints, Acta anat. 30, 404–410
[134] Landsmeer J.M.F. (1976). Atlas der Anatomie of the Hand, Churchill Livingstone, Edinburgh
[135] Leeuw B. ((1962). The stratigraphy for the dorsal wrist region as basis for an investigation of the position of the M. extensor carpi ulnaris in pronation and Supination of the forearm, Thesis. Leiden, Universiteit Leiden, Luctor et emergo
[136] Legrand J.J. (1983). The lunate bone: a weak link in the articular column of the wrist, Anat. Clin. 5, 57–64
[137] Leibovic, S.J., Bowers W.H. (1994). Anatomy of the proximal interphalangeal joint, Hand Clin. 10, 169–178
[138] Lengsfeld M., Strauss J.M., Koebke J.J. (1988). Funktionelle Bedeutung des M. extensor carpi ulnaris für das distale Radioulnargelenk, Handchirurgie 20, 275–278
[139] Lichtmann D.M., Schneider J.R., Swafford A.R., Mack G.R. (1981). Ulnar midcarpal instability – clinical and laboratory analysis, J. Hand Surg. 6, 515–523
[140] Lichtmann D.M, Bruckner J.D., Culp R.W., Alexander C.E. (1993). Palmar midcarpal instability: results of surgical reconstruction, J. Hand Surg. 18(2), 307–315
[141] Linscheid R.L. (1986). Kinematic considerations of the wrist, Clin. Orthop. 202, 27–39
[142] Loeweneck H. (1994). Funktionelle Anatomie für Krankengymnasten, 2. Überarbeitete und ergänzte Auflage, Pflaum Verlag München, 185–186
[143] Logan S.R., Nowak M.D., Gould P.L., Weeks P.M. (1986). Biomechanical behaivior of the scapholunate ligament, Biomed. Sci. Instrum. 22, 81–85
[144] Lohmann A.H.M. (1986). Vorm en Beweging, Utrecht: Bohn, Scholtema en Holkema
[145] Mac Conaill, M.A. (1941). The mechanical anatomy of the carpus and its bearing on some surgical problems, J. Anat. 75, 166–175
[146] Mall E.G. (1994). Die Palmarplatte der Fingergelenke, Makroskopische densitometrische und histologische Untersuchungen, Med. Inaug. Diss. Köln
[147] Martin B.F. (1959). The annular ligament of superior radio ulnar joint, J. Anat. 92, 473–482
[148] Mashoof A.A., Levy H.J., Soifer T.B., Miller-Soifer F., Bryk E., Vigorita V. (2001). Neural anatomy of the transverse carpal ligament, Clin. Orthop. 386, 218–221
[149] Massey E.W., Pleet A.B. (1978). Handcuffs and cheiralgia paresthetica, Neurology (NY) 28, 1312–1313
[150] Matthis O., Paridon-Edauw v.D., Winkel D. (2003). Manuelle Therapie der peripheren Gelenke – Ellenbogen Hand Band 2, Urban & Fischer Verlag München, 3–12, 41–51, 129–171
[151] Mayfield J.K., Johnson P., Kilcoyne R.F. (1976). The ligaments of the human wrist and their functional significance, Anat. Rec. 186, 417–428
[152] Mayfield J.K. (1984). Wrist ligamentous anatomy and pathogenesis of carpal instability, Ortoph. Clin. North. Am 15, 209–216
[153] McFarlane R.M., Curry G.I., Evans H.B. (1983). Anomalies of the intrinsic muscles in camptodactyly, J. Hand Surg. 5, 531–544
[154] Meinel A. (1999). Morbus Dupuytren- Formalpathogenese ohne Kontraktion und ein neues operationstaktisches Konzept, Handchir. Mikrochi.r Plast. Chir. 31(5): 339–345
[155] Merle M., Rehart S. (2009). Chirurgie der Hand – Rheuma – Arthrose – Nervenengpässe, Thieme Verlag Stuttgart, 429–430
[156] Meuli H.C., Dbaly J. (1978). Zur Phylogenese, Anatomie und Biomechanik der Mittelhand. In: Hrsg. Segmüller G., Huber H. – Das Mittelhandskelett in der Klinik, Bern
[157] Millesi H. (1965). Zur Pathogenese und Therapie der Dupuytren Kontraktur, Ergeb. Chir. Orthop. 47, 51–101
[158] Millesi H. (1981). Dupuytren Kontraktur. In: Hrsg. Nigst H., Buck-Gramcko D., Millesi H. – Handchirurgie, Thieme Verlag Stuttgart, 15
[159] Minami A., An K.N., Cooney W.P., Linscheid R.L., Chao E.Y. ((1984). Ligamentous structures of the metacarparpophalangeal joint: a quantitative anatomic study, J. Orthop. Res. 1, 361–381
[160] Möricke K.D. (1979). Zur Herkunft und Funktion des ulnaren Diskus am Handgelenk, Morphol. Jb. 105, 365

[161] Momose T., Nakatsuchi Y., Saitoh S. (1999). Contact area of the trapeziometacarpal joint, J. Hand Surg. 24A, 491–495

[162] Morris H. (1879). The anatomy of the joints of man, London J & A Churchill Ltd.

[163] Muckart R.D. (1964). Stenosing tendovaginitis of abductor pollicis longus and extensor pollicis brevis at the radial styloid (de Quervain's disease), Clin. Orthop. 33, 201–208

[164] Mumenthaler M., Stöhr M., Müller-Vahl H. (2007). Läsionen peripherer Nerven und radikuläre Syndrome, 9. neu überarbeitete und erweiterte Auflage, Thieme Verlag Stuttgart, 258–260

[165] Napier, J.R. (1955). The form and functional of the carpometacarpal joint of the thumb, J. Anat. 89, 362–369

[166] Navarro a. (1935). Anales del Instituto de Clinica Quirurgica Y Cirurgia Experimental, Montevideo: Imprenta Artistica de Dornaleche Hnos.

[167] Navarro A. (1937). Anatomia y fisiologia del carpo, Ann. Inst. Clin. Quir. Chir. Exp. 1, 162–250

[168] Netscher D., Mosharrafa A., Lee, M., Polsen C., Choi H., Steadman A.K., Thornby J. (1997). Transverse carpal ligament: its effect on flexor tendon excursion, morphologic changes of the carpal, and on pinch and grip strengths after open carpal tunnels release, Plast. Reconstr. Surg 100, 636-642

[169] Netscher D., Dinh T., Cohen V., Thornby J. (1998). Division of the transverse carpal tunnel release, Plast. Reconstr. Surg. 102, 773–778

[170] Oberlin C., Daunois O. (1990). L'arthrose scapho-trapézo-trapézoidienne. Son retentissement sur le carpe, Ann. Chir. Main. 9 No. 3, 163–167

[171] Orset G., Lebreton E. (1991). The axial orientation of the phalanges foolowing the curling up of the fingers, Ann. de Chir. Main. Membres Sup. 10, 101–107

[172] Örü, M. (2006). Biomechanische Aspekte und postoperative Ergebnisse nach Resektions-Interpositions-Arthroplastik mit der hälftig gestielten Musculus flexor carpi radialis-Sehne bei Rhizarthrose,Dissertation aus der Orthopädischen Klinik im Zentrum Chirurgie der Medizinischen Hochschule Hannover

[173] Pagalidis T., Kuczynski K., Lamb D.W. (1981). Ligamentous stability of the base of the thumb, The Hand 13, 29–35

[174] Pahnke J.W. (1987). Über die Articulationes metaphalangeales und interphalageales der menschlichen Hand, Med. Inaug-Diss. Würzburg

[175] Paley D., Mc Murtry R.Y., Cruickshank B. (1987). Pathologic conditions of the pisiforme and pisotriquetral joint, J. Hand Surg. 12A, 110–119

[176] Palmer A.K., Skahen J.R., Werner F.W., Glisson R.R. (1985). The extensor retinaculum of the wrist: An anatomical and biomechanical study, J. Hand Surg. 10B, 11–16

[177] Palmer A.K., Werner F.W. (1981). The triangular fibrocartilage complex of the wrist – anatomy and function, J. Hand Surg. 6, 153–162, 189

[178] Palmer A.K., Werner F.W. (1994). Biomechanics of the distal radioulnar joint. Clin. Orthop. 187, 26–35

[179] Pechlaner S, Putz R. (1987). Die traumatische scapholunäre Dissoziation, Akt. Traumatolo. 17, 1–8

[180] Peck v.E., Wedel A.H. (2010). Funktionsfelder des Großhirns. In Hrsg. Zalpour C. Anatomie – Physiologie, Urban & Fischer Verlag München, 173–174

[181] Petrie S., Collins J., Solomonow M., Wink C., Chuinard R. (1997). Mechanoreceptors in the palmar wrist ligaments, J. Bone Joint Surg. 79B, 494–496

[182] Pieron A. P. (1973). The mechanism of the first carpometacarpal (CMC) joint. An anatomical and mechanical analysis. Acta Orthop. Scand. (Suppl.) 148, 1–104

[183] Plato C.C., Norris A.H. (1980). Bone measurements of the second metacarpal and grip strength, Human. Biol. 52, 131–149

[184] Plato C.C., Wood J.L., Norris, A.H. (1980). Bilateral asymmetry in bone measurements of the hand and lateral hand dominance, Amer. J. Phys. Antroph. 52, 27–31

[185] Plato C.C., Purifoy F.E. (1982): Age, sex and bilateral variability in cortical bone loss and measurements of the second metacarpal, Growth 46, 100–112

[186] Platzer W. (1991). dtv-Atlas der Anatomie Band I Bewegungsapparat, 6. überarbeitete Auflage Thieme Verlag Stuttgart,158–166, 172–174

[187] Poisel S. (1973). Die topographische Anatomie der gefäße und Nerven der Hohlhand, Therapiewoche 37, 3339–3344

[188] Prescher A., Schmidt H.M. (2003). Arm, obere Gliedmaße, Membrum superius. In: Waldeyer Anatomie des Menschen – Hrsg. Fanghänel J., Pera F., Anderhuber F., Nitsch R. (2003), 17. völlig überarbeitete Auflage, Walter de Gruyter Verlag Berlin, 679–691, 706–720, 735

[189] Pschyrembel (2004). Klinisches Wörterbuch 260. Auflage, Walter de Gruyter Verlag Berlin, 1669

[190] Putz R.V., Tuppek A. (1999). Evolution of the hand, Handchir. Mikrochir. Plast. Chir. 31(6), 357–361

[191] Rabischong P. (1962). L'innervation proprioceptive des muscles lombricaux de la main chez l'homme, Rev. Chir. Orth. 48, 234–245

[192] Rauber A, Kopsch F. (1987). Human Anatomy, Part I. In: Musculoscelletal system – Tillmann B., Töndury G., Thieme Verlag Stuttgart

[193] Reh R.Y., Reading G., Wray R.C. (1992). A biomechanical study of the collateral ligaments of the proximal interphalangeal joint, J. Hand Surg. 17A, 157–163

[194] Reichert B. (2003). Anatomie in vivo palpieren & verstehen, Hippokrates Verlag Stuttgart, 3–14, 82, 86

[195] Reimann A.F., Daseler E.H., Anson B.J., Beaton L.E. (1944). The palmaris longus muscle and tendon. A study of 1600 extremities, Anat. Rec. 89, 495–505

[196] Reimann R., Ebner I. (1980). Das menschliche Daumengrundgelenk – ein Eigelenk, Acta. anat. 108, 1–9

[197] Roston J.B., Wheeler Haines R. (1947). Cracking in the metacarpophalangeal joint, J, Anat. 81, 165–173

[198] Rudigier J. (2006). Kurzgefasste Handchirurgie Klinik und Praxis, 5. überarbeitete Auflage Thieme Verlag Stuttgart, 343–345

[199] Sagermann S.D., Zogby R.G., Palmer A.K., Werner F.W., Fortino M.D. (1995). Relative articular inclination oft he distal radioulnar joint; a radiographic study, J. Hand Surg. 20A, 597–601

[200] Sandzen S.C. (1986). Jr. Atlas of the wrist and hand fractures 2nd ed. Littleton MA, PGS Publishing

[201] Sarasin F. (1932). Die Variationen im Bau des Handskeletts verschiedener Menschenformen, Z. Morph. Antroph. 30, 252–314

[202] Scaramuzza R.F.J. (1969). El moviemiento de rotacion en el carpo y su relacion con la fisiopatologia de sus lesions

[202] ...traumaticas. Bol Trabaj Soc Argentinia Orthop. Traum. 34, 337

[203] Schewe H. (2005). Sinnesorgane – Gemeinsame Struktur- und Funktionsprinzipien der sensorischen Systeme. In: Hrsg. van den Berg F. – Angewandte Physiologie Band 2, 2. überarbeitete und erweiterte Auflage Thime Verlag Stuttgart, 441–445

[204] Schiebler T.H. (2005). Anatomie, 9. vollständig überarbeitete Auflage Springer Medizinverlag Heidelberg, 275–286

[205] Schiltenwolf, M. (2003). erkrankungen der Sehnen und Sehnenscheiden, Insertionstendinosen. In: Hrsg. Martini A.K. – Ellenbogen, Unterarm, Hand. In: Hrsg. Wirth C.J., Zichner L. – Orthopädie und Orthopädische Chirurgie, Thieme Verlag Stuttgart, 433–435

[206] Schmidt R., Kienast W., Sommer H., Dorn A. (1965). Vergleich der Mm. lumbricales und ihre Varietäten an der menschlichen Hand bei verschiedenen Völkern (Amerikanern, Deutschen, Franzosen und Russen), Gegenbaurs morph. Jahrb. 107, 491–515

[207] Schmidt H.M. (1987). Clinical anatomy of the flexor carpi radialis tendon sheath, Acta Morphol. Neerl.-Scand. 25, 17–28

[208] Schmidt H.M., Geissler F. (1983). Die Artikulationsflächen des proximalen Handgelenkes beim Menschen. Z. Morph. Antroph. 74, 145–172

[209] Schmidt H.M., Geissler F. (1983). Die Gelenkflächen der Articulatio carpometacarpea pollicis des Menschen, Gegenbaurs morph. Jahrbuch 129, 505–531

[210] Schmidt H.M., Knott C., Pahnke J.W. (1983). Über die Skelettbefestigung der Verstärkungen digitaler Sehnenscheiden beim Menschen, Verh. Anat. Ges. 77, 329–331

[211] Schmidt H.M., Moser T., Lucas D. (1987). Klinisch-anatomische Untersuchungen des Karpaltunnels der menschlichen Hand, Handchirurgie 19, 145–152

[212] Schmidt H.M., Lahl J. (1988). Untersuchungen an den Sehnenfächern der Streckmuskeln am menschlichen Handrücken und ihrer Sehnenscheiden. Teil 1: Gegenbaurs morph. Jahrb. 134, 155–173. Teil 2: Gegenbaurs morph. Jahrb. 134, 309–327

[213] Schmidt H.M., van Schoonhoven J., Lanz U. (1998). Die knorpelig-ligamentäre Zügelung des Ulnarkopfes, Handchir. Mikrochir. Plast. Chir. 30, 382–386

[214] Schmidt H.M., Lanz U. (2003). Chirurgische Anatomie der Hand, 2. Überarbeitete und aktualisierte Auflage, Thieme Verlag Stuttgart, 1, 21, 29–30, 35–77, 107–119, 133, 144–160, 186, 201–212, 223–229

[215] Smith R.J., Peimer C.A. (1977). Injuries to the metacarpal bones and joints, Adv. Surg. 2, 341–345

[216] Schmitt R. (2004). Ulnokarpaler Komplex (TFCC). In: Hrsg. Schmitt R., Lanz – Bildgebende Diagnostik der Hand, 2. überarbeitete und erweiterte Auflage, Thieme Verlag Stuttgart, 96–102, 113–121

[217] Schmitt R., Hahn P. (2004). Syndrom der Loge de Guyon. In: Hrsg. Schmitt R., Lanz – Bildgebende Diagnostik der Hand, 2. überarbeitete und erweiterte Auflage, Thieme Verlag Stuttgart, 515–516

[218] Schmitt R., Prommersberger K.J. (2004). Karpale Morphometrie und Funktion. In: Hrsg. Schmitt R., Lanz – Bildgebende Diagnostik der Hand, 2. überarbeitete und erweiterte Auflage, Thieme Verlag Stuttgart, 122–130

[219] Schomacher J. (1998). Manuelle Therapie – Bewegen und spüren lernen, 2. unveränderte Auflage 2001, Thieme Verlag Stuttgart, 9–14

[220] Schultz R.J., Furlong J., storace. (1981). Detailed anatomy of the extensor mechanism at the proximal aspect of the fingers, J. Hand Surg. 6, 493–498

[221] Schütz K., Middendorp J., Meyer V.E. (1996). Ulnodorsales Impingementsyndrom: Die Meniskusläsion des Handgelenks, Handchir. Mikrochir. Plast. Chir. 28, 227–232

[222] Schuind F., An K.N., Berglund L., Rey R., Conney W.P., Linscheid R.L., Chao E.Y.S. (1991). The distal radioulnar ligaments – a biomechanical study, J. Hand Surg. 16A, 1106–1114

[223] Schünke M., Schulte E., Schumacher U., Voll M., Wesker K. (2007). Prometheus – Allgemeine Anatomie und Bewegungssystem, 2. Aufl. Thieme Verlag Stuttgart

[224] Schultz R.J., Storace A., Krishnamurthy S. (1987). Metacarpophalangeal joint motion and the role of the colateral ligaments, Intern Orth. 11, 149–155

[225] Schumacher H.R. (1995). Morphology and physiology of normal synovium and the effects of mechanical stimulation. In: Repetitive motion disorders of the upper extremity – Gordon S.L., Blair S.J., Fine L.J., Amer. Acad. Orthop. Surg. (AAOS), Rosemont, 263–276

[226] Seibert F.J., Peicha G., Grechenig W., Schippinger G., Passler J.M (1998). Radiusfraktur loco typico – Arthroskophisch assistierte Versorgung, Arthroskopie 11, 259–270

[227] Seradge H., Owens W., Seradge E. (1995). The effect of intercapal joint motion on wrist motion: Are there key joints) An in vitro study, Orthopedics 18, 727–732

[228] Shdanow D.A. (1931). Lymphgefäße der Muskeln an der oberen Extremität des Menschen, Anat. Anz. 72, 369–403

[229] Simmons B.P., de la Caffinière Y.J. (1981). Physiology of flexion of the fingers. In: The Hand. Vol. 1. Ed.: Tubiana R., Saunders W.B., Philadelphia

[230] Slattery P.G. (1990). The dorsal plate of the proximal interphalangeal joint, J. Hand Surg. 15, 68–73

[231] Soheil E. (2005). Duputren Kotraktur, Diss. der Medizinischen Fakultät der Westfälischen Wilhelms-Universität Münster, 14–18

[232] Spinner M. (1984). Kaplans functional and surgical anatomy of the hand, 3rd. ed. Lippincott J.B., Philadelphia

[233] Stolle C. (2001). Neuere Untersuchungennzur klinischen Anatomie der dorsalen Bänder der Handgelenke und des Daumensattelgelenkes, Med. Inaug.-Diss. Bonn

[234] Tagoshi H., Hashizume H., Nishida K., Masaoka S., Asahara H., Inoue H. (1998). Fibrous structure and conection surrounding the metacarpophalangeal joint, Acta Med. Okayama 52, 19–26

[235] Taleisnik J., Gelbermann R.H., Miller B.W., Szabo R.M. (1984). The extensor retinaculum of the wrist, J. Hand Surg. 9A, 495–701

[236] Taleisnik, J. (1985). The wrist, New York: Churchill Livingstone Edinburgh

[237] Tamai K., Ryn K.N., An K.N., Linscheid W.P., Cooney W.P., Chao E.Y.S. (1988). Three-dimensional geometric analysis of the metacarpophalangeal joint, J. Hand Surg. 13A, 521–529

[238] Thomas W. (1977). Über die Ätiologie der Daumensattelgelenksarthrose und deren Behandlung durch eine spezielle Endoprothese, Z. Orthop. 115, 699–707

[239] Thomine J.M. (1965). The digital fascia and fibrous elements of the interdigital commissure, Ann. Chir. Plast. 10, 194–203

[240] Timm J, Filler E., Peuker T, Pera F., Schulte E., Fanghänel J., Lemke C. (2003). Bauplan des menschlichen Körpers. In: Waldeyer Anatomie des Menschen – Hrsg. Fanghänel J., Pera F., Anderhuber F., Nitsch R. (2003), 17. völlig überarbeitete Auflage, Walter de Gruyter Verlag Berlin, 35–38

[241] Tittel K. (1994). Beschreibende und funktionelle Anatomie des Menschen. 12 völlig überarbeitete Auflage, Gustav Fischer Verlag Jena – Stuttgart, 52, 139–149

[242] Towfigh H. (2001). Frakturen und Luxationen. In: Schmit-Neuerburg K.P., Towfigh H., Letsch R. (2001) – Ellenbogen, Unterarm, Hand. In: Tscherne Unfallchirurgie Band 2 Hand, Springer Verlag Berlin, 484–486

[243] Travill A., Basmajian J.V. (1961). Electromyography of the supinatorsof the forearm, Anat. Rec. 139, 557–560

[244] Valentin P. (1981). Physiology of extension of the fingers. In: Tubiana R. – ed. The hand Vol. 1, Philadelphia PA: Saunders, 389

[245] Van Oudenaarde E. (1991). The function of the abductor pollicis longus muscle as a joint stabiliser, J. Hand Surg. 16B, 420–423

[246] Van Zwieten K.J. (1980). The extensor assembly of the fingers in man and non-human primates, Thesis, The University of leiden Netherlands, Leiden

[247] Viegas, S.F., Yamaguchi S., Boyd N.L., Patterson R.M. (1999). The dorsal ligaments of the wrist: Anatomy mechanical properties and function, J. Hand Surg. 24A, 456–468

[248] Viegas S.F. (2001). The dorsal ligaments of the wrist, Hand Clin. 17, 65–75

[249] Virchow, H. (1902). Die Weiterdrehung des Navikulare carpi bei Dorsalflexion und die bezeichnung der Handbänder, Verh. Anat. Ges. 16, 111–126

[250] Watanabe H., Hashizumi H., Inoue H., Ogura T., (1994). Collagen framework of the volar plate of the human proximal interphalangeal joint, Acta Med. Okayama 48, 101–108

[251] Watson H.K., Ballet F.L. (1984). The SLAC wrist scapholunate advanged collapse pattern of degenerative arthritis, J. Hand Surg. 9A, 358–365

[252] Weeks P.M. (1988). Acute bone and joint injuries of the hand and wrist: a clinicla guide to management, St. Louis MO: Mosby C.V.

[253] Weis-Walter U. (1989). Das Schwimmband. beitrag zum anatomisch-funktionellen Verständnis des Bindegewebsgerüstes der Hand, Med. Inaug. Diss. Bonn

[254] Wildenauer, E. (1952). Die Oberfläche der proximalen Gelenkfläche. Z. Anat. Entwickl.-Gesch. 116, 348–350

[255] Wilgis E.F.S., Murphy R. (1986). The significance of longitudinal excursion in peripheral nerves, Hand Clin. 2, 761–765

[256] Winkel, D., Vleeming A., Meijer O.G. (1985). Anatomie in vivo für den Bewegungsapparat, 3. Auflage 2004 Elsevier Verlag Müchen, 13–14, 128, 137–139, 148–154

[257] Winslow J.B. (1752). Exposition anatomique de la structure du corps humain, ed 2. Amsterdam 1752

[258] Yoshida Y. (1985). A study on the extensor digiti minimi muscle in man, Acta anat. nippon. 60, 185–196

[259] Zalpour C. Hrsg. (2002). Anatomie – Physiologie, Urban & Fischer Verlag München, 324

[260] Zalpour C. (2010). Springer Lexikon Physiotherapie, Springer Verlag Berlin, 302

[261] Zalpour C., Engelhardt S., Guzek B., Haamann A., Schäffler A. (2010). Binde- und Stützgewebe. In Hrsg. Zalpour C. Anatomie – Physiologie, Urban & Fischer Verlag München, 71

[262] Zancolli E.A., Ziadenberg C., Zancolli E. (1987). Biomechanics of the trapeziometacarpal joint, Clin. Orthop. 220, 14–26

[263] Zancolli E.A. (1992). Atlas of surgical anatomy of the hand, New York Churchill Livingstone

[264] Zancolli E.A., Cozzi E.P. (1992). Atlas of surgical anatomy of the hand, Churchill Livingstone, New York, Edingburgh, London, Melbourne, Tokyo

[265] Zumhasch R. (2004). Die Dupuytren-Kontraktur, Ergotherapie – Zeitschrift für angewandte Wissenschaft 2, Borgmann Verlag Dortmund

Legende:

- Rainer Zumhasch: Ergotherapeut und Fachhochschuldozent der DIPLOMA-FH-Nordhessen, eigene ergotherapeutische Praxis und Privatpraxis für Physiotherapie in Bad Pyrmont, Teamleiter und 1. Geschäftsführer der Akademie für Handrehabilitation in Bad Münder, Referent auf unterschiedlichen Kongressen und diverse Publikationen in verschiedenen Fachzeitungen aus dem Bereich der Ergo- und Physiotherapie sowie Autor in einem wissenschaftlichen handchirurgischen Buch.

- Michael Wagner: Physiotherapeut und fachhochschuldozent der DIPLOMA-FH-Nordhessen, Lehrer für manuelle Therapie, Heilpraktiker etc., eigene physiotherapeutische Praxis in Hannover, Referent der Akademie für Handrehabilitation in Bad Münder, Referent auf unterschiedlichen Kongressen und diverse Publikationen in verschiedenen Fachzeitungen aus dem Bereich der Ergo- und Physiotherapie sowie Autor in einem wissenschaftlichen handchirurgischen Buch.

Sachverzeichnis

A

A1-Ringband 60, 72, 75
– Palpation 100
A2-Ringband 75
A3-Ringband 75
A4-Ringband 75
A5-Ringband 75
Achsabweichung 4
Achsenkompression 18
Amphiarthrose 16
Anatomie in vivo 85
Aponeurose 19
Aponeurosis m. bicipitis brachii 11
Arcus
– lymphoideus palmaris 48
– palmaris 48
– – profundus 47, 48
– – superficialis 47, 48
Arteria
– brachialis 47
– digitalis communis 48
– interossea communis 48
– metacarpea palmaris 48
– princeps pollicis 48
– radialis 27, 47, 89
– – indicis 48
– ulnaris 43, 47
– – Palpation 96
Arthritis, pantrapeziale 59
Arthrokinematik 29
Articulatio
– carpometacarpalis 12, 17, 98
– intercarpalis 16
– intermetacarpalis 18

B

Bandläsion 26
Bandlaxizität 58
Bandsystem 18
– Gliederung 26
Bennett-Luxations-Fraktur 53
Beugemuskulatur 9, 79
Beugesehne
– Gleiten 74
– Kraftübertragung 73
– Verdickung 100
Beugeseheneffekt 37
Beugesehnenscheide 72, 74

Bindegewebsplatte
– dorsale 72
– palmare 72
Bodenplatte 66
Bogen, metacarpaler 62, 64
Bogenseheneffekt 19, 20, 75, 77

C

Canalis carpi 18, 35, 37, 39
– Aufbau 39, 40
– Druckzunahme 39
– Palpation 95, 97
Canalis-cubitalis-Syndrom 27
Capitatumachse 63
Caput
– phalangis proximalis 73
– transversum 102
– ulnae 3, 88
C-Faser 47
Chiasma tendineum 79
Chorda obliqua 3, 4
Cleland-Ligament 61, 67
close-packed-position 34
CMC-I-Gelenk 52
Connexus intertendineus 79, 93

D

Daumen 49
– Bewegungsumfang 49
– Innervation 41
– Palmarabduktion 49
– Radialabduktion 49
– Reposition 49, 58
– Überstreckung 53
– Zirkumduktion 49, 58
Daumenabduktion 49, 50, 54, 58
– Hemmung 53
Daumenadduktion 50, 54, 58
Daumenendgelenk 49, 61
Daumenextension 50, 58
Daumenflexion 50, 58
Daumengrundgelenk 49, 59, 60
– Bewegungsumfang 50, 61
– Pronationsbewerung 60
Daumenmuskulatur
– extrinsische 55, 56
– intrinsische 54, 100
Daumenopposition 49, 50, 54, 58

Daumensattelgelenk 14, 49
– Aufbau 50
– Bewegungsausmaß 49
– Destruktion 59
– Instabilität 58
– Ligamente 52
– Muskulatur 54
– Palpation 98, 99
– Stabilisierung 52, 53, 54
Delta-Band 21
de Quervain Tendovaginitis 91, 94
DIP-Gelenk 77, 78
Discus articularis (ulnocarpalis) 6, 7, 15
DISI-Instabilität 23
DISI-Position 25
Dorsalaponeurose 65, 66, 79
– Anatomie 76, 93
Dorsalflexion 22, 26, 34
Druckerhöhung 39, 58
Druckregulation 26
Druckresorption 3
Druckübertragung 15
Druckwahrnehmung 46
Dupuytren disease 69

E

Eigelenk 3, 50
Ellipsoidgelenk 15, 70
Eminentia carpi
– radialis 19
– ulnaris 19
Endphalanx, Extension 66
Epicondylus medialis humeri 9
Extension 34, 39
Extensor-indicis-Syndrom 94

F

Fallhand 46
Fascia
– antebrachii 19, 66
– dorsalis manus 19
Fasciculus posterior 43
Faserknorpelplatte
– dorsale 74
– palmare 74
Faszienloge 66
Faustgriff 61
Faustschluss 49, 64, 72, 73
Feingriff 61
Finger
– Krallenstellung 65
– Längsachse 64
– Nervenversorgung 41, 43
– Palpation 100
– schnellender 100
– Ulnardeviation 72
Fingerbeugesehne 72
Fingerbewegung 64, 72, 78
Fingerflexion 73, 74
Fingergelenk 70
– Hyperextension 77

– Kapselkontraktur 100
Fingergrundgelenk 70, 72
Fingermuskulatur, extrinsische 79, 81
Fingerstreckmuskel 77, 93
Fingerstrecksehne 72, 93
Fingerstreckung 72, 73
Finkelstein-Test 91, 94
Flächenbewegung 12
Flexion 39
Frohse-Arkade 46

G

Gefäßversorgung 47
Gefügestörung, statische 32
Gelenkflächeninkongruenz 58
Gelenkkapselschrumpfung 3
Gelenklinie
– metacarpale 88
– radiocarpale 87, 88
Gelenkschleuder 22, 23, 31
Gelenkspalt 89
Gelenkspielmobilisation 89
Gewebestruktur
– feste 86
– fest-elastische 86
– harte 86
– weiche 86
Gleiten 29, 34
Gleitkanal 27, 60
Golgi-Sehnenrezeptor 47
Grayson-Ligament 67
Greifen 60, 62, 72
Greifkraft 63
Grobgriff 61

H

Hamatotriquetrialgelenk 33
Hamulus ossis hamati 14, 19, 27, 40
Hand
– Anatomie 1
– Längsbogen 63
– Nervenversorgung 41
– Querbogen 63
handcuff neuropathy 91
Handextension 26
Handflexion 26
Handgelenk
– Anatomie 12, 34
– Bewegungsachse 12
– distales 12, 26, 89, 91
– Dorsalflexion 12, 79
– Kinematik 29
– mittlere Schicht 20
– oberflächliche Schicht 19
– Palmarflexion 12
– Palpation 87, 91, 95
– proximales 3, 12, 15, 16, 89, 91
– – Druckzunahme 7
– Stabilität 18
– tiefe Schicht 24
– Ulnarduktion 79

Handgelenksband 20, 24
Handgelenksganglion 25
Handgelenkspalt 87, 89
Handgelenksstrecker 29
Handgelenksüberstreckung 13
Handinfektion 48
Handknochen 62
Handkreisen 12
Handrückenödem, kollaterales 48
Handwurzel 17
- Bewegungsablauf 34
- Stabilisierung 8, 23
- Translationstendenz 18
Handwurzelknochen 13
- Bewegung 31
- Gefügestörung 9, 26
- Palpation 88, 90
- Säulenmodell 31
- Verschiebung, ulnare 8
Handwurzelreihe
- distale 15, 17, 32
  - - Kinematik 32, 34
- proximale 16, 32, 34
Hiatus tendineus 79
high position 33
Hohlhandbogen 18, 62, 63
- distaler 64, 79
- proximaler 64
- querer 64, 72
- Stabilisierung 16, 79
Homöokinese 85
Hypothenar 43
- Parästhesie 96
Hypothenarmuskulatur 66, 67, 100

I

Impingement-Syndrom, ulnares 7
Incisura
- radialis ulnae 3
- ulnaris radii 3, 15
Intercalated Segment 21
interosseus hood 65
Interphalangealgelenk, Seitenstabilität 77
intrinsic-minus-finger 65

K

Kanal, osteofibröser 27, 35, 39, 40
Kapselverstärkung 6, 18
Karpaltunnelsyndrom 39, 40, 97
Klauenhand 43
Kleinfinger 43, 64, 70
Kleinfingerflächengriff 98
Kleinfingerstrecker 94
Kollateralband 70
- Insertion 70
- PIP-Gelenk 74
- radiales 71
Kompressionsneuropathie 27, 39, 40
- Ramus superficialis n. radialis 91
Kondylengelenk 31, 73
Konkav-Konvex-Regel 31

Krallenhand 43
Krallenstellung, Finger 65
Kreuzband 74, 75, 78
Kugelgelenk 15, 50

L

Lagerezeptor 47
Lamina
- intertendinea 65
  - - superficialis 77
- triangularis 77
Landsmeer-Retinaculum 66, 77
Längsbogen 63, 64
Ligament
- dorsales 18, 23
- palmares 18, 22
Ligamentum
- anulare radii 2, 3, 4
- arcuatum 21
- carpi
  - - palmare 19
  - - radiatum 24
  - - transversum 53
- carpometacarpale
  - - dorsoradiale 53
  - - obliquum anterius 53
  - - obliquum posterius 53
- collaterale 71
  - - accessorium 60, 71, 74
  - - carpi radiale 20, 89
  - - DIP-Gelenk 78
  - - laterale ulnae 3
  - - PIP-Gelenk 74
  - - proprium 60
  - - radiale 3, 14
  - - ulnare 7, 8
- hamatocapitatum
  - - dorsale 24
  - - interosseum 24
  - - palmare 24
- intercarpale
  - - dorsale 21, 22, 24
  - - interosseum 24
  - - palmare 24
- interdigitale (natatorium) 67
- lunotriquetrum 15, 25, 34
- metacarpale
  - - dorsale I 53
  - - transversum profundum 72
  - - transversum superficiale 72
- palmare carpi 40
- phalangoglenoidale 60, 72, 74
- pisohamatum 14, 27, 40
- pisometacarpale 14
- radiocarpale 20
  - - dorsale 21
- radiolunatum
  - - breve 20, 21
  - - longum 20, 21
- radiolunotriquetrum 21
- radioscaphocapitatum 20, 21, 31, 34

Ligamentum
- radioscapholunatum palmare 25
- radiotriquetrum dorsale 21, 22, 31
- radioulnare
  - – dorsale 7, 8, 37
  - – palmare 7, 8
- retinaculare
  - – obliquum 77
  - – transversum 77
- scapholunatum 15, 25, 33, 34
- scaphotrapeziotrapezoideum 21
- scaphotrapezium 25
- scaphotrapezoideum 21
- trapeziocapitatum 53
- trapeziometacarpale 53
- trapeziometacarpale III 53
- trapeziotrapezoideum 24
- trapezoideocapitatum
  - – dorsale 24
  - – interosseum 24
  - – palmare 24
- triquetrum 7
- ulnolunatum 7, 8, 21
- ulnotriquetrum 8, 21

Lister`s tubercle 29
Loge de Guyon 14, 40, 96
Loge-de-Guyon-Syndrom 27
low position 33
Lunatumachse 63
Lunatumnekrose 7, 13
Lymphdrainage 48
Lymphgefäß 48

M

Mechanorezeptor 46, 47
Medianes Duo 98
Medianuslähmung 41
Medianusschlinge 41
Meißner-Körperchen 46
Membrana interossea antebrachii 3, 5, 6
Meniscus homologe 7, 8
Merkel-Zellen 46
Metacarpalköpfchen 64
Metacarpophalangealgelenk 64, 70
- Belastungsgrenze 74
- Beugung 77
- Bewegungsausmaß 78
- Gelenkspalt 100
- Kapselbandapparat 71

Metakarpalknochen 17
Metakarpalköpfchen 70
Mittelfinger 41, 64, 70
Mittelhand 17, 62
- Muskulatur 64
- Palpation 98

Musculus
- abductor
  - – digiti minimi 43, 66, 102
  - – pollicis brevis 58, 60
    - – – Innervation 41
    - – – Palpation 102
  - – pollicis longus 36, 58
    - – – Anatomie 54
    - – – Innervation 46
    - – – Palpation 90, 95
- adductor pollicis 56, 60
  - – Palpation 100
- biceps brachii 11
- brachioradialis 11, 46, 94
- digitorum profundus 41, 43
- extensor
  - – carpi radialis brevis 29, 37, 46, 91, 94
  - – carpi radialis longus 29, 37, 46, 91, 94
  - – carpi ulnaris 3, 8, 20, 29, 37, 46, 94
  - – digiti brevis manus 79
  - – digiti minimi 37, 79, 94
  - – digiti minimi proprius 94
  - – digitorum 37
  - – digitorum communis 46, 65, 77, 79
    - – – Palpation 94
  - – indicis proprius 37, 76, 79
    - – – Palpation 93, 95
  - – pollicis brevis 36, 46, 54, 58
    - – – Palpation 90
  - – pollicis longus 54, 58, 60
    - – – Palpation 90, 91
    - – – Sehnenruptur 93
- flexor
  - – carpi radialis 27, 37, 47
    - – – Palpation 95, 97, 98
  - – carpi ulnaris 14, 27, 43, 47
    - – – Palpation 96, 98
  - – digiti minimi 43, 66, 102
  - – digiti minimi brevis 40
  - – digitorum profundus 39, 79
  - – digitorum superficialis 39, 41, 79, 98
  - – pollicis brevis 56, 60
    - – – Palpation 102
  - – pollicis longus 39, 54, 60
    - – – Palpation 95
- indicis proprius 46
- interosseus
  - – dorsalis 43, 57, 64, 100, 102
  - – Funktion 65
  - – palmaris 43, 64
  - – Palpation 100
- lumbricalis 65, 66
- opponens
  - – digiti minimi 43, 66, 102
  - – pollicis 41, 56, 102
- palmaris
  - – brevis 43, 69
  - – longus 29, 40, 41, 66
    - – – Palpation 97, 98
- pollicis longus 41, 46
- pronator
  - – quadratus 3, 11, 41
  - – teres 9, 41, 98
- supinator 10, 11, 46, 94

Musikantenknochen 43
Muskelinnervation 46
Muskelinsertion 64, 82
Muskelschicht
- oberflächliche 94, 98
- tiefe 98

Muskelspindelrezeptor 47
Muskeltonus 86
Muskelursprung 82
Muskulatur 27
– der Pronation 9
– dorsale 30, 94
– extrinsische 54, 82, 94
– Funktion 82
– Innervation 82
– intrinsische 54, 82, 100

N

Nervenfaser
– somatische 41
– vegetative 41
Nervenirritation 91
Nervus
– cutaneus
   – – antebrachii posterior 43
   – – brachii lateralis inferior 43
   – – brachii posterior 43
– digitalis
   – – dorsalis 43
   – – dorsalis proprius 43
   – – palmaris 43
   – – palmaris communis 41
   – – palmaris proprius 41, 43
– interosseus
   – – antebrachii anterior 41
   – – anterior 25
   – – posterior 46
– medianus 39, 41, 42
   – – Endast 41
   – – Kompressionsneuropathie 39, 97
   – – Ruptur 41
   – – Schädigung 65
   – – Verlauf 40, 97, 98
– radialis 43, 45, 46
– ulnaris 14, 40, 43, 44
   – – Anastomose 41
   – – Druckeinwirkung 96
   – – Kompressionsneuropathie 27, 40
   – – Schädigung 43, 65
Nockenwelleneffekt 72
Nozizeptor 47

O

Oberflächenpalpation 86
Oberflächensensibilität 46
Ockhamsches Prinzip 61
Opposition 63
Os
– capitatum 13, 14, 17, 39
   – – Palpation 88, 95
– hamatum 13, 14, 16, 17
   – – Palpation 89, 95
– lunatum 13, 16
   – – Kinematik 32, 34
   – – Palpation 89, 95
– metacarpale 62, 88
   – – Aufbau 62

   – – Muskelursprung 64
   – – Palpation 98
– metacarpale I 51, 53, 59, 88, 98, 102
   – – Subluxationsstellung 58
– metacarpale II 63, 98
– metacarpale III 63, 98
– metacarpale IV 63, 98
– metacarpale V 64, 88, 99
– pisiforme 13, 14, 15, 33
   – – Palpation 88, 89, 95
– scaphoideum 13
   – – Palpation 89, 97
   – – Rotationsfehlstellung 23
   – – Stellungsveränderung 33
– trapezium 13, 14, 52
   – – Artikulationsfläche 51
   – – Palpation 89, 95
– trapezoideum 13, 14, 17
   – – Palpation 89, 95, 97
– triquetrum 13, 14
   – – Bewegung 33
   – – Palpation 89, 95
Osteokinematik 29
Osteophyt 59

P

Pacini-Körperchen 47
Palmaraponeurose 40, 65, 66
– Längsfasern 66
– Querfasern 67
Palmarfibromatose 69
Palmarflexion 23, 26, 27, 34
Palpation 85
– palmarseitige 95, 96
Palpationsdruck 86
Petit Tabatière 91
Phalanx
– distale 61, 70
– media 70, 73
– proximale 60, 61, 70
Phalanxbasis 73, 78
PIP-Gelenk 72
– Bewegungsausmaß 78
– Führungsrinne 73
– Kapselbandapparat 74
– Kollateralband 74
Pisotriquetralgelenk, Stabilisation 8
Platte, palmare 60, 71, 72
– Zugbelastung 74
Plexus brachialis 41
Processus
– coracoideus 11
– coronoideus 9
– styloideus
   – – radii 11, 19, 39, 87
   – – ulnae 88
Pronation 2, 3, 9
– Bremsung 7, 9
Propriozeption 19, 20, 25, 37
Propriozeptor, Fingerbeere 86
Pseudarthrose 13
Punkt-zu-Punkt-Diskrimination 46

Q

Querbogen 63

R

Radgelenk 3
Radialduktion 12, 15
- Bewegungsablauf 34
- Muskel 26, 27, 29
- Os-triquetrum-Position 33
- Stabilisierung 21, 22, 23
Radiales Trio 97
Radioulnargelenk
- distales 2, 3
  - – Anatomie in vivo 87, 88
  - – Gelenkspalt 94
  - – Inkongruenz 7
  - – Instabilität 9
  - – Kongruenz 3
- proximales 2, 3
- Stabilisierung 3, 23
Radius 2, 3
- Neigungswinkel 15, 17
- Subluxation, palmare 9
Radiusfraktur, distale 93
Radiusköpfchen 2
Radiusköpfchenfraktur 4
Ramus
- dorsalis nervi ulnaris 43
- palmaris 41
  - – nervi ulnaris 43
- profundus
  - – nervi radialis 43, 46
  - – nervi ulnaris 43
- superficialis
  - – nervi radialis 43, 91
  - – nervi ulnaris 43, 96
Randbewegung 12
Recessus distalis 36
Retinaculum
- extensorum 19, 20, 36, 89
- flexorum 19, 37
  - – Anatomie in vivo 95, 97
  - – Ansatz 39
Rhizarthrose 50, 51, 53
- idiopathische 58
- Pathogenese 58
- Stadieneinteilung 58
Ringband 74, 78, 100
Ringbandspaltung 100
Ringfinger 43, 64, 70
Ringfingerflächengriff 101, 102
Ringfingerpalpationsgriff 95
Ringkette, artikuläre 33
Ringtheorie nach Lichtmann 32
Rotation 3, 31
Rotationsmodell nach Lichtmann 32
Rotationsstabilität 16
Ruffini-Körperchen 46, 47

S

Sattelgelenk (s. auch Daumensattelgelenk) 18
Säule
- radiale 31, 32, 33
- ulnare 31, 32, 33, 53
- zentrale 22, 32, 53
Säulenmodell 31
Säulentheorie 32
Scaphoidachse 63
Scaphoidfraktur 13, 21
Scaphoidpseudarthrose 13, 21
Scaphotrapeziotrapezoidalgelenk 33, 53
Scharniergelenk 50
Schleuderband 21
Schleuder, extraartikuläre 16, 31
Schmerzempfindung 46
Schnappphänomen 26, 100
Schwurhand 41
Sehne, aberrante 36
Sehnenbogeneffekt 35
Sehnenfach 20
- dorsales 36
  - – drittes 37, 91
  - – erstes 36, 90
  - – fünftes 37, 94
  - – Palpation 89
  - – sechstes 37, 94
  - – Tendovaginitis 91, 94
  - – viertes 37, 93
  - – zweites 37, 91
- palmares 37, 98
  - – drittes 39, 95, 97
  - – erstes 37, 95
  - – Fibrosierung 97
  - – Palpation 95
  - – zweites 39, 95
Sehnenruptur 39, 93
Sehnenscheide 8, 35
Sehnenscheidenentzündung 91, 94
Sensibilität
- epikritische 46
- propriozeptive 47
- protopathische 46
Septum
- falciforme 6
- intermusculare mediale 9
Sesambein 14, 59, 98
Sharpey-Faser 24
Skidaumen 60
SLAC-Wrist 25
SL-Dissoziation 25
space of Poirier 21, 24
Spinalnerv 41
Spitzgriff 49, 61, 64, 70
Stabilität 32
Stratum
- fibrosum 35
- synoviale 35
Streckmuskulatur, extrinsische 79
Strecksehne 20, 79

Sulcus
- nervi radialis 43
- nervi ulnaris 43

Supination 2, 11
- Bremsung 4, 9, 29

Syndrom der Loge de Guyon 41
Synovialmembran 18
Synovialzotte 35

T

Tabatière 29, 87, 90
- Palpation 97, 98

Temperaturempfindung 46
Tendovaginitis 94
- Differenzialdiagnose 91
- stenosans 94, 100

Tendovaginose 39
Testut-Band 25
TFCC = trianguläre fibrokartilaginärer Komplex 6, 7, 23, 24, 37
- Degeneration 9
- Ligamente 9

T-förmige Säulen- und Drehachsentheorie nach Taleisnik 32
Thenarmuskulatur 100
Tiefenpalpation 86
Tiefensensibilität 47
Tinel-Zeichen 91, 95
Tisch-Abstandmessung 69
Tractus
- intermedialis 76
- lateralis 77

Translation 31
Trapeziometacarpalgelenk 49, 51
Triquetrumschleuder 34
Tuberculum
- ossis
  - - hamati 33, 40
  - - metacarpalis III 88
  - - scaphoidei 13, 19, 39, 97
  - - trapezii 19, 39, 53
- supraglenoidale 11
- von Listeri 87, 91

Tuberositas
- deltoidea 11
- pronatoria 9
- radii 11

U

Ulna 2, 3
- Achsenkompression 7
- Verkürzung, relative 3
- Verlängerung, relative 3

Ulna-Minus-Variante 7
Ulna-Plus-Variante 7
Ulnarduktion 12, 15, 21
- Bewegungsablauf 34
- Muskulatur 27, 29
- Os-triquetrum-Position 34
- Stabilisierung 22

Ulnarköpfchen 88
Ulnartunnel 40
Umwendbewegung 2, 8, 29
Unterarmmuskulatur 27
- dorsale 30
- In-vivo-Anatomie 94
- palmare 28, 98

V

V-Band
- dorsales 22, 23
- Funktion 23, 31
- palmares
  - - distales 21, 23
  - - proximales 21, 23

Verstärkungsband 35
Vibrationsempfindung 46

W

Winkelgelenk 73

Z

Zapfengelenk 3
Zeigefinger 41, 64, 70
- Supination 78

Zeigefingerflächengriff 100, 101
Zeigefingerstreckung 79
Zirkumduktion 12, 27, 70
- Daumen 49, 58

Zügelband 74